허정 교수의 인생 90년 보건학 60년

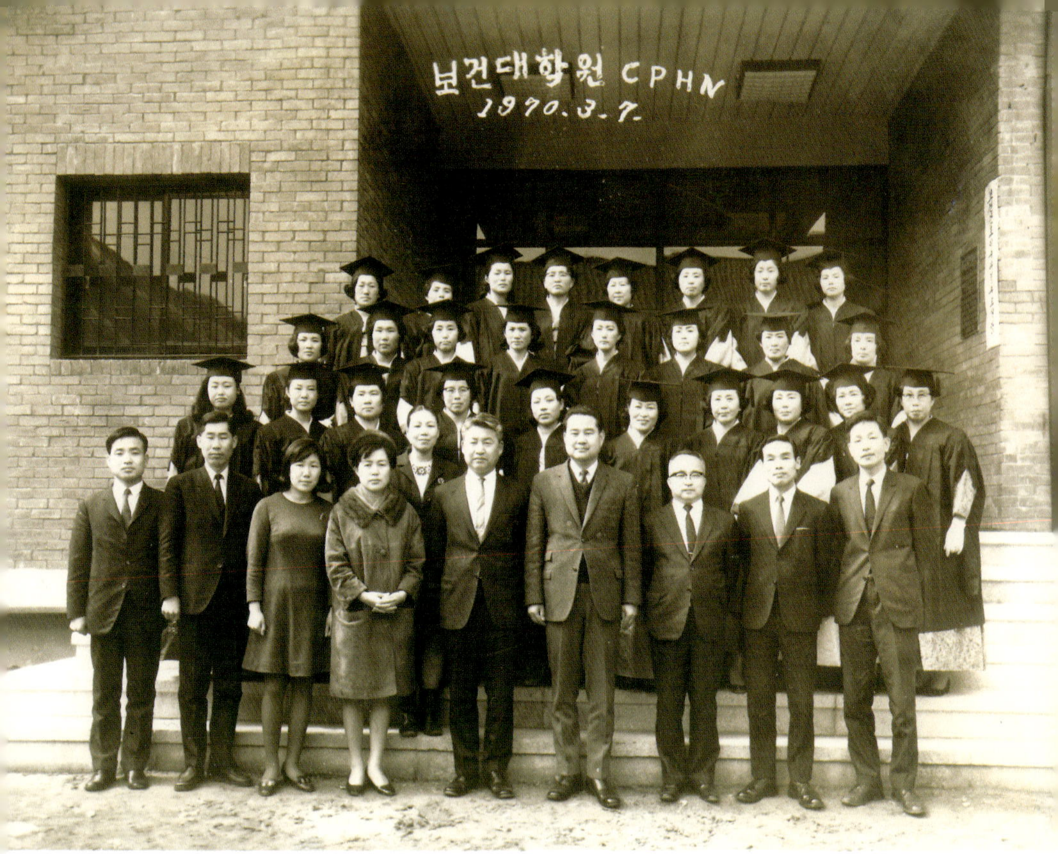

▲ 서울대학교 보건대학원 보건간호 이수과정 (1970. 3. 7). 김인달 교수님(앞줄 왼쪽에서 다섯번째)과 필자(여섯번째)

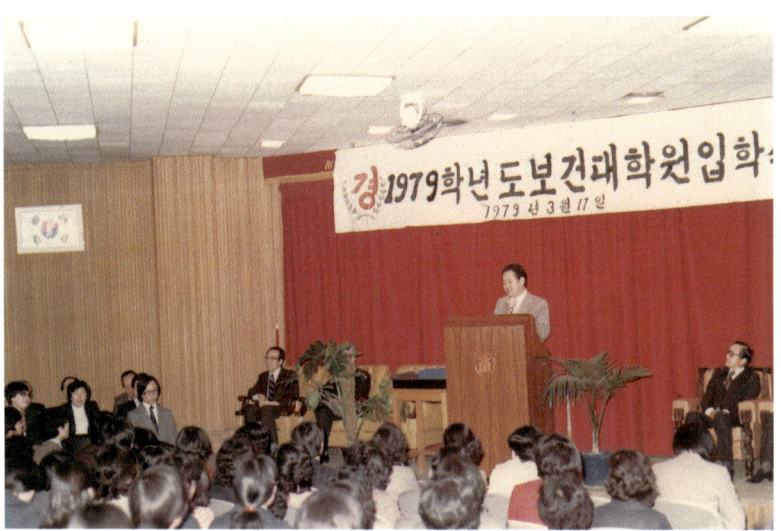

▲ 서울대학교 보건대학원 입학식 (1979. 3. 11)

인생 90년 보건학 60년

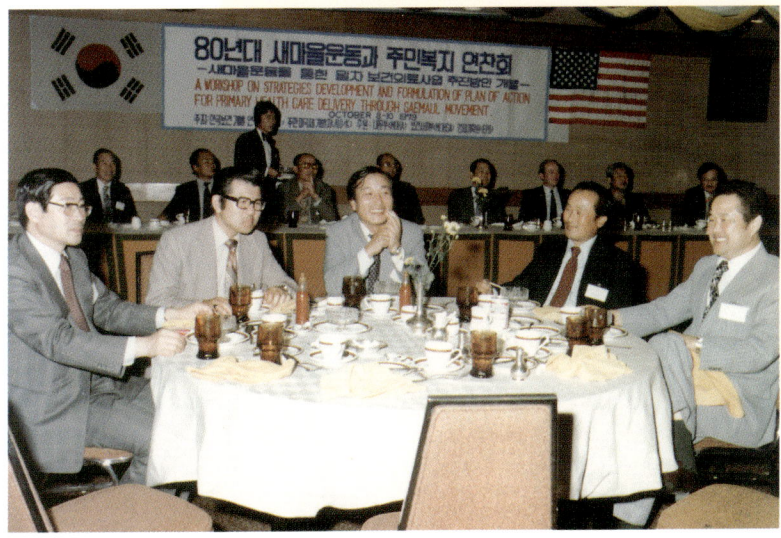

▲ 한국보건개발연구원 주최 연찬회 (1979. 10. 8)

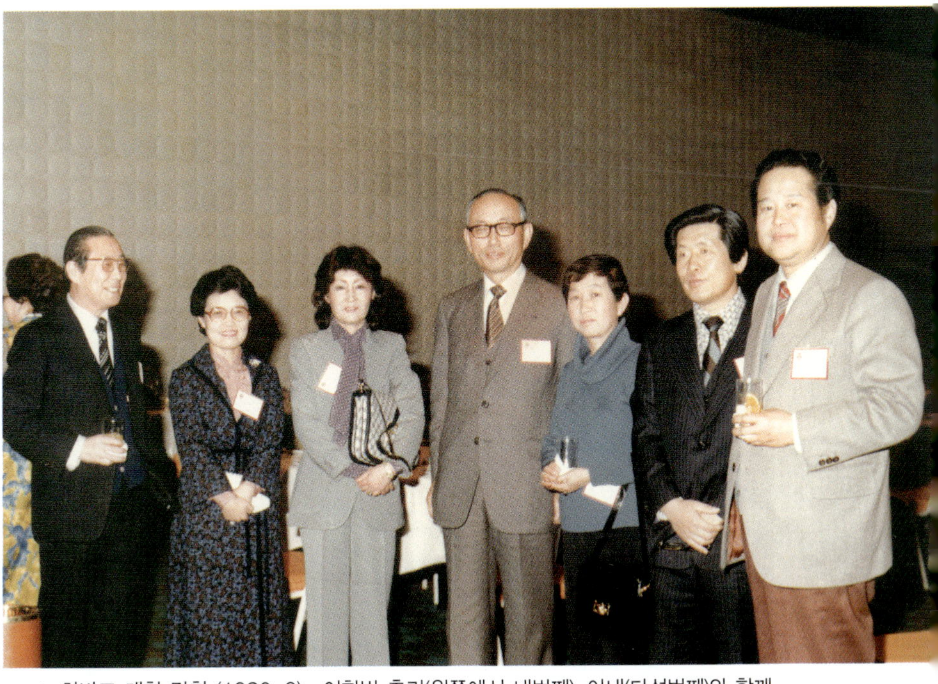

▲ 하바드 대학 만찬 (1980. 2). 이한빈 총리(왼쪽에서 네번째). 아내(다섯번째)와 함께

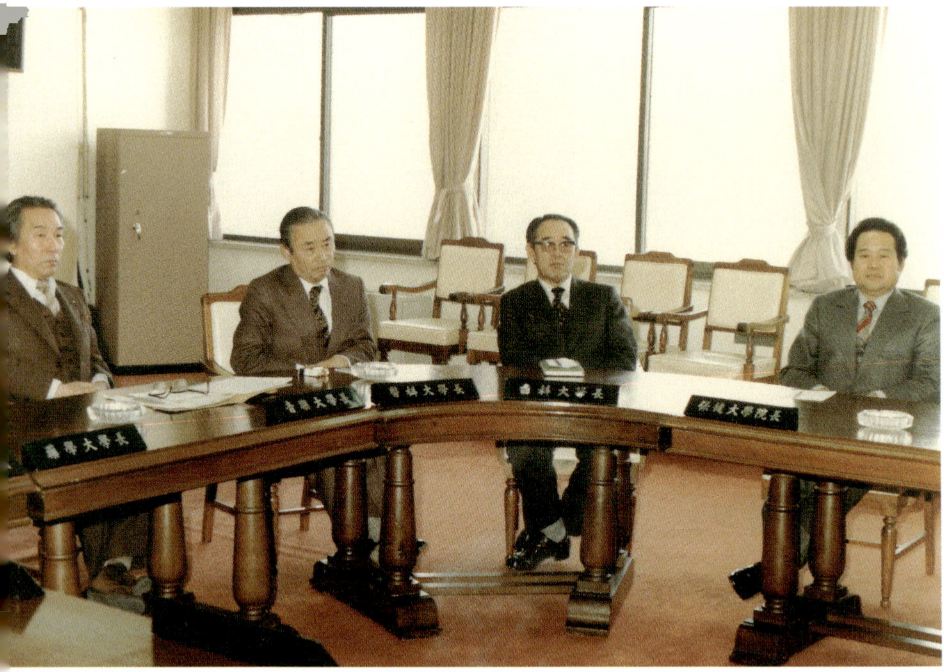

▲ 서울대학교 학장회의 (1980. 2)

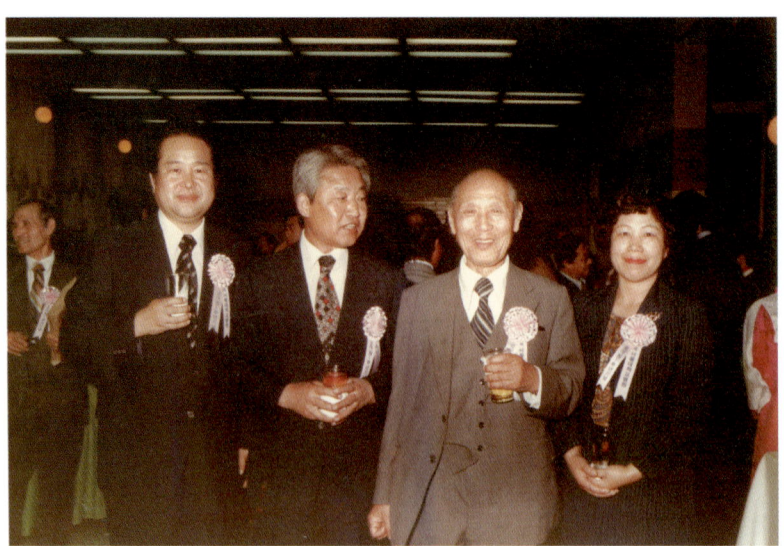

▲ 왼쪽부터 필자. 김인달 선생님. 김두종 선생님. 김정순 교수

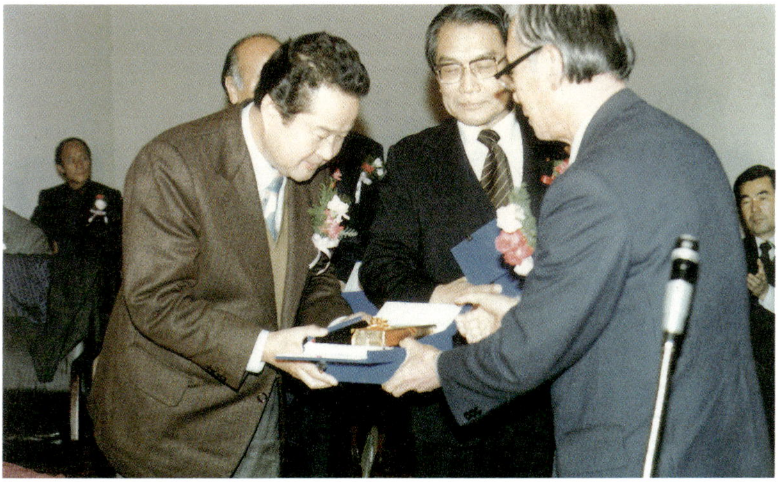

▲ 과학기술진흥재단 생활 강좌 감사패 수여 (1981)

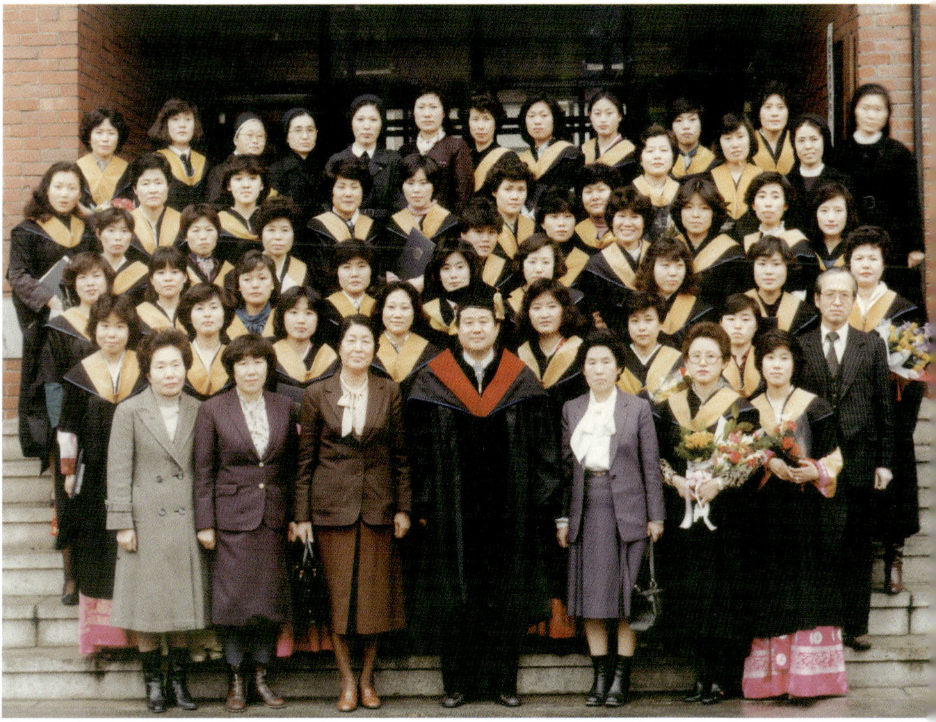

▲ 서울대학교 보건대학원 보건간호 이수과정 수료식 (1981)

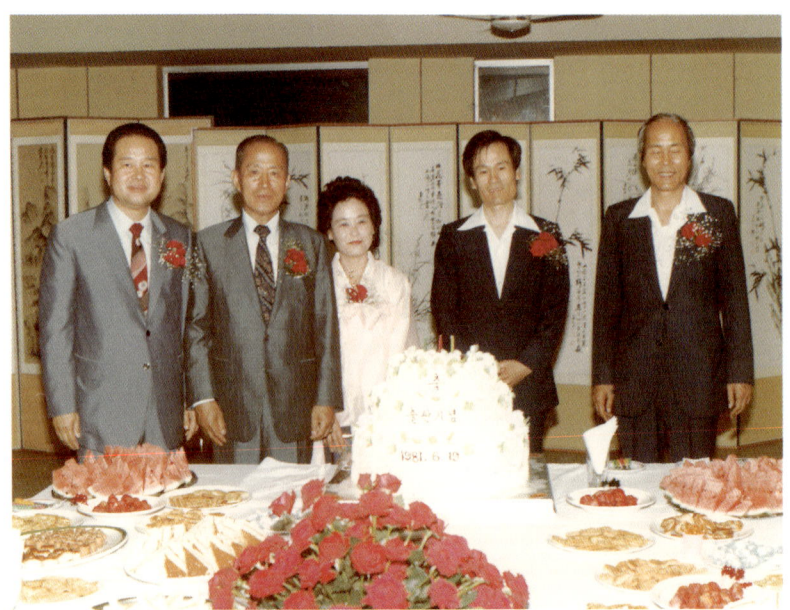
▲ 김성순 서울시 보건행정과장 출판기념회 (1981. 6. 19)

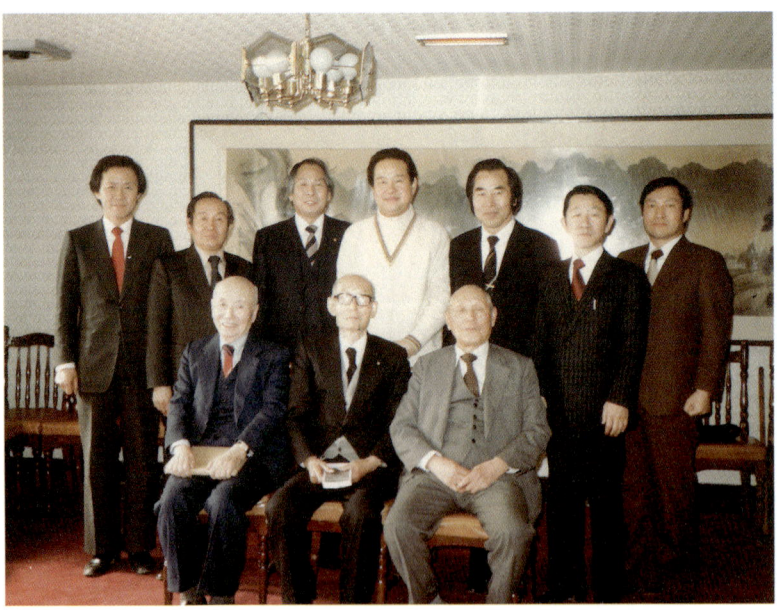
▲ 의사학회 〈자원방〉 (1983. 2)

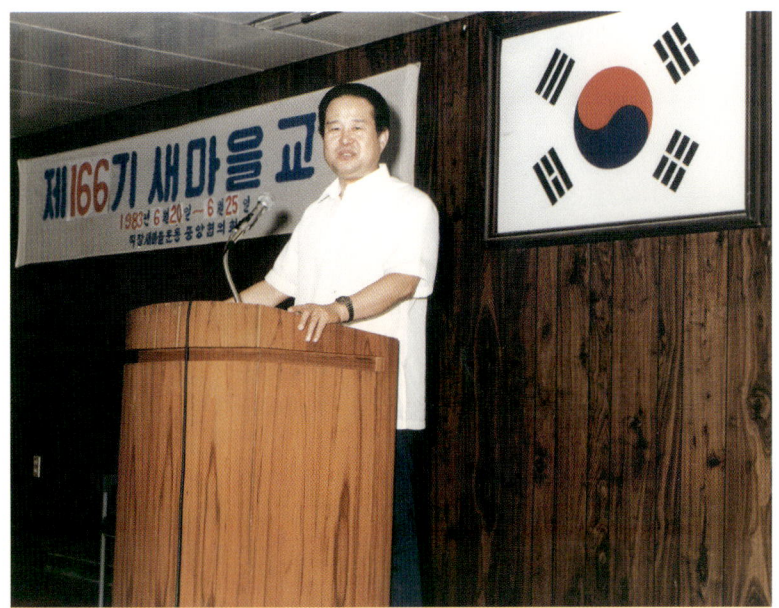

▲ 제166기 새마을 교육 (1983. 6. 20)

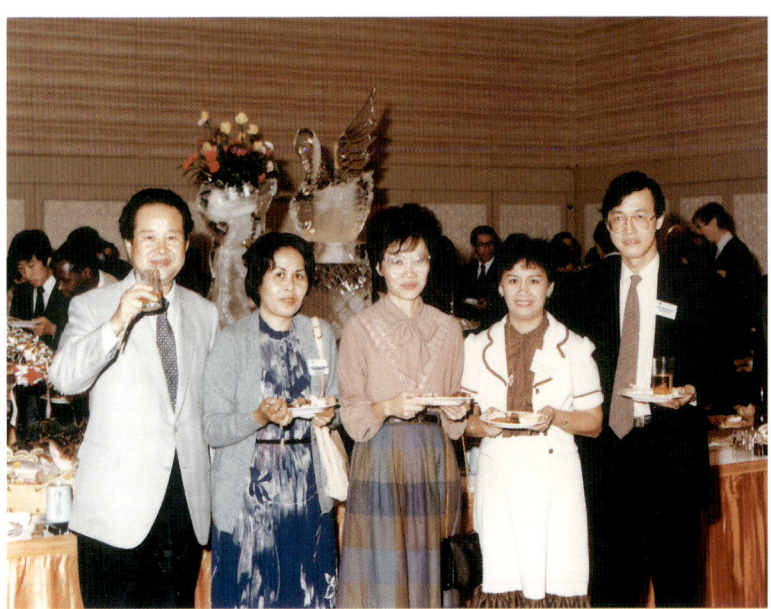

▲ 국제노년학회 세미나 (1984. 10)

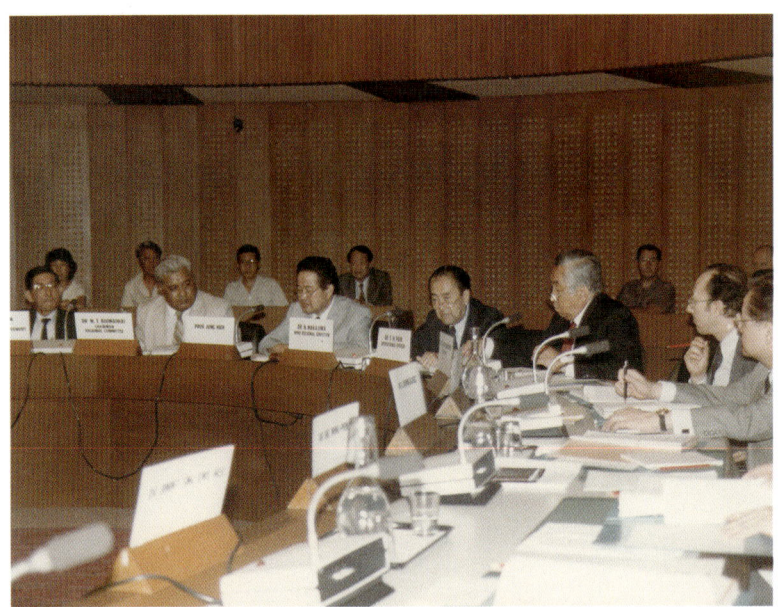
▲ WHO 서태평양지역 의학연구 지문위원 회의 (1985, 마닐라)

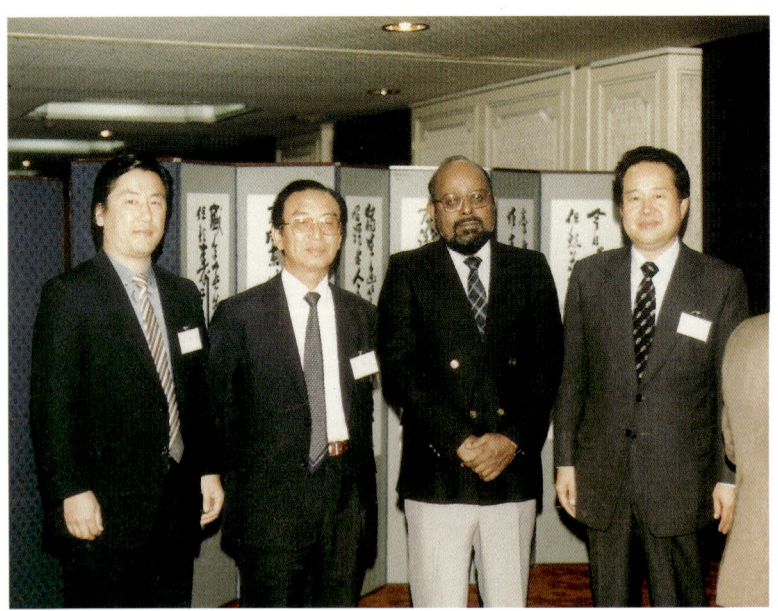
▲ 노년학회 국제 세미나 (1985. 10, 올림피아 호텔)

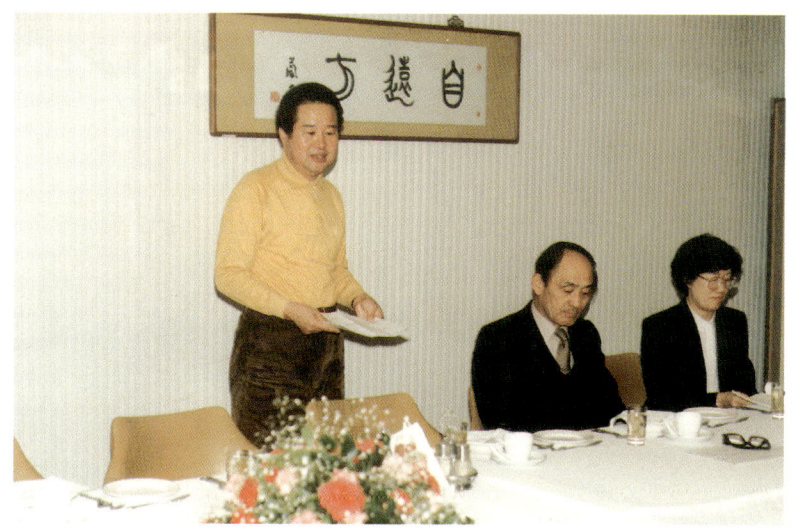

▲ 의사학회 모임 YWCA 〈자원방〉 (1986. 1. 25)

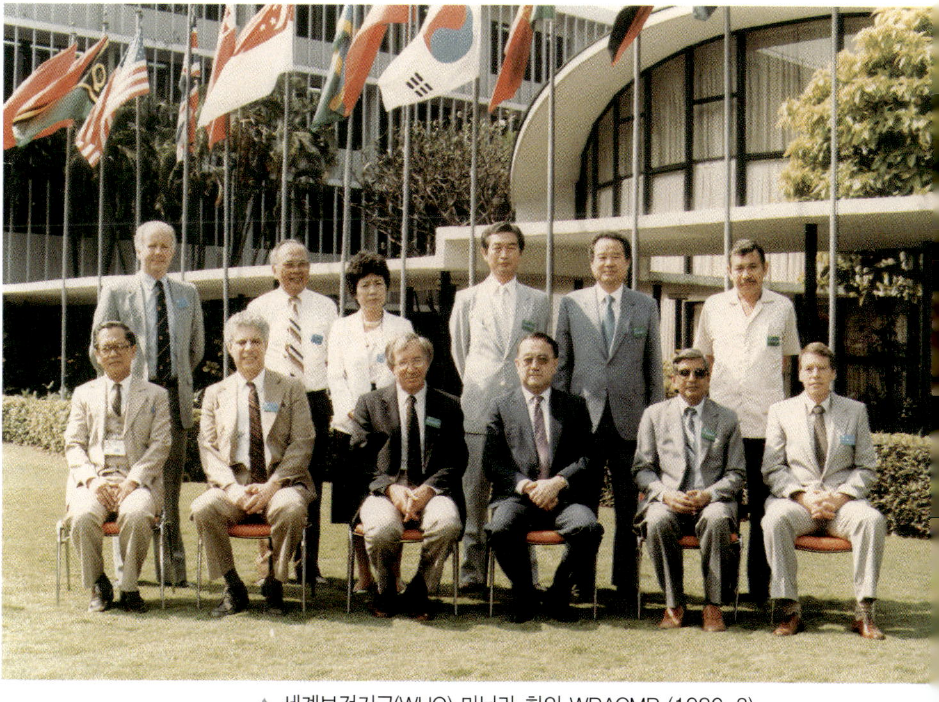

▲ 세계보건기구(WHO) 마닐라 회의 WRACMR (1986. 3)

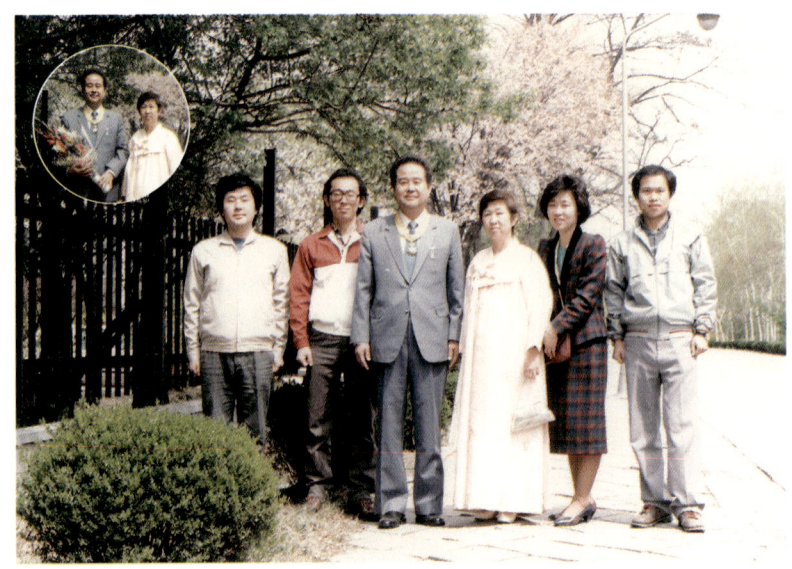

▲ 과학기술상 中 국민훈장 동백장 수상 후 기념촬영 (1986. 4)

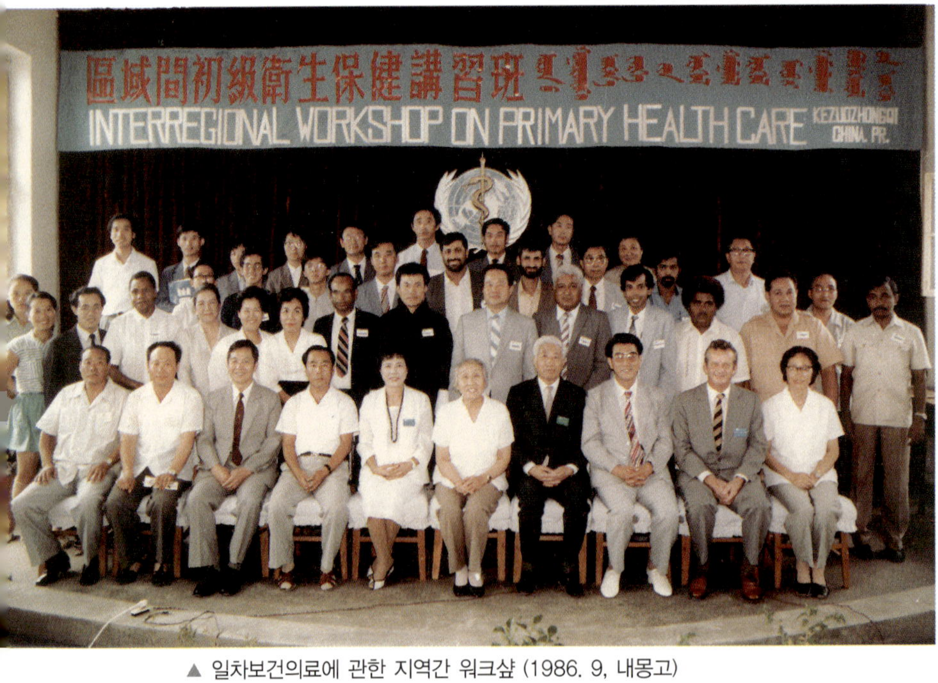

▲ 일차보건의료에 관한 지역간 워크샾 (1986. 9, 내몽고)

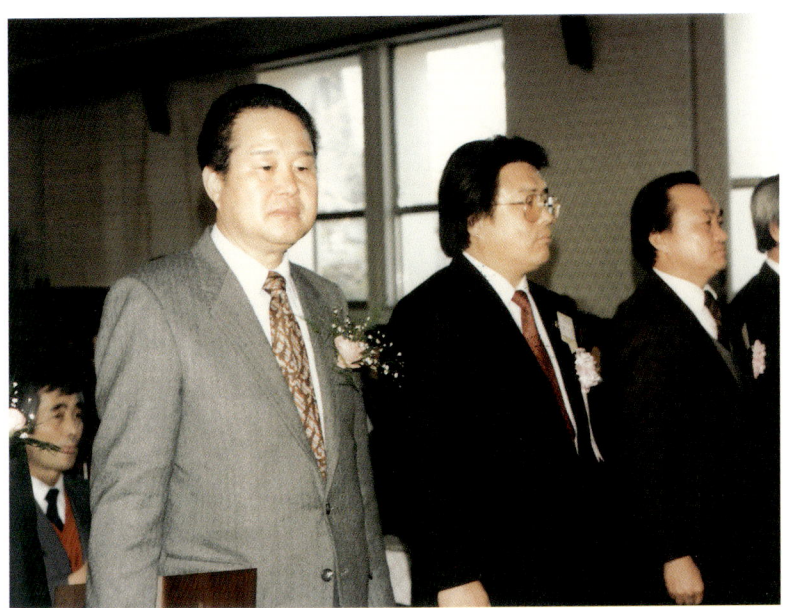
▲ 직장 새마을교육원 동문 새해맞이 동문회 (1987. 1)

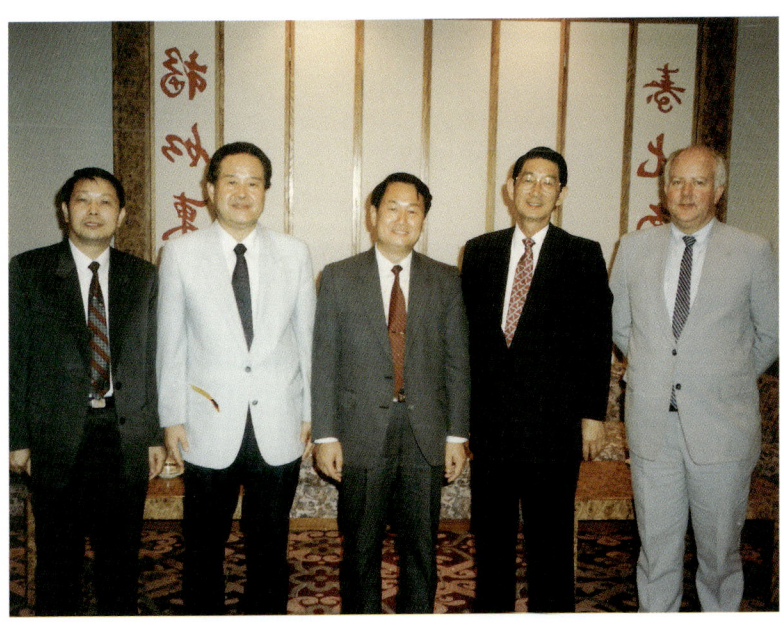
▲ WHO 서태평양지역 한상태 사무처장(오른쪽에서 두 번째)과 중국 방문 (1991)

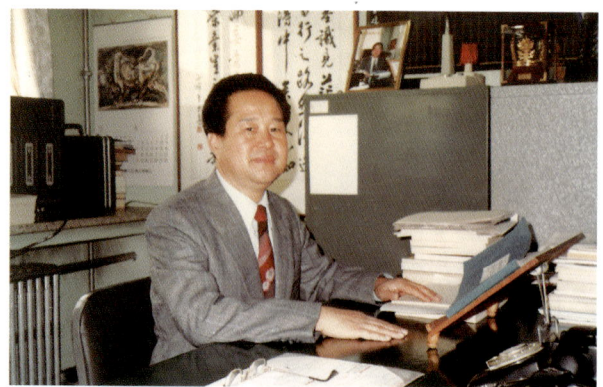

▲ 연구실에서 한 때

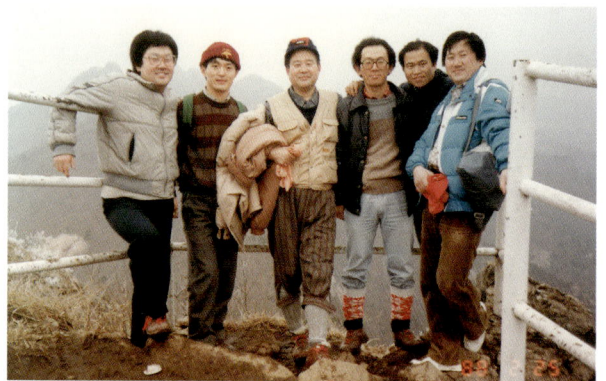

▲ 지도 학생들과 계룡산 등반

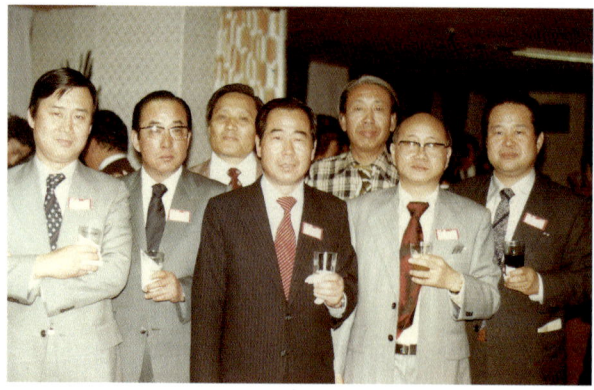

▲ 용산고등학교 2회 졸업생 동창회

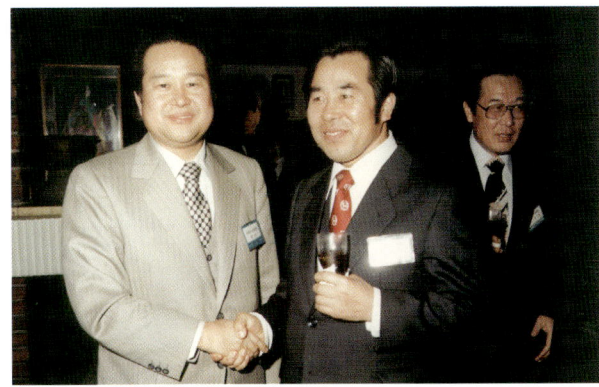
▲ 대구 한의대 변정환 명예총장님과 함께

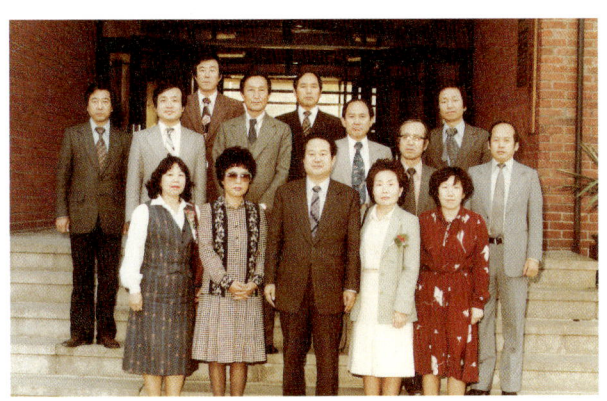
▲ 서울대학교 보건대학원 교수들과 기념촬영

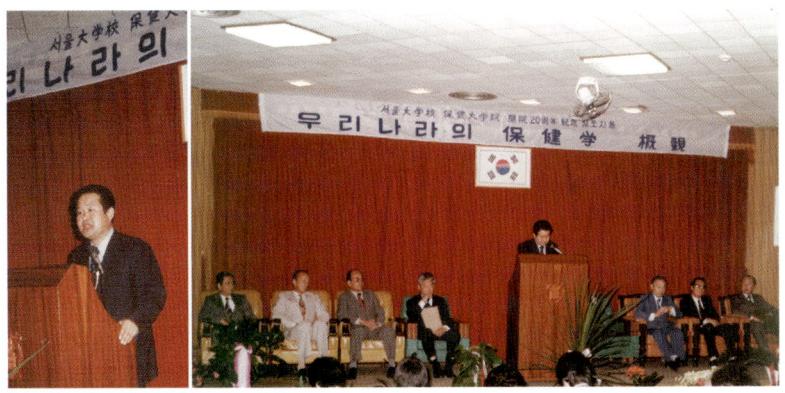
▲ 서울대학교 보건대학원 개원 20주년 기념 심포지움

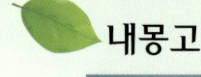
내몽고

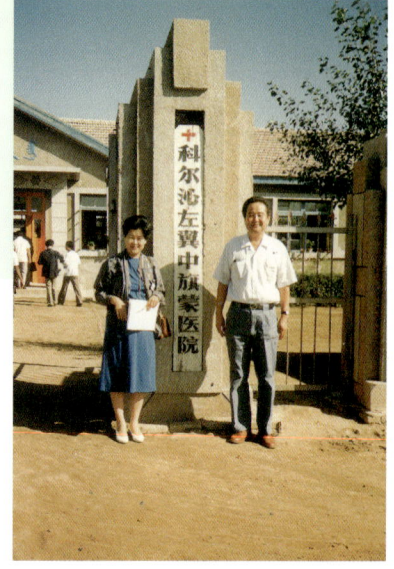
▲ 시골에 있는 작은 몽의원 앞에서

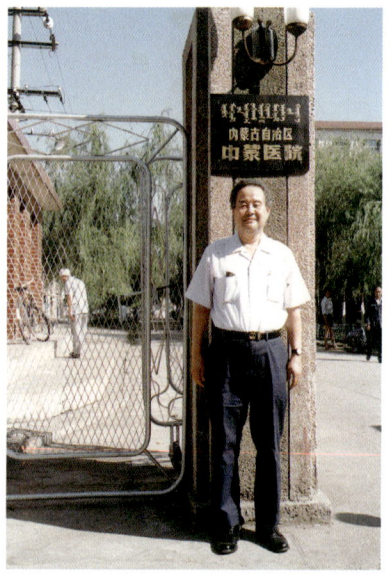
▲ 호아호투에 있는 몽의원 앞에서

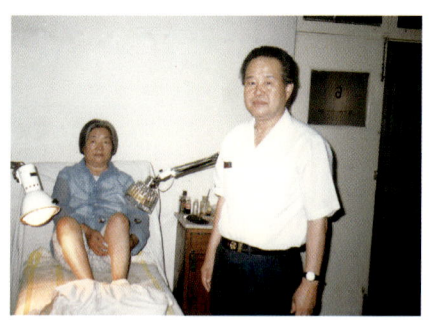
▲ 관절염 환자를 치료하는 광경

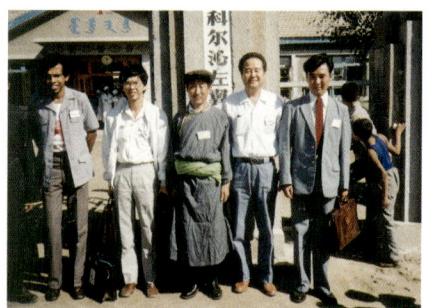
▲ 시골에 있는 작은 몽의원 원장과 함께

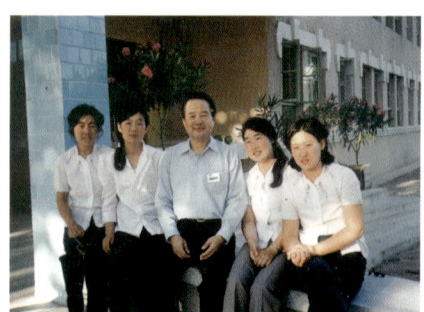
▲ 시골 초대소에서 종업원과 함께

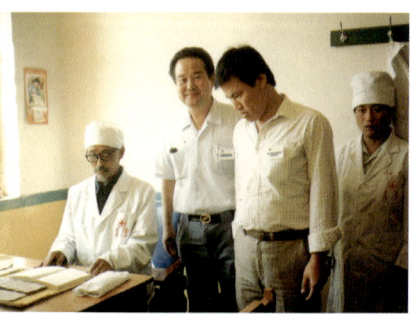
▲ 전통의학 병원의 외래진료소에서

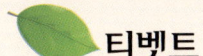 티벳트

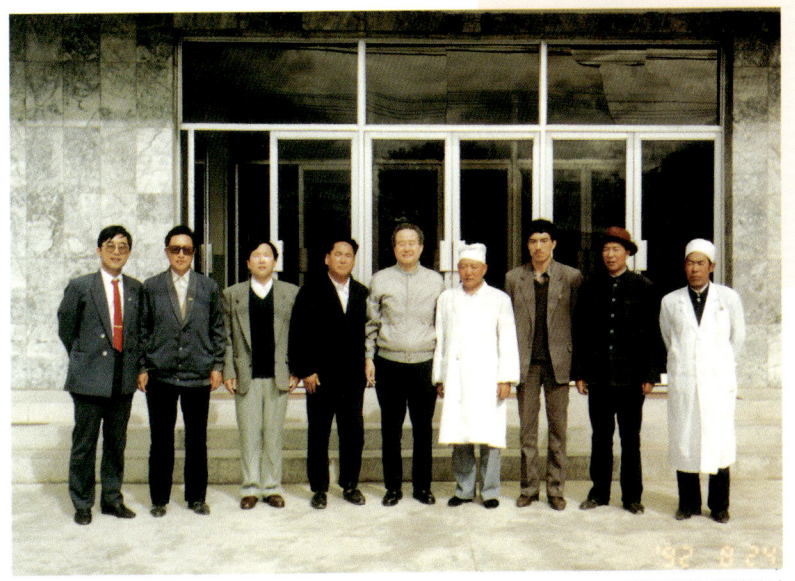
▲ 전통의학 병원에서

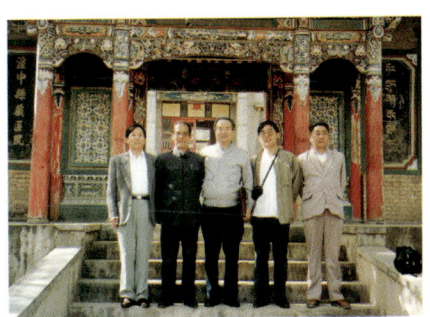
▲ 절에서 의학을 함께 사용하고 있다

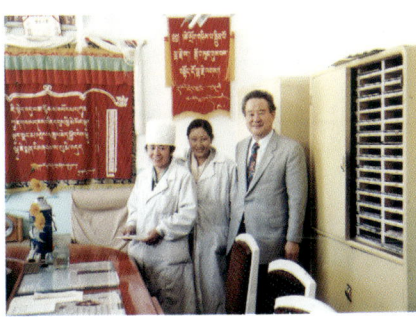
▲ 전통의학 병원 안에서

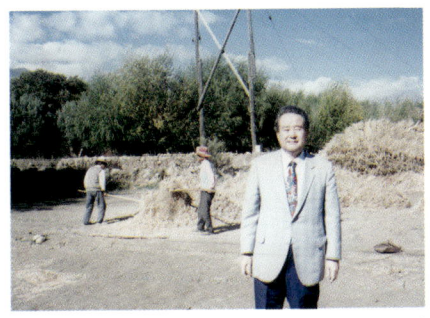
▲ 리사 근교의 시골에서

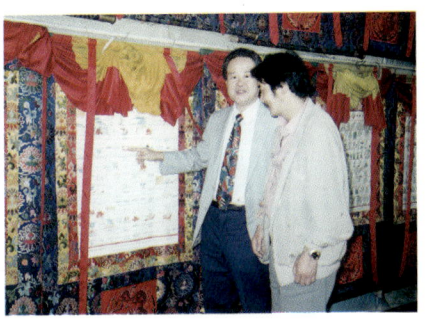
▲ 탱카를 설명하는 필자

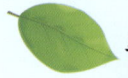 중국

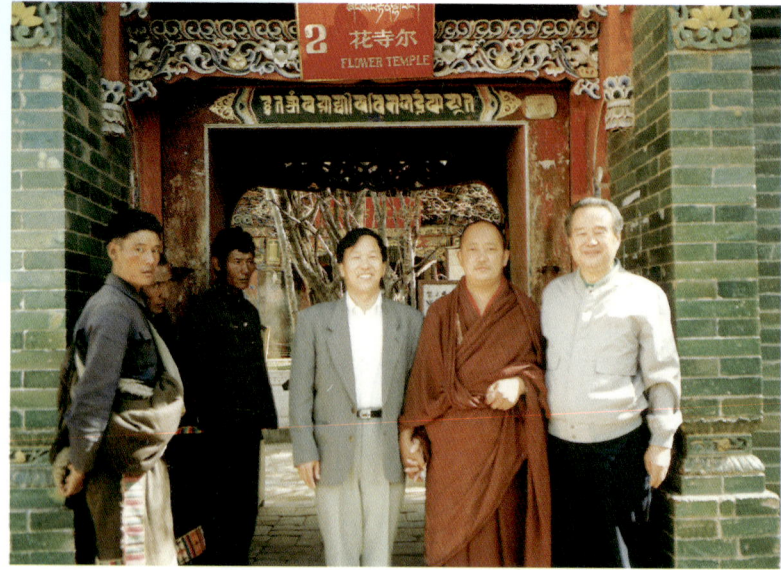
▲ 전통의학을 가르치는 청해성 불교사원

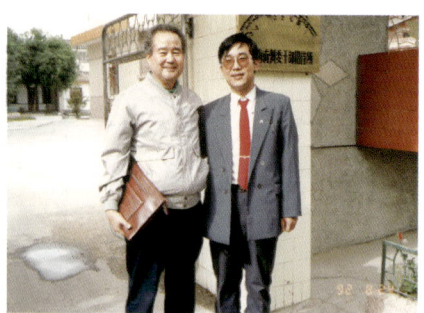
▲ 청해성 마을에 있는 정부 초대소

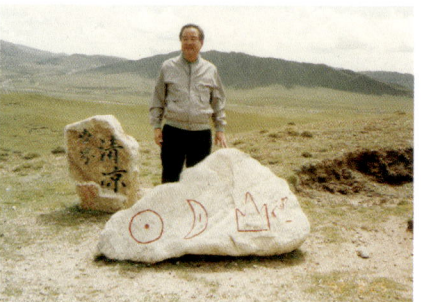
▲ 청해성 길목에서 본 석기시대 유물

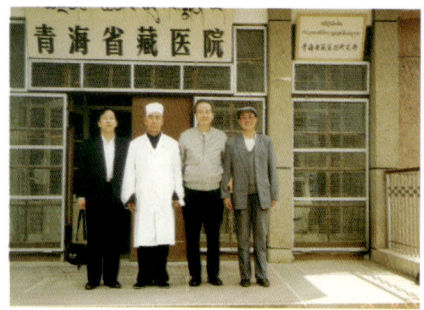
▲ 청해성 장의원 의사들과

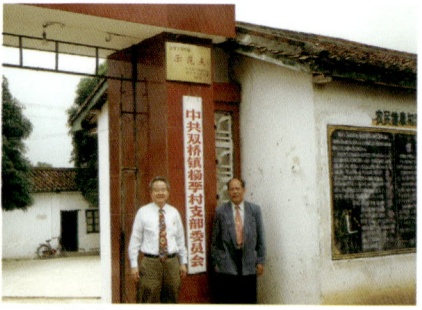
▲ 중의원에서

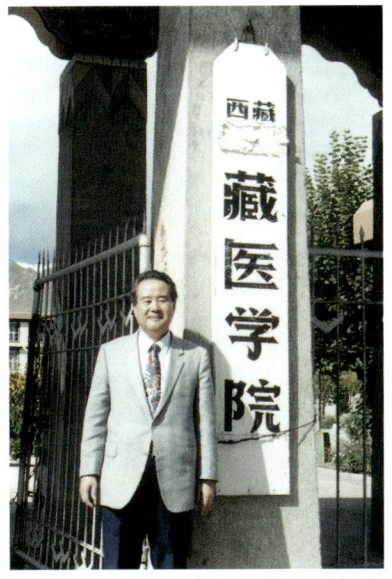
▲ 서장자치구 장의원 의학연구소

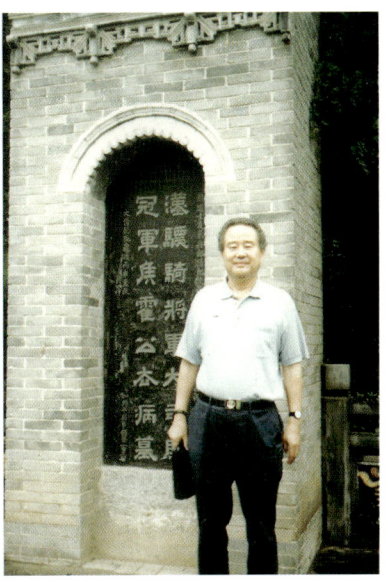
▲ 신강자치구에서

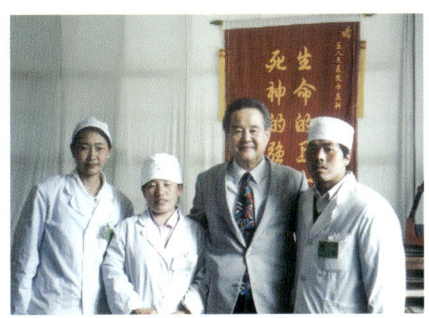
▲ 서장자치구 장의원 의사들과

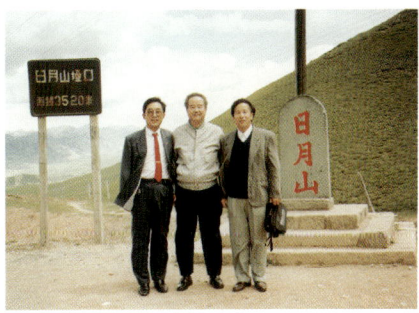
▲ 신강자치구 일월산 정상

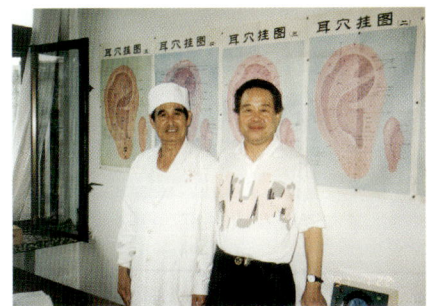
▲ 심양의 귀침병원

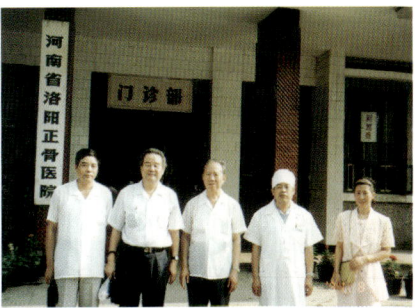
▲ 하남성의 뼈맞추는 병원

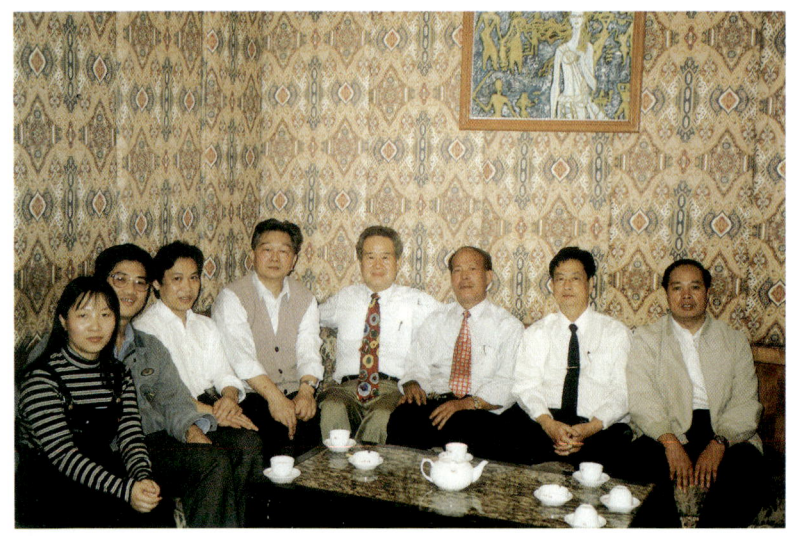

▲ 중의원 병원 의사들과

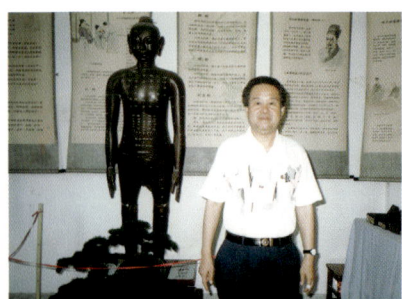

▲ 유명한 침구동인 앞에서

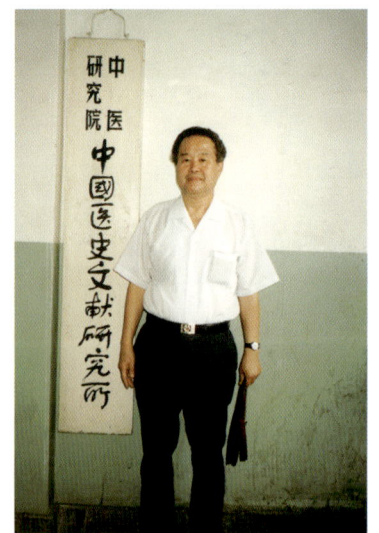

▲ 북경의 중국 의사문헌연구소 앞에서

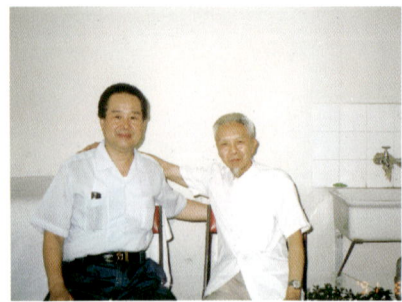

▲ 서안의 한 중의원에서 유명한 노의와 함께

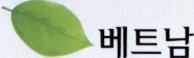 베트남

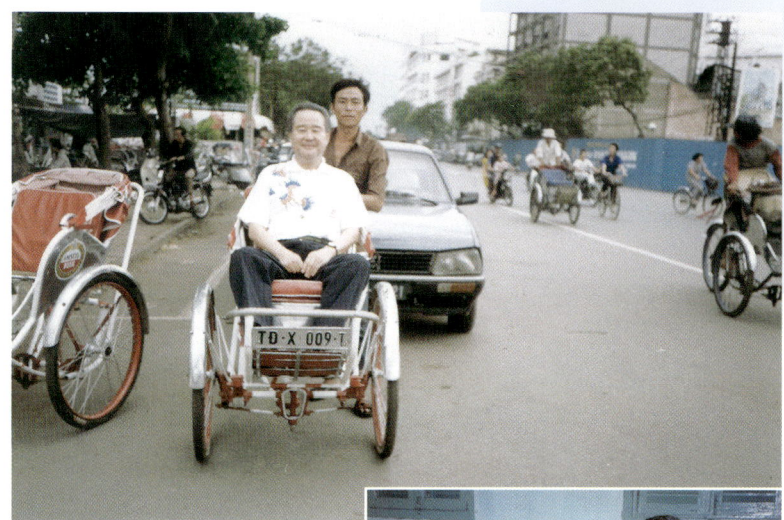

▲ 호치민시 인력거

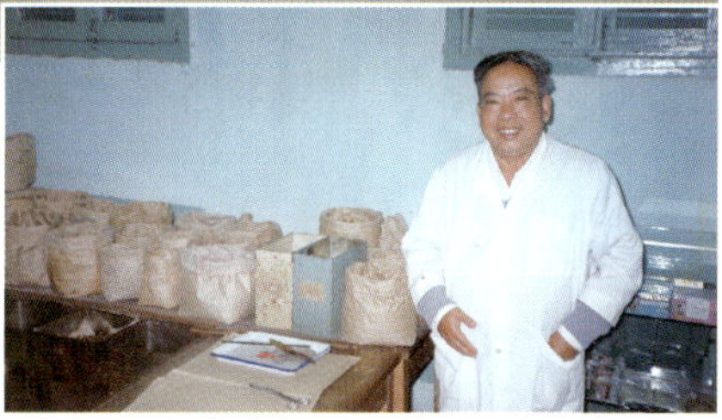

▲ 하노이에 있는 전통의학 병원 원장과 약재들

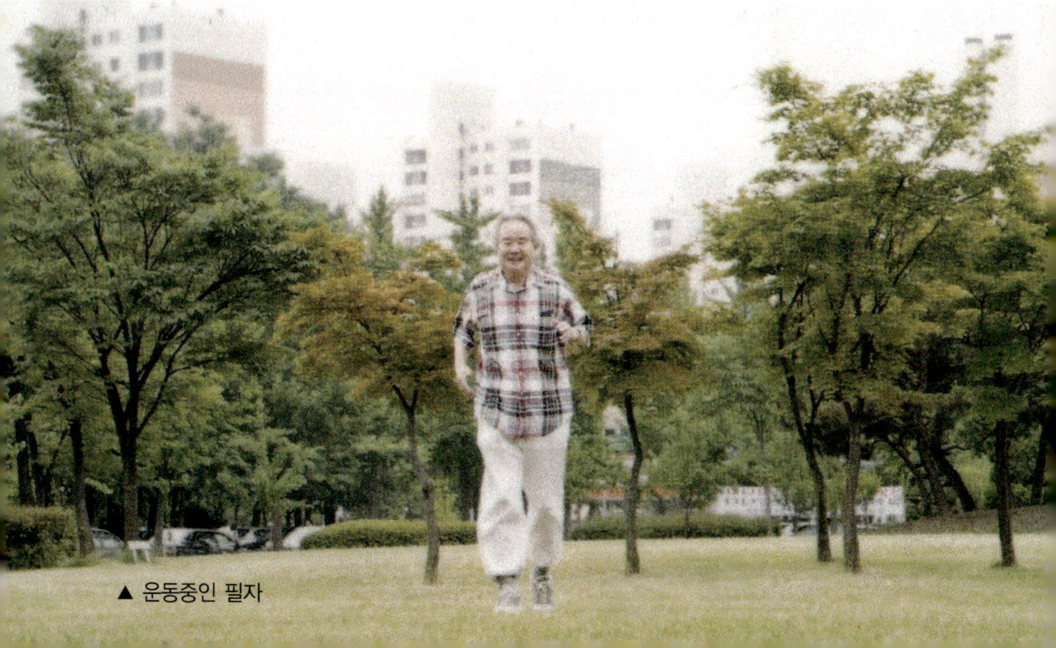

▲ 운동중인 필자

추천사

나의 의학 친구 허정 박사

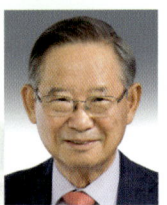
변상현
동수원병원 이사장

　허 박사가 자서전을 낸다며 내게 한마디 해달라고 한다. 그렇잖아도 이 친구가 언제 자신의 걸어온 삶을 책으로 묶을까 하고 내심 기다리던 참이어서 어찌나 반갑고 기쁜지 말로 다 표현하기 어렵다.

　허 박사와 나는 서울의대에서 함께 수학한 동창생이다. 그런 만큼 허 박사를 누구보다도 내가 잘 안다. 허 박사는 훤칠한 키와 곱슬머리가 돋보이는 외모만큼이나 밝은 성격에 세상을 보는 눈이 긍정적일뿐더러 사고력 역시 특출하였고, 특히 문재(文才)에 뛰어나 대학 교수가 안 되었으면 작가로서도 성공하지 않았을까 싶다.

　대학 2학년 때의 일이다. 병리학 시험이 끝난 며칠 후 답안지에 대한 교수님의 평가 시간이었다. 교수님은 우리들이 써낸 답안지 가운데서 잘못된 점에 대해 몇 가지 지적사항을 얘기한 뒤 느닷없이 "허정이 누구지?" 하고 물었다. "예, 접니다!" 하고 허정이 손을 들자, 교수님은 빙긋이 웃으며 엄지를 세워

보였다. 당시에는 모든 시험이 논술식이었는데 허정의 답안지가 교수님의 마음에 쏙 들었던 모양이었다. 그만큼 허정은 뛰어난 문장에 논리가 정연하였던 것이다.

허 박사가 남들이 대부분 선택하는 임상의학 쪽을 마다하고 그 어렵다는 기초의학을 선택한 데에는 이와 같은 그의 인문학적 재능이 꿈틀댄 게 아닌가 싶다. 기초의학이나 공중보건의학을 전공하는 이들은 그 누구보다도 학문 연구에 대한 열의와 뚝심이 없어서는 성공할 수 없는데 그는 이를 잘 극복하였던 것이다.

지금도 생각나는 것은 눈코 뜰 새 없는 의대 생활 속에서도 가끔은 허 박사를 비롯해 몇몇 학우들과 어울려 허름한 대폿집에서 낭만을 즐기던 추억이다. 막걸리에 안주라야 빈대떡이 전부였지만 우린 그 누구보다도 맛있게 먹고 즐겁게 이야기꽃을 피우곤 하였다. 어느 날인가, 허 박사가 술기운이 돈 얼굴로 자기는 임상에는 재주가 없고 관심도 없다면서 보건의학 쪽으로 진로를 잡고 싶다는 말을 했을 때 나는 그라면 능히 그 분야에서 성공할 수 있으리라고 생각했는데 역시 허 박사는 옳았다.

허 박사는 의대 졸업 후 그가 선택한 보건의학 분야에서 두각을 나타내더니 급기야는 독보적인 존재로 각종 신문의 고정 칼럼 집필자로, 매스컴의 건강 프로 의학 전문가로 명성을 떨치기 시작하였다. 특히 그는 광범위한 의학 지식과 자신만의 독특한 지론(持論)을 대중화하는데 탁월한 능력을 발휘하여

시청자들로부터 인기가 매우 높았다.

나도 종종 그의 방송을 즐겨 보았는데, 한 번은 돼지고기 삼겹살을 적극 권장하는 것을 보았다. 다른 의학 전문가가 고기의 유해성을 말하면서 식물성 섭취를 권장하는 데 반해 허 박사는 그건 고기를 일상적으로 먹는 서양인들에 해당되는 얘기지 우리 한국인처럼 어쩌다가 고기를 먹는 경우에는 해당되지 않는다는 주장을 펴서 대대적으로 호평을 받은 일이었다.

허 박사는 화술뿐 아니라 저서 또한 인기가 높았다. 20여 년 전에 펴낸 「아시아 전통의학을 찾아서」는 의학에 대한 그의 열정과 탐구정신을 유감없이 보여주는 저서였다. 지금은 좀처럼 가기 어려운 히말라야산맥의 티베트, 위구르를 비롯해서 몽골의 산간벽지까지 직접 찾아다니면서 그 지역의 전통의학을 몸소 접촉, 탐구한 책으로 의학도의 한 사람으로 감명 깊게 읽은 기억이 지금도 새롭다.

허 박사에 대한 이야기를 하자면 끝이 없다. 그만큼 그는 지금까지 그 누구보다도 열심히 살아왔고, 살아오는 동안 많은 이들에게 도움을 주는 진정한 삶의 행복한 사람이었다. 그러고 보니 허 박사나 나나 어느새 90을 바라보는 나이가 되었다. 요즘엔 100세 인생이라 하지만 나이 90이면 오래 살았고, 또 건강하게 살았으니 그야말로 행운이었다고 생각된다. 그의 자서전 출간을 진심으로 축하하며 남은 인생 부디 건강하고 행복하기를 빈다

추천사

독자들의 인생에도
훌륭한 지침서가 되길

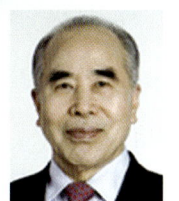
변정환
대구한의대학교
명예총장

　세계보건기구(WHO)의 정의에 의하면 '건강은 질병이 없거나 허약하지 않을 뿐만 아니라 육체적·정신적·사회적 및 영적 안녕이 역동적이며 완전한 상태'이다. 이러한 건강은 생존의 조건일 뿐 아니라 행복의 조건이기도 하고, 건강하지 않으면 어떤 호조건에서도 쾌적한 생활을 할 수 없다.

　이렇듯 생활의 필수조건으로 여겨지는 소중한 건강을 위하여 평생을 바쳐 온 한 유명한 학자가 있다. 일찍이 의과대학에서 의학을 공부했지만 질병을 치료하는 의업에 종사하지 않고 질병예방에 초점을 둔 보건학 분야에 뛰어 들어 국민의 건강한 삶을 실현하기 위해 큰 족적을 남기신 분이 바로 허정 박사님이시다.

　내가 허 박사님과 인연을 맺은 것은 보건학 박사과정을 공부하기 위해 서울대학교 보건대학원에 입학한 1980년대 초로 거슬러 올라간다. 당시 보건대학원 원장 직에 계시다가 보건관리학 분야 석·박사과정을 지도하시며, 방송국 등 외부기관에 초빙연사로도 명성을 떨치시고 계실 때이다. 당시 워낙 인지도가 높으셔서 일설 '스타교수'라고도 애칭이 붙을 만큼 건강전도사로서의 영향력이 컸던 분이라 스스로 허 박사님과의 인연에 내심 흡족해 했던 기억이 난다. 미국에서 보건학을 공부하신 후, 보건대학원에서 가르치실 때 보건사학회를 창설하셔서 함께 보건의 역사적 맥락에 대해 연구하던 감회가 깊다.

내가 대구한의대학을 설립했을 때도 틈이 나면 몸소 대학에 오셔서 특강을 해주시며 대학발전에 관심을 기울여 주셨다. 소규모 단과대학으로 출발해서 이제 7천여명의 학생이 재학하는 종합대학으로 발전했으니 허 박사님의 기대에 조금이나마 부응하게 되었다.

한편 세계보건기구 자문위원으로서 아시아 각 국가를 두루 방문해 각국의 전통의료와 보건의 발전에 관심을 기울이면서 「아시아 전통의학을 찾아서」, 「전염병과 인류의 역사」, 「에세이 의료한국사」, 「보건행정학」, 「건강클리닉」 등의 저서를 남기신 것을 지켜보았다. 일생동안 몰두해 오신 다양한 연구와 경험들을 지금도 저서를 통해 접할 수 있으니 다행이라 생각한다.

이러한 저술활동에 그치지 않고 미수를 앞둔 시점에 그동안의 인생사와 시대적 논제에 대한 단상을 엮어 또 한 권의 책을 출판하기에 이르렀다. 일부 내용은 내가 강의실이나 사석에서

들은 적이 있는데 당시 언급하신 내용들이 그대로 생생히 기록되었으니 미수를 바라보는 분의 놀라운 기억력에 그저 감탄하고 존경할 뿐이다. 저서에는 허 박사님과 인연이 있던 많은 사람들의 얘기도 나오는데, 그 중에는 한의학과 보건학을 공부한 나에 대한 언급도 있다. 내가 한의사로서 대학교를 설립했고, 1일1식 채식주의자이지만 건강한 삶을 누리고 있음에 주목하고 계신다. 허 박사님은 대학에서 양의학을 공부하셨지만 한의학에도 남달리 긍정적인 마인드를 갖고 계신다는 점이 인상적이고, 개인적으로 나에 대한 각별한 애정을 표출해 주시니 정말 감사한 마음 가득하다.

아무쪼록 한 학자의 해박한 경륜과 지혜가 글로 세상에 나왔으니 독자들의 인생에 훌륭한 지침이 되리라 확신한다.

추천사

객석에서 본 허정(許程) 선생

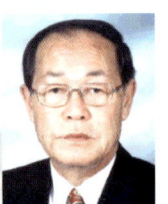
이종석
전 동아일보
논설실장

　2004년 겨울 나는 서울대병원에서 폐암수술을 받았는데 그 때 병문안을 와 준 의사가 딱 두 분이었다. 한분이 허정 선생이고 또 한분이 박경민 교수로 서울대 병원에 재직하다가 미국 보스톤의 하버드대 의대로 갔던 분이다. 허 선생은 말이 의사이지 일찌감치 전공을 보건의학으로 정하고 평생을 우리나라 의료정책과 보건행정, 그리고 의료의 대중화에 헌신한 분이다. 두 분 모두 서울대병원을 '우리 병원'이라 해서 나는 좀 별나다 생각했다. 생존율이 15% 미만이라는 폐암수술을 받고 절망 중에 있던 내게 그때 두 분의 출현은 고맙고 잊을 수 없는 기억이 되고 있다. 허 선생은 내 병원생활에 무슨 도움이라도 될까 해서 여기 저기 전화하던 기억이 지금도 또렷하다.
　나와 허 선생과의 만남은 그가 동숭동 서울문리대 마로니에 캠퍼스에 출몰하면서 부터였다. 그때 허 선생은 서울의대 본과 상급반이었는데 보통 의대생들과 어딘가 다른 풍모와 분위기를 풍기고 있었다. 6.25 전란 후 동숭동 캠퍼스가 풍겨내던 서구적인 허무주의 풍조랄지, 인문학적인 관념체계에 젖어있던 문리대 학생들의 모습과 많이 빼 닮은 데가 있었다. 그의 안내로 빵집에서 허기진 배를 채우며 그의 문학에 대한 열정과 문리대 전공자들을 능가하는 폭넓은 식견에 나는 놀랬다. 콧대 높은 의대생이 우리를 찾아온 것도 고마웠지만 그의 꾸밈없고 거칠 것 없는 당당한 모습이 나는 한없이 좋았다. 이 같은 그와의 만남은 졸업 후에 끊어질 듯 말 듯 10년, 20년, 아니 50년후까지 지속되었고 그동안 그는 산업사회로 접어드는 우리나라 보건의료 정책의 선구자로, 또는 국민건강을 돌보는 안방의 건강지킴이로 우리 앞에 다가와 있었다. 그의 변화와 성취는 참으로 눈부신 바가 있었다.

허 선생의 본직이랄까, 중요 활동 무대는 물론 서울대 보건대학원을 중심으로 한 우리나라 보건정책이나 보건행정분야의 활동이지만 그가 세상에 널리 알려지게 된 것은 그의 폭넓은 매스컴 활동을 통해서였을 것이다. 처음 어느 유력 신문에 건강칼럼을 쓰기 시작한 그는 순식간에 다른 일간신문의 건강 전도사로 영토를 확대해 나갔다. 그의 탁월한 문장력과 평생을 쌓아온 박람강기(博覽强記)의 해박한 지식이 어우러진 그의 칼럼은 누구도 범할 수 없는 그의 영토가 됐다. 이 같은 기세는 급기야 TV 건강프로에까지 확대되니 드디어 그는 어느 유명연예인 못지않은 국민적 차원의 유명인이 되었다.

이러한 매스컴을 통한 그의 활동이야 세상이 다 아는 일이지만 내가 감탄한 것은 그가 WHO의 사업으로 개방화 이전의 구소련과 중국 등 아시아대륙 오지(奧地)를 순방하며 쓴 「아시아전통의학을 찾아서」란 기행문을 매스컴을 통해 읽으면서였다. 구소련연방 해체 이전의 소련여행은 신문기자들도 갈망하던 신천지였는데 의학도인 허 선생이 이를 감행했다는 것이 놀랍기도 하고 부러운 일이었다. 그는 우즈베키스탄 수도인 타시켄트에 가서 옛날 스탈린에 의해 극동 연해주 지방에서 강제 추방됐던 고려인들의 근황을 전해주니 우리에게는 놀랍고 신기한 일이었다. 기록으로 따져도 그때 한국인에게는 몇 번째 되는 공산권 여행의 신기록이니 그의 친지의 한사람인 내게도 자랑스러운 일이었다. 이후 그는 중국 서북단의 신장 위그루 자치구와 히말라야산맥의 티베트와 심지어 몽골지역까지 훑고 다녔다. 이들 오지는 여행이 자유로워진 30여년이 지난 지금도 접근이 쉽지 않은 지역이다.

지난날 고도성장기에 들어선 우리 사회에서는 건강의학 수요가 폭증했고 이에 따라 많은 의료계 인사들이 참여했지만 이중 허 선생의 존재가 유독 돋보였던 것은 무엇 때문이었을까. 이는 그의 깊이 있는 학문적 체계와 특히 젊어서부터 섭렵해왔던 폭넓은 인문학적 지식, 그리고 타고난 기억력이나 문장력이 어우러졌기에 가능한 일이었다.

허 선생의 자서전은 실은 만시지탄(晚時之嘆)의 감이 있다.

허 선생이 평생 이룩한 20여권의 저서 이외에 따로 하고 싶은 말이 아직 남아 있다 한들 어찌 그 말을 다 할 수야 있겠는가. 다만 그는 90평생을 살아온 질풍노도(疾風怒濤)의 인생 궤적을 이 자서전을 통해 한 켜씩 세상에 펼쳐 보여주면 그것이 바로 그가 자서전을 통해 할 얘기가 아니겠는가.

추천사

보건학에 대한 열정과
사람에 대한 애정에 감동하며

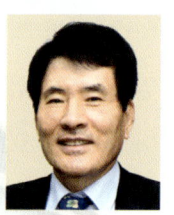
유태우
보건신문 발행인

　허정 교수님의 회고록이 드디어 세상의 빛을 보게 됐다. 늦은 감이 있지만, 이제라도 그의 지난날을 되짚어 볼 수 있다는 것은 나에게도 크나 큰 행운이라고 생각한다.
　허정 교수님은 서울대학교 의과대학과 대학원을 나왔고 동 대학의 보건대학원장을 지냈다. 일찍이 임상의학 대신 기초의학으로 진로를 바꿔 보건정책과 행정 분야 연구에 평생을 바치신 분이다. 질병예방을 통한 국민 건강증진에 노력하셨으며 보건대학원 교수로 40여 년간 후학양성에도 힘쓴 국내 보건학계 원로이며 산증인이다.
　그런 의미에서 이 회고록은 단순히 어느 노(老)학자의 그렇고 그런 진부한 이야기가 아니다. 이 책에는 허 교수님이 살아온 90년 인생과 보건학과의 60년 인연이 마치 현실인 듯, 생생하게 되살아나고 있기 때문이다.
　그뿐만이 아니다. 이 책에는 그와 함께 동 시대를 살아온 사람들의 이야기가 다양한 모습으로 상세하게 묘사돼 있다. 수많은 사람들과 관계를 맺고 또 그들과 우정을 나누기에 주저함이 없었던 그는 선후배와 동료들은 물론이고 그가 만났던 각양각층의 사람들을 '참 좋은 사람'이거나 '존경하는 사람'으로 표현하고 있다. 여기에 이 책의 진가가 드러난다. 허 교수님의 인간에 대한 넘치는 애정을 체감할 수 있기 때문이다. 나는 감히 그가 이 회고록을 집필하게 된 이유가 바로 '사람' 때문이라고 생각한다. 그래서 이 책은 단순히 한 사람만의 이야기가 아니라 한국 보건학의 역사를 대변하고 시대를 가로지르는 한 편의 대하드라마라고 해도 부족함이 없을 것이다.

보건신문은 2016년 7월부터 '허정 교수의 보건학 60년'이라는 칼럼을 연재했다. 대한민국 보건학의 발자취는 물론 국내 보건학사에 숨어있는 이야기들이 이 칼럼을 통해 생생하게 되살아났다. 허 교수님은 많은 독자들의 관심을 받으며 벌써 2년 넘게 연재를 계속하고 계신다. 그리고 이 연재물이 그의 회고록의 바탕이 됐다. 더없이 감개무량하다.

나는 언제나 다양한 학문적 경계를 뛰어넘는 그의 박학다식함에 놀라곤 했다. 그의 해박한 지식은 여러 신문과 방송에서 거침없는 필력과 입담을 가진 '괴짜교수'로, 또 전 국민과 공감하는 '스타강사'로 자리매김하는 원동력이 됐다고 생각한다.

환자들의 병을 고칠 수만 있다면 현대의술만 고집할 필요가 없다던 그의 지론에도 나는 공감한다. 그 만큼 그는 한의학이나 대체의학은 물론 세계 여러 나라의 전통의술에도 관심이 많았다. 여러 저서 중에서도 「아시아의 전통의학을 찾아서」가 유독 눈에 띄는 이유일 것이다. 이 책을 쓰기 위해 그는 중국, 티벳, 몽골에서 우즈베키스탄, 카자흐스탄, 키르기스스탄까지 아시아의 여러 나라를 넘나들었다.

  나는 그처럼 열정적으로 자신의 삶을 사랑한 사람을 보지 못했다. 그래서 이 회고록이 그와 동시대를 살았던 사람이나 보건학을 전공하는 학도들은 물론이고 나아갈 길을 잃은 세상의 모든 젊은이들에게도 삶의 방향을 제시할 수 있을 것으로 믿는다.

  덧붙여, 이 책 한권이 그의 생을 온전히 대변할 수 있으리라고는 생각지 않는다. 지금 비록 병상에 계시지만 모쪼록 건강을 되찾아 제2, 제3의 회고록도 속속 집필하실 수 있기를 간절히 소망한다.

허정 교수의
인생 90년
보건학 60년

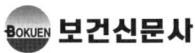 보건신문사

이 책을
사랑하는
아내에게 바친다.

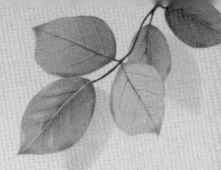

머리말

　황해도 봉산에서 태어난 康晣榮 교수는 古稀를 맞이해 1989년 '青山文藁'를 펴냈으며 그 책을 나에게 보내왔다. 내가 평소 좋아하고 존경하던 교수이다. 그는 일본에서 알레르기내과 의과학을 공부하고 돌아와 서울대학교 의과대학 교수로 봉직하신 분이다. 알레르기내과 분야의 대가이기도 하지만 글도 잘 써서 의학사에 관련된 여러 가지 책을 펴내기도 했다. 사석에서 만날 때마다 의학사를 공부해 후학들에게 남겨주어야 한다고 말씀하신 것이 기억에 남는다. '청산'은 그의 호이고 여러 가지 글을 모아 한권의 책으로 펴냈다는 뜻에서 '문고'로 제목을 정했다고 했다.

　옛 사람들이 한평생 살아온 흔적을 남기기 위해 문집이나 책으로 엮은 회고록을 종종 본다. 서울대학교 행정대학원장으

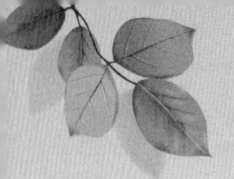

로 큰 업적을 남기신 유훈 선생도 그렇고, 환경대학원 김안재 교수도 안재백서란 큰 책을 써서 나에게 보내왔다. 나도 이제 90년 인생을 되돌아보며 60년 보건학 관련 글을 내 의견과 함께 남기고자 한다.

의학의 역사에 관련된 책을 두고 말한다면 가스트리오니의 「의학의 역사」을 꼽을 수 있고 일어로 된 것으로는 오가와세 이슈(小川政修)의 「서양의학사」 그리고 슈라이옥의 「서양근대의학사」가 있다. 내가 가장 좋아하는 르네 듀보의 「건강이라는 환상」에선 현대문명과 과학환경 문화 그리고 의료문제를 종합적으로 다루고 있다. 오래 됐지만 필자가 고이 간직하고 있는 책들이다.

의학이나 보건학의 역사도 중요하지만 개인의 과거를 되돌아볼 수 있는 글들도 값어치가 있다고 본다. 세상에 태어나 빛나는 업적을 남기지는 못했지만 나름대로 열심히 살아오고 보건학 발전에 도움을 주고자 힘썼다. 이제 나이 들어 그 내용을 한데 묶어 한권의 책으로 만들어 내고자 한다. 곁들여 현재 보건신문에 연재하고 있는 내 칼럼 '허정 교수의 보건학 60년'도 함께 실었다. 욕심 같아서는 시사성은 있지만 많은 사람들이 관심을 갖지 않는 보건 분야로 시야를 돌려 보건신문에 계속 연재하고 싶다. 그런 의미에서 이번 책은 그 시초가 되는 제1

집이 되었으면 한다.

  끝으로 보건신문 유태우 회장에게 감사의 말씀을 드리고 싶다. 아울러 보건신문 윤백헌 사장과 김혜란 편집국장에게도 감사를 드린다.

  세월은 참 빨리 지나가는 것 같다. 엊그제 조교가 돼서 대학에서 연구실 청소를 열심히 했는데 이제 이런 글을 쓴다니 감회가 깊다. 앞으로도 살아있는 한 보람된 일들을 하도록 힘쓰고자 한다. 나를 지원해주고 도와주신 선생님들 그리고 동료와 후배들에게 다시 한 번 사의를 표한다.

  2018년 7월 병상에서 이 글을 쓴다. 고마움과 만감이 교차하는 감회 속에서 글을 마치게 돼 감사하는 마음이 크다. 원고 정리를 끝까지 도맡아준 박찬영 선생에게도 사의를 표한다.

차 례

화보
추천사
머리말

1부 회고록

45　회고록 (1~11)

2부 보건신문 칼럼 〈1~30회〉

125　〈1〉 은사 김인달 선생님과 나 ①
128　〈2〉 은사 김인달 선생님과 나 ②
130　〈3〉 미국유학 이야기 ①
132　〈4〉 미국유학 이야기 ②
135　〈5〉 미국유학 이야기 ③
137　〈6〉 나의 친구들 ①
139　〈7〉 나의 친구들 ②
141　〈8〉 김두종 박사와 이영택 선생님 ①
144　〈9〉 김두종 박사와 이영택 선생님 ②
146　〈10〉 최의영 선생님과 동의보감
148　〈11〉 장수촌의 성생활
151　〈12〉 장수촌의 섭생법
153　〈13〉 장수촌의 양생법
155　〈14〉 장수학(長壽學)과 요기(療飢)
157　〈15〉 전통의학과 나 ①
159　〈16〉 전통의학과 나 ②
161　〈17〉 肉食해야 장수한다
164　〈18〉 花柳病
166　〈19〉 콜레라
169　〈20〉 뇌하수체 이식수술과 강정법
171　〈21〉 위암과 자궁암
173　〈22〉 간염
176　〈23〉 식중독이 바뀌고 있다
178　〈24〉 열대의학과 말라리아 이야기
180　〈25〉 비만은 빈곤병이다

182	〈26〉	정신건강을 위한 명상법
184	〈27〉	병원을 너무 좋아하지 말라
187	〈28〉	변정환 박사와 一日一食主義
189	〈29〉	노인 성생활 망령 아니다
191	〈30〉	전염병과 인류역사

3부 보건신문 칼럼 〈31~60회〉

197	〈31〉	노인일수록 소일거리를 가져라
199	〈32〉	병인론(病因論) 이야기
202	〈33〉	이수호 교수, 박희서 원장, 김남주 박사
204	〈34〉	오바마 케어의 교훈
206	〈35〉	의술은 산술이 아니다
208	〈36〉	노인들에게는 콜라텍이 좋다
210	〈37〉	단지(斷指)의 추억
213	〈38〉	안락사와 연명의료
216	〈39〉	먹골배와 유기농 먹거리
218	〈40〉	소식해야 장수한다
220	〈41〉	사회적 적응증에 관심을 가지자
223	〈42〉	지석영 선생과 김영환 교수
225	〈43〉	모자보건과 전족 이야기
228	〈44〉	건강보험은 사회보험이다
230	〈45〉	이필곤 선생과 김영만 국장은 훌륭하다
233	〈46〉	이희완 박사와 유왕근 교수에게
235	〈47〉	노인들에게 비아그라를 주자
237	〈48〉	東京留學生病과 새로운 병
239	〈49〉	노인들의 폐렴을 예방하자
242	〈50〉	건강보험급여를 더 이상 확대시키지 말라
244	〈51〉	좀 더러워야 건강하다
247	〈52〉	학림다방의 뒷이야기
249	〈53〉	건강보험급여 늘리지 말아야
252	〈54〉	사람은 자연에 따라 살아야한다
254	〈55〉	결핵과 역학조사
257	〈56〉	완전한 무상의료는 환상이다
259	〈57〉	보건대학원과 박형종 박사

262 〈58〉 보건대학원과 고응린 박사
264 〈59〉 은사 장기려 박사의 추억
267 〈60〉 머리를 쓰면 치매가 예방된다

4부 보건신문 칼럼 〈61~90회〉

273 〈61〉 자동차는 생활습관병을 유발한다
275 〈62〉 論語와 생활습관병
278 〈63〉 즐거우면 健康하다
280 〈64〉 일본 고기덮밥에 밥이 없어진다
283 〈65〉 癌환자도 웃으면 좋다
285 〈66〉 지리산에 반달곰은 꼭 필요한가
287 〈67〉 싱겁지만 맛있게 먹는 법
289 〈68〉 어린이 교통사고가 늘어나고 있다
292 〈69〉 송경섭 박사와 조용무 원장
294 〈70〉 하천오염 막는 장기계획을 실천하자
296 〈71〉 생태계의 변화와 건강
298 〈72〉 혐연권(嫌煙權)과 흡연권(吸煙權)
301 〈73〉 肥滿은 영양실조다
303 〈74〉 숙성된 식품이 좋다
305 〈75〉 후진국형 전염병에도 관심을 갖자
307 〈76〉 인생백서와 임한종 박사
309 〈77〉 조선일보 '상식의 허실' 이야기 ①
312 〈78〉 조선일보 '상식의 허실' 이야기 ②
314 〈79〉 조선일보 '상식의 허실' 이야기 ③
316 〈80〉 히노하라(日野原)선생의 장수법
318 〈81〉 노인보건의 시각도 달라져야 한다
320 〈82〉 모든 인생은 훌륭하다
323 〈83〉 나라(奈良)의 신록(神鹿)도 잡고있다
325 〈84〉 통문관(通文館)과 개인사(個人史) 쓰기
327 〈85〉 의료윤리와 731부대
329 〈86〉 남약신효(南藥神效) 이야기
332 〈87〉 그리운 친구 정요한 교수
334 〈88〉 平生靑春, 平生現役이 좋다
336 〈89〉 대장균 이야기

338 〈90〉 의방유취(醫方類聚)와 백낙준 박사

5부 보건신문 칼럼 〈91~120회〉

343 〈91〉 건강염려증을 버려야 한다
345 〈92〉 샹그릴라는 마음속에 있다
348 〈93〉 노인성 치매 예방법
350 〈94〉 DDT의 추억
352 〈95〉 피터대제와 건강보험
354 〈96〉 진아춘의 추억
357 〈97〉 꼿꼿하셨던 함범석 교수님
359 〈98〉 프놈펜의 이상범 사장
361 〈99〉 나이 먹어선 고전을 읽자
363 〈100〉 新히포크라테스 운동을 제창한다
365 〈101〉 환자비밀 보호의 의무
368 〈102〉 가족계획은 옛말이 됐다
370 〈103〉 김정순, 임재은, 이선자 교수와의 추억
372 〈104〉 '전염병 세계화' 대책 세우자
374 〈105〉 기용숙 교수님과의 추억
377 〈106〉 문명비평가 르네 듀보를 좋아한다
379 〈107〉 병원감염과 다제내성균 문제
381 〈108〉 '미나마타병'에서 배우자
383 〈109〉 한달선 박사와 문옥륜 교수를 추천한다
385 〈110〉 이영춘 박사와 씨블리 박사의 추억
388 〈111〉 보직교수 이야기
390 〈112〉 자국우선주의와 건강보험
393 〈113〉 이제 열탕목욕은 피하자
395 〈114〉 선우 휘 선생의 추억
397 〈115〉 스트레스를 즐기자
400 〈116〉 동물보호와 동물학대
402 〈117〉 현대의료의 어두운 그림자
405 〈118〉 과학에는 국경이 없지만 과학자에게는 조국이 있다
407 〈119〉 노병의 교수와 남철현 교수에게 바란다
410 〈120〉 唯物論적 醫學은 마음에 관심을 쏟고있다

6부 보건신문 칼럼 〈121~150회〉

- 415 〈121〉 나는 洪文和 박사를 좋아한다
- 418 〈122〉 삶은 奇蹟과 祝福이다
- 420 〈123〉 담배 다음에는 자동차를 줄이자
- 422 〈124〉 나이 들수록 戀愛하라
- 425 〈125〉 東日本대지진이 준 교훈
- 427 〈126〉 肥滿은 후진국형 빈곤병이 됐다
- 430 〈127〉 따뜻한 노인의료만이 負動産을 만들지 않을 것이다
- 432 〈128〉 우리 인류는 비만이란 도전에서 이겨야 한다
- 435 〈129〉 일본의 꽃가루경보는 人災이다
- 437 〈130〉 노인들의 영양실조에 신경을 쓰자
- 439 〈131〉 우리나라 일기예보 선진화 필요
- 442 〈132〉 나는 이후승 박사를 존경한다
- 444 〈133〉 의료사고와 醫療倫理를 생각한다
- 446 〈134〉 좀 더럽게 살자
- 449 〈135〉 강원랜드의 또 다른 얼굴
- 451 〈136〉 건강보험과 여론
- 453 〈137〉 법과 無爲而化
- 456 〈138〉 보건의료를 법에서 풀어주자
- 458 〈139〉 건강보험 규제 필요
- 461 〈140〉 김수태 선배님을 존경한다
- 463 〈141〉 나는 일본을 미워하지 않는다
- 466 〈142〉 과거청산보다는 미래를 보자
- 468 〈143〉 미래의 세계 의료구조를 생각해보자
- 470 〈144〉 김덕기 학형과 용문회의 추억
- 473 〈145〉 훌륭했던 천재창 학우를 기린다
- 475 〈146〉 고려도경
- 477 〈147〉 박남희 학형을 기린다
- 480 〈148〉 한두식 대령을 좋아한다
- 482 〈149〉 유재영 선생, 유재인 세관장, 그리고 윤한구 형 이야기
- 485 〈150〉 최천송 선생과 최환영 박사

허정 교수의 인생 90년 보건학 60년

1부

회고록

허정 교수의
인생 90년
보건학 60년
1부 회고록

1

나는 1932년에 태어났다. 용인의 한적한 시골에서 6남매의 막내로 태어나 평범한 농촌생활을 했다. 당시 일본은 중국과의 전쟁에서 기세를 올리고 있었다. 어린 기억에 우리나라에서도 지원병 제도가 실시됐으며, 일본만이 아니라 우리나라에서도 반몽개척난의 이름으로 가난한 농민들이 만수로 이수했다.

지원병 제도로 인해 지금의 초등학교에 해당되는 국민학교에선 지원하는 젊은이를 위한 지원병 환송대회가 자주 있었다. 용인은 강원도 같이 산이 많은 고장도 아니고 전라도나 경상도 같이 농토도 많지 않았다. 옛말에도 生居鎭川 死居龍仁이라고 해서 묏자리가 많기로 유명하고 사람살기에는 괜찮은 곳이었다. 아버지는 당시 군청의 하급직원으로 자전거로 출퇴근을 하셨다.

6남매의 막내였던 나는 초등학교 다닐 때까지 젖을 먹어 어머니를 괴롭혔던 기억이 난다. 일곱 살이 되자 강습소에 1년 다녔다. 집은 무수막으로 읍내에서 가까웠지만 강습소는 방죽골에 있어서 반대로 읍내에서 멀었다.

무수막과 방죽골에는 동네를 가로지르는 개울이 있었다. 그곳에서 물놀이도 많이 했고 달팽이를 잡아 익혀먹기도 했다.

아버지가 직장생활을 하면서 농토도 가지고 있어서 생활에도 어느 정도 여유가 있었다. 초등학교 2학년쯤 되어서 방죽골로 이사를 갔다. 산을 등지고 있는 안채와 사랑채로 된 큰 집이었다. 마당에는 디딜방아가 있었고 뒷산에 올라가면 여러 가지 꽃과 향기 넘치는 과일나무도 심어져 있었다. 그러나 토요일이나 일요일에는 읍내에 사는 일본인들이 광주로 연결되는 용인천에 가서 물고기를 잡으려고 떼 지어 몰려들었고 신작로에는 자전거를 탄 사람들이 많이 다녔다. 자동차는 하루에 한두 번 다녔고 차가 다닐 때마다 나도 동네 아이들과 같이 자동차에 매달려 배기가스 냄새를 맡곤 했다.

요새 말로 하면 목가적이고 전형적인 농촌분위기를 풍기는 어린 시절의 기억들이 지금도 잊혀지지 않는다.

당시 큰형님은 서울 경성광산전문학교를 나와 강원도에 있는 삼척직업학교에서 교편을 잡고 있었다. 용인은 수원에서 여주까지 가는 협궤철도가 있어서 서울에 가려면 대개 이 차편을 이용했다. 아마 초등학교 3학년이나 4학년 때였을 것이다. 강원도 특산물인 명란젓이 기차로 탁송돼 왔다. 시골에서는 다 비슷했겠지만 일 년 내내 소고기는 볼 수 없었고 돼지고기도 정육점에 없는 경우가 많았다. 육지이기 때문에 생선도 절인 고등어나 한겨울에 얼어붙은 동태를 맛보며 자랐다. 그런데 형님이 보내준 한 상자의 명란젓은 처음으로 맛보는 명물로 지금도 기억이 생생하다.

초등학교 5학년과 6학년 때 담임선생님은 큰 형님과 절친했던 고향동창인 남용우 선생이었다. 명절 때면 문안을 드리러 오기는 했지만 우리 부모님과 관계가 원만치 못해 내신 성적 위주로 중학생을 모집하던 당시 서울에 있는 명문중학교에 불합격되고 이천에 새로 생긴 농업학교에 합격했다. 이천에는 증조할머니와 인연이 있었던 김동옥 목사님이 계셔서 그곳에서 기거하며 해방될 때까지 지냈다.

당시에 교회는 일본사람들에 의해 여러모로 박해를 받았다. 심지어 경찰서 고등계 형사들이 뒷조사를 할 정도로 감시가 심한 박해 속에서도 나는 김동옥 목사님 집에서 편안히 지낼 수 있었다.

그 후 3~4개월이 지나자 우리나라가 해방이 되었다. 숨겨놓았던 태극기를 들고 나온 사람들이 거리에서 시위를 했다. 자연히 학교는 그만두고 집에 돌아와 한 달쯤 쉬다가 경기상업고등학교에 한 학년 높여 합격하면서 서울로 올라왔다.

큰형님은 해방이 되어 삼척공업고등학교장 사무취급으로 승진됐으나 학업을 더 계속하겠다고 서울에 무작정 올라와 세를 얻어 살았다. 나도 형과 같이 기거하며 학교를 다녔으나 대학에 진학하기에는 상업학교라 불리하다고 해서 다시 한 학년을 낮추어서 용산고등학교에 편입해서 공부했다.

당시에는 좌익과 우익으로 나뉘어 사람들이 툭하면 데모를 하던 시절이었다. 지금은 돌아가셨지만 고려대학교에 다녔던 이철승 씨가 이끄는 우익성향의 전학련이라는 단체가 안국동에 있어서 그 근처에는 무서워서 다니기도 힘들 정도였다.

둘째형님은 이 와중에도 좀 좌경적인 경향을 띠고 후일 고려대학교로 통합된 국학대학에 다녔다. 큰형님은 전형적인 우익성향을 띠고 있어서 1948년 국군이 국방경비대를 이어 출발하자 군에 입대했다. 큰형님은 서울에서 광산전문학교를 다시 졸업하고 서울대학교 법과대학에 들어가 소원이었던 법학사 학위를 받았다. 따라서 군의 법무장교로 훈련까지 받아 임관됐다. 그러나 보수가 낮아서 계속 다닐 수는 없어서 군에서 예편하고 경기도 안성의 농업고등학교 교감으로 갔다.

또다시 세상이 어지러워 6.25사변이 났다. 휴가 나온 장병들을 태운 트럭이 북쪽으로 올라갔지만 전세는 불리했다. 많은 사람들이 피난해 서울로 들어왔다. 이렇게 전세가 불리했지만 라디오를 틀면 북진통일만 외쳐댔다. 세상이 이상해져 마지막 기차를 타고 수원에 다다르니 벌써 객차에 연결된 기관차에는 군인들이 경호하고 서있었다. 고향에 돌아온 지 며칠 안 돼 한강은 뚫리고 내가 살던 마을에도 인민군이 들이닥쳤다.

당시에 국학대학을 졸업하고 고향에 있는 태성고등학교에서 교편을 잡고 있었던 둘째형님은 올 것이 왔다면서 도망하거나 피난가지 않고 그대로 다녔다. 이렇게 열흘쯤 집에 머물러 있으니 읍내에서 전갈이 왔다. 서울에 올라가 공부하던 유학생들의 모임이 있으니 나오라는 통지였다. 아무것도 모르고 용인군청 강당에 가니 2백여 명이 모여 있었다. 여러 가지 얘기가 많았다. 이미 인민군이 지배한 고장에서 후방은 그 고장 사람들이 지켜야한다는 결론이 나오고 지원하는 사람들은 자원병으로 입대시키겠다고 했다.

군사훈련을 받고 고향에 돌아올테니 희망자는 손을 들라고 해서 나도 지원을 했다. 그런데 둘째형님의 친구가 내게 다가

와 자네는 손을 들지 말라고 하면서 큰형님은 어떻게 되었는지 물었다. 나는 아마 남쪽으로 갔을 거라고 말했다. 그것이 제1차 의용군모집이었다. 알고 보니 나와 지방조직을 맡고 있는 간부들만이 빠지고 모두 지원해 지원병으로 갔다는 것을 후일 알게 되었다.

지금도 생각나지만 운명의 분기점에서 나는 은혜를 입었다. 당시 자원해서 훈련을 받으러 갔던 자원병들은 아무도 돌아오지 못했다.

9.28수복은 참 감격적이었다. 10월 초가 되자 내가 살던 고향에도 국군이 들어온다는 소문이 퍼졌다. 그러나 전란 중에도 계속 학교에 다녔던 둘째형님 때문에 새로운 고초를 겪게 됐다. 부역을 하고 계속 직장에 다녔다고 해서 둘째형님의 가산을 일부 몰수해야 한다는 얘기가 나온 것이다.

그때 천행으로 남쪽에 내려가 군법무관으로 복귀한 큰형님이 쌍권총을 차고 마을에 돌아왔다. 경기도 이천에 있는 양정여자고등학교를 운영하고 있었던 김동옥 목사님 댁에 숨어있던 작은형 문제도 자연히 해결이 됐다. 6.25때 부역했다는 이유로 체포돼 재판에도 넘겨졌지만 큰형님이 직접 관여해 둘째형님은 집행유예로 집에 돌아올 수 있었다.

2

세상은 어지러웠지만 내 진로에 대해 생각을 많이 했다. 군대에 들어가 장교가 되는 길도 있었고 내가 평소 좋아하는 글쓰기에 관심을 가지고 문과계통의 대학에 들어가고도 싶었지만 전쟁 이후 타고난 나의 재주를 발휘해보고자 의과대학에 지원하기로 했다.

당시에 서울대학교는 부산에 내려가 있었고 전국 도 단위로 서울대학교 학생모집이 있었다. 아마 9월 달일 것이다. 수원에 있는 농과대학에 가서 각 시도단위로 설치된 시험장에 나가 서울대학교 의과대학을 지원하기 위한 응시원서를 냈다. 당시 의과대학은 6년제로 예과는 문리과대학에 속해있었다.

서울대학교 농과대학에 있던 시험장에 가보니 의예과 지망자가 50~60명은 넘는 것 같았다. 원래 고등학교 시절 문과였기 때문에 입학시험에 자신이 없었다. 그러나 시험결과 합격이었다. 이렇게 해서 시작된 의과대학 공부는 참 모질고 험난했다. 예과를 부산의 대신동에서 마치고 서울로 올라온 후 당시 서울여자의과대학생들과 함께 서울에 있는 해부실습실에서 괴로운 나날을 보내야 했다. 당시의 관행으로는 본과 1학년에 가면 최소한 일주일에 세 번 내지 네 번 해부 실습실에서 지냈다.

포르말린 처리도 제대로 안된 인체해부실습은 그다지 유쾌하지 못했다. 당시 이명복 교수께서 지도하던 해부학은 결국 재시험을 세 번인가 네 번 봐서 간신히 60점으로 올라왔다. 본과 2학년이 되니 강의는 수월하고 인체해부실습실 같은 살벌한 느낌은 사라졌다. 이때부터 밑바닥만 돌던 성적을 회복하고 싶어서 공부에 충실했다.

복학생까지 합친 180명 중에서 최소한 1등이나 2등이 될 정도로 성적이 좋았다. 그러나 미생물학의 기용숙 교수님이 문제였다. 학교 출석부를 보고 출석이 나쁘다고 60점을 주셨다.

의과대학 공부에 좀 여유가 생기게 되자 서울대학교 대학신문사에서 모집한 논문부분에서 최우수상을 받았다. 이를 기회로 해서 본과 3학년에선 학생들의 작품 중 가장 좋은 글을 썼다고 대학신문상도 받았다.

이렇게 해서 본과 3학년을 마치자 진로에 대해 생각하기 시작했다. 군에 입대해서 병역의 의무를 하거나 산부인과를 개업하거나 또는 전라도 개정에 있는 농촌위생연구소에 갈까 여러 가지 생각을 했다. 지금의 학생자치회격인 학도호국단 활동도 해서 학예부장을 맡았다.

본과 4학년 2학기 때 두 번째 운명의 전환점을 맞았다. 그것은 바로 일생의 은사 김인달 교수님과의 만남이다.

2학기 중간쯤이었던 것으로 기억된다. 예방의학교실의 김인달 교수님이 한번 찾아오라는 전갈이 왔다. 물론 정한 날짜는 없었다. 그러나 학생의 입장으로서 선생님이 호출하는데 오래 기다리시게 할 수는 없었다. 일주일쯤 있다 예방의학교실의 김인달 선생님을 찾아갔다. 반갑게 인사를 하더니 앞으로 계획이 무어냐고 물어봤다. 시골에서 올라와 어렵게 의과대학을 6년 마쳤으니 시골에 내려가 개업하는 것이 첫 번째 소원이고 두 번째로는 당시 꽤 명성이 나 있었던 군산 개성농촌위생연구소에 가서 농촌위생을 공부하고 싶다는 얘기를 했다. 웃으시더니 예방의학을 보건학과 함께 본격적으로 공부할 생각은 없냐고 하셨다. 예방의학을 공부하게 되면 환자를 보는 임상의학과는 관계를 끊는 것이었다.

김인달 선생님은 머지않아 보건대학원이 생겨나는데 교수요원으로 미국에 가서 공부할 수 있는 기회도 열어주고 1~2년 후에는 이화대학교 의과대학에 전임강사로 임명해 교수의 길도 열어주겠다고 했다. 또한 예방의학교실에 들어오면 대학원에 들어가는 것이 좋은데 우선 대학원 석사과정의 등록금은 선생님이 책임진다고 했다. 즉석에서 대답하기 어려워서 며칠 후 찾아뵙고 말씀드리겠다고 하고는 학교를 나왔다. 김인달 선생님의 면담에는 당시 대우조교수였던 권이혁 선생이 배석해서 좋은 조건이니 받아들이라고 했다.

3

참 좋은 조건이었다. 그러나 의과대학을 나와 99%의 졸업생들이 원했던 임상의학과는 완전히 거리가 있는 제안이었다. 혼자 고민 하다가 결국 선생님의 제의에 따르기로 했다. 그것이 아마 10월 말이나 11월 초였다고 생각된다. 그렇게 해서 내 인생의 방향과 행로가 결정됐다.

당시 의과대학 졸업생은 졸업식과 함께 전원 군의관으로 소집되게 되어있었다. 특별히 공군과 해군을 지원하는 경우를 빼고는 모두 육군 군의관이 됐다. 2월에 있었던 졸업식을 마치고 3월 초에 마산에 있는 군의학교에 입대하기 위해서 용산에서 출발하는 기차를 타고 남쪽으로 향했다. 당시 부산에 가서 부산대학교 의과대학에서 외과학을 가르치고 계셨던 장기려 박사님의 권고에 따라 대부분의 졸업생이 부산의대에 들렸다.

아마 70~80명은 되었다. 교수실에서 친절하게 맞이해주신 선생님은 교직원 식당에 데리고 가서 점심을 푸짐하게 대접했다. 그런 후 모두 최종 집결지인 마산군의학교로 갔다. 사복을 입고 군의학교에 집합했지만 야전침대를 배당받고 전투복으로 갈아입고 나서 하룻밤을 지냈다. 당시 군의 후보생은 군의학교에서 8주의 훈련을 받도록 되어있었다. 들어가 보니 음식은 민간인 사회에서 말하듯 질이 떨어지고 맛도 없었다. 많은 후보생들이 교내에 있는 주보에 가서 간식거리로 과자를 사서 허기를 채웠다.

며칠 지나고 보니 군의학교에는 군의 후보생만이 교육받는 것이 아니라 위생병 후보생들도 있어서 자주 스치는 경우가 많았다. 우리는 입맛에 맞지 않는다고 잔반을 많이 남겼지만 위생병 후보생들은 밥이 모자라서 남기는 사람들이 거의 없었다. 같은 후보생이지만 우리는 위생병 후보생보다는 규율도 엄격하지 않고 토요일이면 외출도 할 수 있어 마산 시내에서 관광도 하고 맛있는 음식을 먹을 수 있는 기회도 있었다. 지금은 달라졌지만 기초교육도 군의학교에서 해서 별로 힘든 것을 느끼지 못했다.

세월이 지나 졸업하니 내 손으로 육군중위 계급을 달고 교문을 나섰다. 32명에 이르는 기초의학교수요원은 원래 약속대로 대학에 2년 동안 되돌아 갈 수 있게 했지만 우선 수도육군병원에 두 달 동안 배치돼 진짜 의사노릇을 하는 것을 배웠다. 그 후 발령이 나서 서울대학교 의과대학에 돌아왔다. 군복을 입어도 되고 사복을 입어도 되었다.

내 직속상관이라 할 수 있는 수석조교는 이후 고려대학교 예방의학 교실 주임교수로 가신 차철환 조교였다. 하는 일은 힘들지 않았지만 성미가 까다로워서 비위를 맞추며 신참 조교 생활을 하기가 힘들었다.

그 후 한 학기쯤 지나니 차철환 선생님이 미네소타플랜에 의해 선발되어 미국에 가게 됐고 나는 그 뒷바라지를 하는데 온 힘을 쏟았다. 조교가 하는 일은 선생님들이 강의를 가면 교실에 들어가서 칠판을 지우고 학생들의 출석상황을 체크하기 위해서 작은 쪽지를 학생들에게 돌려 회수해서 출석부를 정리하는 것이었다. 그러나 가장 주된 일은 본과 2학년에 있는 예방의학실습준비와 직접 지도였다. 곁들여 교실 안에서 급사와 함께 청소를 하고 3층의 화장실이 더러워지면 청소하는 것이 전부였다.

이렇게 해서 힘든 조교생활은 흘러갔고 1년이 지나자 서울대학교에 생겨난 보건대학원에 교수요원으로 선발돼 어학교육을 받기 시작했다.

서울대학교 부설로 있던 어학연구소는 문리과대학 내에 있었고 미네소타에 가서 공부할 교수들은 모두 그곳에서 교육을 받고 영어시험을 치렀다. 2~3개월에 걸친 어학공부를 끝내고 미국행 수속이 진행됐다.

나와 함께 미네소타플랜에 선발되어 미국에 가도록 되어있는 사람은 예방의학교실의 고응린 교수, 기생충학교실의 임한종 교수까지 세 명이었다. 그러나 여러 가지 난관에 부딪칠 수밖에 없었다. 육군본부 명령으로 대학에 나와 있었지만 신분은 엄연히 육군 군의관으로 의무감실에 소속되어 있었다. 따라서 미국으로 가는 수속을 하려면 우선 육군본부와 국방부의 허가를 받고 문교부에서 동의를 받아 외무부에서 여권이 나오고 미국대사관에서 서류심사를 거쳐 비자가 발급돼야 했다.

이 어려운 과정은 나 같은 시골출신의 군의관으로는 엄두를 낼 수가 없는 처지였다. 기생충학교실의 교수가 된 임한종 교수가 앞장서서 이런 문제 해결에 나섰다. 육군본부에서 허락하고 국방부에서 절차가 끝나 문교부로 넘어갔으나 9월 28일에 개강하는 미네소타대학교 가을학기에 맞추기는 불가능했다. 이때 또 다른 구원의 손길이 나타났다. 김완태 교수이다. 그는 청주출신으로 사범학교 선생으로 있다가 의학을 공부하겠다고 무작정 서울대학교 의과대학 생리학교실 무급조교로 남기용 교수 밑에서 연구를 하고 있었다. 인간성도 좋고 사교적이어서 우리들에게는 어려운 이 문제를 해결하기 위해 발 벗고 나섰다. 그 결과 하루 늦었지만 9월 29일에 여권이 나왔다.

또 다른 난관은 미국대사관의 비자였다. 당시에는 하늘의 별 따듯이 미국 가기가 어렵고 장기비자를 받기 어려웠다. 대사관이 지정하는 청량리 위생병원에서 신체검사에 통과해야 하고 미국 정보기관에서 자체적으로 실시하는 조사에도 통과해야 비자가 나왔다. 이 모든 어려운 과정을 끝내고 29일에 미국 비행기 노스웨스트에 몸을 싣고 미국으로 갔다. 당시의 비행기는 프로펠러였고 동경에서 하룻밤을 재워주고 이튿날 큰 비행기로 갈아탔다. 괌에서 기름을 보급 받아 하와이까지 간 다음, 가지고 간 많은 X-ray필름에 대한 검역관의 판정에 따라 입국이 허가되면 다시 비행기를 갈아타고 미국 본토로 갔다.

우리나라와 미국은 날짜가 달라서 29일에 출발했지만 미네소타에 도착하니 이틀 후로 날씨가 쌀쌀하고 늦은 가을 눈도 내렸다. 도착해 안내에 따라 지정된 기숙사에 도착해서 이튿날부터 외국학생들에 대한 예비교육도 거치지 않고 본 교육에 들어갔다.

공식적으로는 미네소타대학교 보건대학원 보건행정학 전공 석사과정이었다. 참 따라가기 어려웠다. 영어도 그렇지만 문화적인 차이와 생활습관 때문에 전혀 익히기 어려웠다. 당시에 미네소타대학에는 서울대학교에서 온 의과대학, 공과대학, 수의과대학, 농과대학 그리고 행정대학원과 보건대학원 교수요원들이 아마 30명은 넘었을 것이다. 얼마 되지 않아 4.19가 일어났다. 그곳에서 공부하는 사람들 중에도 4.19를 지지하는 사람들도 있었다. 1년에 두 번 내지 세 번 정기적으로 모여서 공원에서 잘 준비된 불고기백반을 먹은 기억이 난다. 대개는 1년 내지 2년동안 공부하도록 되어있지만 지도교수의 재량에 따라 좀 연장할 수도 있었다. 가을과 겨울에 있는 미식축구와 아이스하키 경기장 주변에는 자동차들이 많이 주차되어 있었다. 좀 과장해서 우리나라 전체 자동차 수보다도 많았던 것 같았다.

공부는 따라가기가 힘들었다. 특히 보건대학원 석사과정은 미국학생 대부분이 현직 공무원이었기 때문에 대개 일 년 동안 파견되어 공부하고 이에 맞추어 학사일정도 정해져 있었다. 네 개 학기마다 똑같은 강의가 없어 한번 안 되면 다음에 수강할 수 있기 때문에 미국학생들의 경우에는 일 년 동안 공부해서 석사 학위를 받는 사람들이 드물었다. 그리고 논문을 두 편씩 내야 해서 일 년 동안 있어도 학위를 받지 못하는 학생들이 참 많았다. 나는 맹세코 일 년 동안에 이 석사과정을 끝내고자 애썼다. 그러다보니 학교 성적도 B플러스 이상 전 과목에서 받아야하고 틈틈이 자료를 모아서 논문을 두 편 제출해 통과돼야 한다. 지금 생각하면 이상한 얘기지만 졸업장도 돈을 내는 것에 따라 크기가 달랐다. 돈을 많이 내면 번듯한 큰 졸업장이

나오고 7~8 달러를 내면 작은 졸업장만 받을 수 있었다. 꼭 석사학위를 받아야겠다고 맹세했지만 자신이 없어서 작은 졸업장을 신청했다.

다음에 여름학기에 이르자 지도교수가 돌아가 보건행정학을 가르쳐야 된다고 해서 행정학과에 가서 수강했다. 수강을 해보니 석사과정으로는 행정학과의 과목들은 그렇게 어렵지 않았다. 드디어 일 년을 마치고 계속 공부하려고 생각했지만 서울대학교에 보건대학원이 생겨나서 제1회 졸업생이 나와 가르칠 사람이 마땅치 않아 돌아오라는 통지를 받았다. 이렇게 해서 1차 미국유학은 끝났다.

돌아오니 신분은 그대로 군의관이었고 파견형식으로 서울대학에서 조교였다. 그러다 5.16혁명이 일어나자 파견근무가 정지되고 군대에 복귀하게 됐다.

군대에 복귀하니 미국에 가서 보건학을 공부했다고 육군본부 의무관실에 배속되고 계급은 육군대위였다. 3일은 군인이었고 3일은 대학에 돌아가 학생들을 가르치는 이중생활이 계속되었다. 5.16혁명 이후 우선 방역사업이 달라졌다. 육군에서 쓰리쿼터 화물차와 화염방사기를 동원해서 서울시내에 백주대로를 오가며 방역사업이 시작됐다. 그 계획을 짜는데 한몫했다. 그러나 엄격하게 따져본다면 세종로나 골치 아팠던 동아일보 앞에 일본뇌염을 매개하는 모기들이 날아다니는 것도 아닌데 가두방역사업을 대대적으로 실시했다.

그 해가 지나 이듬해에 이르니 좀 한가로운 보직을 갖는 것이 좋겠다고 위에서 배려해 병원 열차대에 이어 1군사령부에 배속됐고 소령으로 육군8사단 의무참모로 근무했다. 최전방이어서 참 어려울 것이라 생각했지만 오히려 층층시하의 직업군인들보다는 편한 면도 있었다. 일주일에 한 번 내지 두 번씩 대학에 나가 강의를 했지만 제대시켜줄 가능성은 거의 없었다. 당시의 군 계획에 따르면 군의관 수가 모자라 몇 해 후에 제대시킨다는 고정계획이 없었다. 운 좋게 가끔 군의관들이 제대하는 경우는 있었다.

김인달 교수님은 나를 제대시켜주기 위해 당시 청주 출신이었던 육군참모총장에게 부탁까지 해서 어렵게 제대할 수 있었다. 그것이 1966년이다. 마침내 기나긴 군 생활을 끝마치고 조교수가 되니 WHO에서 제의가 왔다. 계속해서 보건대학원에서 교편을 잡기 위해서는 미국에 또다시 가서 공부하는 것이 어떠냐는 것이었다. 바라던 바여서 그 제의를 수락하고 하버드대학에서 공부하고 싶다고 말했다. 결국 1년 동안 하버드대학교 보건대학원에서 보건행정학만을 따로 공부하는 장학금이 나왔다. 보스톤에 도착하니 기분은 처음과는 달랐다. 퍽 가

법고 숙식과 연구 활동도 구속받지 않았다. 하버드대학의 보건행정학 주임교수는 뉴욕시 보건행정관으로서 명성을 떨쳤던 의사였다. 그러나 학문적으로는 연구하는 교수가 아니었기 때문에 자기 밑에서 박사를 받기는 어렵다고 했다. 편하게 1년 동안 하버드에 있으면서 경영대학원 경제학부 등에도 나가고 내가 관심을 쏟는 보건대학원에 보건행정학 과정을 부담없이 수강하는 것이 좋을 거라는 권고를 받았다. 여비 박사(Dr. Yerby)의 권고에 따라 그 곳에 머물면서 견문을 넓혀갔다.

시간의 여유가 있었기 때문에 캠브리지 캠퍼스에도 자주 가고 MIT의 교수였던 사무엘슨 교수의 개량경제학 강의도 받았다. 우리나라에서 경제학 강의를 받은 일이 없기 때문에 참 생소했다. 말로만 떠드는 경제학이 아니라 숫자로 계산해 놓은 것이 경제학이라는 것을 처음 알았다. 또한 캠브리지 캠퍼스에 있는 연경(燕京)학회에 들러 여러 사람들도 만나고 이북에서 발행하는 노동신문도 처음으로 보았다. 당시 연경학회에는 매년 서울대학교 법과대학에서 보내는 교수들의 fellow도 있었고 유명한 강구진 박사도 있었다.

좀 얘기가 길어지지만 강구진 박사와는 각별한 관계를 가졌다. 그는 경기고등학교를 나와 서울법대에 1등으로 들어가 서울대학교 총 졸업생 중 수석으로 졸업한 천재였다. 사법고시에 통과되어 특별 배려로 하버드대학 박사과정에 있었다. 나중에 알았지만 그가 법과대학 1학년에 재학할 때 내가 자연과학을 가르쳤다고 한다. 자연과학은 법과대학 학생들에게 필수과목이었기 때문에 8강의실에서 행정학과와 법학과 합쳐 300명이 우글대며 강의를 받았다. 하도 떠들어서 두 사람을 교단 앞에 내세워 서로 뺨을 때리도록 했는데 그중 한사람이 강구진 박사였다고 한다.

저녁 식사시간에 우스갯소리로 나 때문에 여러 대 뺨을 맞았다고 불평하는 것도 들었다. 그 후 한국에 돌아와 청와대에 근무할 것이라는 기대와는 달리 그는 서울민사법원 판사로 있다가 지방에 전보되자 서울대학교 영미법 조교수로 왔다. 머리에 비듬만 많은 교수는 되지 않겠다고 나에게 다짐했던 그였기 때문에 왜 교수가 되었느냐고 묻자 그것은 오랜 얘기라 했다. 돌아가신 형이 변호사였기 때문에 내 얘기도 하면서 각별한 관계를 가졌다.

하버드클럽에 초청돼 이한빈 당시 경제기획원장관 축하모임에 참석하니 그도 거기에 있었다. 다시 판사로 돌아가고 싶다는 얘기를 나에게 했다. 판사 때는 관용차는 없었지만 출퇴근을 도맡아 해주었던 스폰서도 있었고 여러 가지 불편이 없었는데 대학에 와보니 불편한 게 많다고 하면서 나에게 자동차를 사야겠다는 얘기를 했다. 그 후 몇 달 지나 신문을 펴보니 20세기의 천재 강구진 박사가 교통사고로 죽었다는 기사가 났다. 강 박사가 운전하던 승용차를 트럭이 들이받아 사망한 것이다. 참 아까운 인재이다.

강 박사 얘기로 글이 길어졌지만 연경학회 도서실 한국학담당 직원에 대한 얘기를 하지 않을 수 없다. 내가 의과대학을 나와 보건대학원 교수로 하버드에 왔다고 하니 그 사람은 1년이나 2년에 한 번씩 기간을 정해놓고 한국에 와서 한국학 자료를 수집해 왔는데, 그중 김두종 박사의 한국의학사가 해방 이후 자료로는 단연 첫째라고 했다. 1년의 세월이 지나 존스홉킨스 대학교 보건대학원에서 매년 주최하는 국제보건계획과정에도 3개월 참석하고 한국에 돌아왔다.

이제 나도 30대 후반에 들어서 중견학자로 활동할 수 있는 기회가 여러 곳에서 있었다. 그러나 나이를 먹을수록 서양의 爲己之學이 아니라 爲人之學을 공부하다보니 동양에 대한 생각이 많이 나고 한문공부에도 관심을 갖게 됐다. 당시에 한문을 공식적으로 공부할 수 있는 곳으로 청량리에 있는 세종대왕기념관에 위치한 고전문화연구회 소속 한문교육과정이 있었다.

여름방학에 취미삼아 저녁에 나가 논어와 맹자를 배웠다. 상투를 튼 할아버지도 계셨고 소학교나 중학교도 다니지 않았던 학벌 없는 사람들이 공식적인 자격을 얻으려고 모이는 사람들도 있었다. 어느 날 가보니 김두종 박사가 한국의학사에 대한 특강을 하신다고 게시판에 쓰여 있었다. 그날 실제로 김두종 박사가 오셔서 세종대왕의 업적을 중심으로 강의를 하셨다. 우리나라 의학계의 대백과사전이라 볼 수 있는 의방유취와 신주무원록 그리고 향약집성방에 대해 말씀하셨다. 강의가 끝난 후 자동차로 댁까지 모시고 가 하버드대학의 얘기를 전해드렸다. 참 기뻐하셨다. 곁들여 나에게 보건사 내지 질병사를 집필하는 것이 어떠냐고 권고하기도 했다.

당시 성균관대학교 교수였던 송상용 박사와 공저로 세계의학사를 같이 쓰신 얘기도 해주셨다. 몇 달 후 설날에 찾아뵈니 한국의학사를 제목별로 영어로 번역해서 의과대학 강의요목을 만든 것을 위시해서 서울대학교 의과대학에서 의사학을 강의하고 계셨던 이영택 교수님의 얘기도 했다. 김두종 박사의 잡담 속에서 이영택 선생님을 탐탁하게 여기지 않는 부분도 있는 듯 했지만 보건사 내지 질병사를 본격적으로 공부하려면 이영택 선생님의 본과 1학년 강의를 다시 받아두는 것이 좋을 것이라는 말씀도 하셨다. 이렇게 해서 김두종 박사님과 이영택 선생님의 얘기가 이어진다.

4

아는 사람은 다 알겠지만 김두종 박사는 일제시대 초에 경상남도 함안에서 태어나 어릴 때부터 한학공부를 많이 했다. 그분이 쓰신 한국의학사를 보면 일차문헌으로 인용된 한문기록만도 대단히 많다. 그 후 의학을 공부하고 만주에 가서 잠시 개업을 하다가 만철(滿鐵)이 운영하는 만주의과대학 사료 정리실에서 연구하고 박사학위를 받으신 분이다. 어렸을 때 기억을 더듬어보면 함안과 진해에서 아라사군대가 주둔하여 활동하는 것을 보신 기억이 있다고 했다. 지금도 유명하지만 몽고군의 침입과정에서 몽고군과 고려연합군이 사용한 우물이 몽고정(蒙古井)이고 그 물을 사용해 만들었다는 것이 몽고간장이다. 그 후 아라사군의 침입으로 세상이 어지러워진 것을 직접 말씀하신 기억이 난다.

이영택 선생님은 마산 분으로 아버님이 개업의이신 덕분에 물질적인 어려움 없이 자라나셨다. 그 후 세브란스 의학전문학교를 졸업하고 당시 세브란스에도 적을 두고 계신 윤일선 박사 밑에서 병리학을 공부하고자 했으나 윤일선 박사가 완전히 세브란스를 떠나 서울대학교로 되돌아오자 뒤따라 서울대학에 오셔서 병리학보다는 의사학을 전공하신 분이다. 한학에도 조예가 있었지만 프랑스어에 능통해서 후에 프랑스에도 유학하셨다. 내가 보건대학원에 있을 때 의사학은 완전히 김두종 박사의 손을 떠나 이영택 선생님이 강의하고 계셨다. 김두종 박사의 말씀에 따라 본과 1학년 한 학기 강의를 아침 일찍부터 학교에 나와 수강학생들하고 똑같이 공부했다. 학사일정 때문에 어쩔 수 없이 강의에 출석할 수 없을 때는 당시 보건대학원 조교였던 문재우 선생에게 노트를 부탁해서 공부한 기억도 난다.

이렇게 일년이 지나자 이영택 선생님이 따로 부르셔서 여러 가지 얘기를 들려주셨다. 지금도 살아계실지 모르지만 사모님은 유명한 피아니스트로 이화대학교 음악대학 교수였다. 아들도 서울대학교 의과대학에 들어왔지만 그만두고 피아노를 공부했고 국내 콩쿨대회에서 상을 받기도 했다. 그 아들이 미국에서 활동을 하기 때문에 자주 드나드는 입장이었다. 몇 해 후 나에게 서론 한 두 시간만 본인이 하시고 나머지 의사학 강의를 도맡아 달라고 부탁하신 적도 있다. 보건대학원 건물에 있었던 본과 1학년 강의실에서 선생님이 부탁하신 강의를 끝마치고 학생들이 주는 상을 받기도 했다.

당시에 생겨난 보건대학원과 행정대학원에도 작은 변화가 있었다. 이한빈 선생이 서울대학교 행정대학원 원장으로 추천됐다. 박사학위가 없었기 때문에 제2외국어로 불어를 선택해서 이영택 선생님이 담당한 기억도 난다. 당시에 내가 몸을 담고 있었던 보건대학원 원장은 김인달 선생님이셨다. 행정대학원과 보건대학원 사이에 배구시합이 있을 때면 언제나 이한빈 교수께서 현장에 직접 나와 응원하신 기억이 난다. 그 이후에도 의과대학 본과 1학년의 의사학 강의는 거의 내가 도맡아 했다.

이런 사정을 알고 계셨던 의과대학의 서병설 학장님이 나에게 의과대학에 옮겨오도록 권고하기도 했다. 그러나 나이 먹어 의과대학에 가는 것은 배후가 있지 않을까 의심하는 의과대학 교수들의 시선도 있고 나 자신 일생동안 몸담아 온 보건대학원을 떠나고 싶지 않아 강의만 맡고 소속은 보건대학원에 남아 있기로 했다.

얼마 있다가 의과대학 이광호 학장 당시 이영택 교수님이 정년을 맞이했다. 섭섭하지만 본인이 쓰시던 연구실도 내놓기로 했고 의사학 강의는 의과대학 교수 중에서 강의하는 것이 좋다는 얘기가 나와서 자연스레 의사학 강의에서 제외됐다.

그동안 의학사 및 보건사관계행사도 이영택 선생님과 내가 의논해서 했다. 1년에 한 번씩 대한의학협회에서 지원해주는 후원금을 기초로 YMCA의 자원방에서 조촐한 연례의사학 행사가 실시됐다.

고정 멤버는 서울대학교 총장을 그만두신 윤일선 박사와 김두종 박사 그리고 이영택 선생님과 나였다. 지금 기억에 남는 것은 후일 진주에 생겨난 경상대학교 의과대학 학장으로 가신 생화학의 김 교수가 특강한 것이 기억난다. 이영택 선생님에게는 피아니스트인 아들 외에도 딸이 있었고 그녀의 남편은 보라매병원에서 이비인후과를 전공하고 있어서 가끔 가족모임에도 참석한 일이 있었다.

또한 우리나라 역사에 큰 업적을 남긴 지석영 선생을 기리는 모임이 세종문화회관과 서울대학교 의과대학에서 있어서 나는 각각 지석영 선생의 종두법 시행에 대한 업적을 발표했다.

지석영 선생은 다 아는 바와 같이 공식적으로 우리나라 최초로 일본에서 종묘를 들여와 구한말에 종두법을 시행하신 분이다. 그 아드님이 지홍창 선생님이고 바로 박정희 대통령의 주치의였다. 또한 손자로는 지무용 씨가 역시 의업을 계속 이어나갔다. 얘기가 좀 뒤로 처지지만 내가 보건대학원 원장이 되어 보건대학원 정문 옆에 지석영 선생 동상을 짓고자 지홍창 선생을 직접 만나봤다.

6.25 전에는 종로 뒷거리에 이름난 선지해장국집에서 멀지 않은 곳에서 개업하시다가 6.25 전란 중 군에 입대해 군의관으로 근무하신 적이 있어서 당시 사단장이었던 박정희 대통령과

의 인연으로 대통령 주치의를 하게 됐다고 했다. 여담이지만 술에 취해서 기분이 나면 탭댄스를 잘 추었던 기억이 난다.

그동안 서병설 교수님이 일생동안 몸담아온 서울대학교 의과대학 기생충학 교수직에서 물러나고 새로 생긴 인하대학교 의과대학 기생충학 교수인 동시에 학장으로 가시게 되었다. 서병설 선생님의 요청에 따라 인하대학교 의과대학에서 강의를 맡았고 이영택 선생님이 가시기 어려운 지방의과대학에서 의사학 강의를 맡기도 했다.

기억나는 대학은 새로 생긴 경상대학교 의과대학이었다. 그 대학에서는 의사가 아닌 보건대학원 출신 약사를 그곳 예방의학 전임강사로 추천해서 임명하기도 했다. 또한 주식회사 한독약품에서 열린 종두법에 대한 기념모임에서 여러 귀빈들이 오신 자리를 빌려 강의도 했다. 지금은 고인이 되셨지만 산부인과 교수였던 김석환 박사를 위시해서 윤일선 박사와 김두종 박사가 오셔서 축하해주셨다. 그 후에도 한독의약박물관에는 김쾌청 박사가 김두종 박사의 일석문고를 관리하고 계셨기 때문에 몇 번 찾아가기도 했다.

김두종 박사는 동의보감을 위시해서 그 많은 고의서를 한독약품에 기증하셨다. 그 대신 김두종 박사의 호를 따서 일석문고라 했다.

김두종 박사 얘기를 끝마치려면 반드시 일본의 한국 의사학자 미끼사까에(三木榮)박사의 얘기를 곁들일 수밖에 없다. 그는 동경대학 의학부를 나와 서울대학교에 잠깐 있다가 수원도립병원 원장으로 있으면서 우리나라 고의서를 수집해서 일본에 돌아가 조선의학사와 질병사를 쓰신 분이다. 오사카(大板)에 사시다 돌아가셨다. 생전에 몇 번 통화한 적은 있지만 뵙지는 못했다. 그의 조선의학사는 매우 논리정연하고 자료가 잘 정리되어 아직도 한국의학사 연구에 참고가 되고 있다. 서문은 역시 학술원 회장을 하신 이병도 박사의 추천의 말씀도 있어서 꽤 알려져 있다. 그러나 본질적으로 말해서 나는 이분의 집필태도에 이의를 제기해왔다.

김두종 박사는 연호표기에서 우리나라 것을 썼지만 미끼 박사는 당시 국제적인 공식연호인 중국 것을 썼다. 쉽게 말해서 우리나라 연호가 아니라 명나라나 청나라의 연호를 사용한 것이다. 민족적인 감정이 개입돼 기분이 좋지 않았다. 곁들여 말하자면 미생물학의 기초를 닦은 독일의 유명한 코호는 일찍이 '과학연구에는 국경이 없지만 과학자에게는 조국이 있다'는 유명한 말을 남긴 것이 기억난다.

내 의견으로는 미끼 박사의 업적은 높게 평가돼야겠지만 그의 태도에는 동의하지 않는다. 유럽의 의학사를 보면 자국 위주의 서술이 많다. 적리균의 발견자로 유럽에선 시겔라를 많이 들고 있지만 같은 연대에 발표한 일본학자 시가 교수의 생각이 난다. 시가 교수는 한때 경성대학 총장을 지내기도 했다.

다음으로는 의학사 내지 보건사와 관련해 그동안 내 자신의 일들을 곁들여 말하고 싶다. 내가 처음으로 미국에 가서 보건학을 공부하고 돌아온 후 생활이 좀 어려웠다. 대부분의 사람들이 야간개업을 하는 경우가 많았다.

심지어 면허를 빌려주고 일주일에 한번이나 두 번씩 가서 얼굴을 내밀어 월급을 받는 사람들도 없지 않아 있었다. 그때는 대부분의 교수들이 한 대학에서 주는 월급만으로는 생활해 나가기 어려워서 여러 곳에 적을 걸쳐놓고 월급을 받는 경우가 흔했다. 이제는 공개해도 되겠지만 서울대학교 총장까지 하신 윤일선 박사나 한심석 총장님도 서울대학에서 받는 월급만으로는 부족해서 두세 군데 대학에 나가 월급을 받기도 했다.

해부학의 경우에는 일년치 강의를 한 달이나 20일 정도로 압축시켜 대구와 광주에 내려가 강의하고 두둑한 보수를 받는 경우도 흔했다. 다 옛날 얘기다.

내가 무급 조교로 있을 때 잘 아는 의과대학 서무과장과 사석에서 농담을 한 적이 있다. 의과대학 서무과장이 되니 월급을 가불해 달라는 교수들이 없어서 편하다고 했다. 공과대학에서는 월급 때를 기다리지 못해서 대부분의 교수들이 가불을 받거나 미리 월급을 달라는 경우가 많았는데 이곳에 오니 그런 분들이 없어서 편해졌다는 농담이었다.

서울대학에 적을 두고 있는 교수들은 대개 부수입이 있는 경우가 많았다. 음악대학이나 미술대학에서는 개인 레슨으로 부수입이 굉장히 많은 경우도 있었고 반면 부수입이 적은 법과대학의 교수들은 월급 때를 맞추어 음식점에서 밀린 밥값을 받으러 오는 것도 목격한 적이 있다.

전란이 끝나고 세상이 완전히 정리되지 못한 때라 먹고 살기가 다 힘들었다. 이때 한의학양성기관으로부터 예방의학과 보건학 강의 요청이 왔다. 동양의학대학이다. 그 후 경희대학과 합쳐서 경희대학교 한의과대학이 됐다. 10여 년간 경희대학교 한의과대학에서 강의를 했다. 보통 강의실에는 수강생이 몇 십 명이었다가 시험을 볼 때면 100명 이상으로 늘어나는 경우도 있었다. 현직 경찰서장이나 세무서장 같은 사람들은 물론 한학을 공부한 전통 선비들이 뒤늦게 제도권에 들어와 면허를 받으려고 공부했다. 보수도 참 후해서 여름방학이나 겨울방학에도 보통 때와 같이 강사료를 주었다.

보건학과 예방의학은 당시 한의사 국가시험에 필수과목이었기 때문에 모든 학생들이 수강했고 나도 인기 있는 강사였다. 강의를 맡은 분들을 보면 한문학자로 이름이 높았던 임창순 선생이 원전(原典)강의를 맡았고 나로서는 전혀 알지 못했던 전통한의학 전문가들이 대부분이었다. 솔직하게 말해서 과학적인 의학과 보건학을 공부한 사람으로서는 참 생소하지만 관심을 끌기에 충분했다.

한의학을 공부한 사람들의 입장에서 본다면 종합적인 관점에서 인체를 보고 질병의 과정을 훑어 치료와 예방을 시도하는 그들의 태도는 어느 모로 보나 참 생소했지만 관심을 끌었다.

바꾸어 말하면 위인지학(爲人之學)의 공부에 매달렸던 과학적인 의학과 보건학의 테두리에서 위기지학(爲己之學)과 조섭양생을 원칙으로 하는 그들의 태도에 마음이 끌렸던 것 같다.

청량리에 가면 세종대왕기념관이 있고 그곳에는 한문을 배우는 공식적인 기구가 있었다. 정신문화연구원 국역연수원이다.

처음에는 광고에 나온 대로 여름과 겨울방학에 야학으로 논어와 맹자를 배웠다. 조문도(朝聞道)면 석사(夕死)라도 가의(可矣)라는 공자의 말씀이 기억난다. 다시 나아가 소학을 배우고 대학과 중용도 읽었다. 이 과정에서 알게 된 분이 성균관 관장이었던 최근덕 박사이다. 그로부터 소학에서 대학에 이르는 공부를 배웠다.

이런 와중에 WHO로부터 노인의료를 위한 전통의료의 활용방안이라는 큰 제목아래 아시아 각국에 아직도 살아있는 전통의학의 실상과 역사를 훑어볼 수 있는 기회가 주어졌다. 물론 아직도 생존해 있는 WHO 서태평양지역 대표였던 한상태 선배님의 전폭적인 지원을 받았다.

또한 인도 출신 나이아 박사의 도움을 받아 중국의 넓은 지역을 누비고 동남아를 가봤다. 중국을 대표하는 한의학은 물론 몽고의 기마민족 고유의 몽의학(蒙醫學)과 위그르족의 유의학(維醫學)의 현장도 보았고 티베트에 가서 사부의전(四部医典)을 위시해서 중국어로 된 자료를 구입해 와서 기행문 내지 역사서를 쓰기도 했다.

또한 하노이와 지금의 호치민도 갔고 초롱지역의 老醫들도 만나봤다. 남약신효(南藥神效) 원본도 가져왔다. 베트남은 한자문화권에 속해서 18세기 말까지 모든 게 한문으로 쓰여져 있다. 호치민의 책상 위에 언제나 다산선생의 책들과 목민심서가 놓여 있었다는 것도 알게 됐다.

참 세상은 넓지만 아시아 지역의 문물과 전통의학은 닮은 면이 많았다. 불교문명이 왕성하고 아직도 지배적인 티벳의 수도 라사의 조강사원과 함께 유명하다는 사원들을 둘러보았다. 절에 가면 부처님 모습이 우리나라처럼 걸려있다. 우리나라에선 부처님의 전생과 현세 그리고 내세가 흔히 그려져 있다. 그

곳도 마찬가지다.

흔히 우리나라에선 탱화라 한다. 그곳에선 탱카라고 하며 몽고에 가면 탕카라고 부르는 것을 보았다. 국경은 다르지만 각기 다른 언어를 통해 이런 전통이 이어져 오고 있는 것을 통감했다. 다산선생이 강진에서 수많은 책을 썼는데 그중 관리가 되면 지켜야 할 얘기가 호치민에 의해 필독서로 읽혔다는 것은 새삼 느낌을 새롭게 했고 그 내용을 잘 알지 못하지만 아직도 목민심서(牧民心書)란 제목이 생각난다.

이런 얘기들을 보건신문 발행인인 유태우 박사의 권고에 따라 신문에 연재하고 세계전통의학기행이란 두꺼운 책으로 출판했다. 솔직히 말해서 나의 퇴직기념 문집으로 다시 탈바꿈해서 「아시아전통의학을 찾아서」로 빛을 보았다. 이런 일을 하다 보니 벌써 나이가 70이 다되었다. 대학도 퇴직을 하고 신문과 TV에서 제의를 받아 보건관계 활동을 한 얘기를 하고자 한다.

5

30대에 조선일보의 제의를 받아 「상식의 허실」이란 칼럼을 200회 가까이 썼다. 원래 사주 방회장의 권고에 의해 당시 편집국장이었던 신동호 국장의 추천을 받아 20회쯤 쓰기로 했지만 하도 인기가 있어서 200회 가까이 매일 원고를 써냈다. 그 후 40대에 동아일보, 중앙일보, 한국일보에 각각 100회씩 고정 칼럼을 가지고 건강관계 정보를 제공했다.

　지금은 없어졌지만 이런 관행은 오랫동안 계속됐다. 한 사람이 집필해서 건강관계 정보를 제공하는 것이었다. 70이 넘어 좀 한가해지자 MBC 방송국에서 제의가 왔다. 이름을 꼬집어 말한다면 은희연 국장이었다. 시중에 돌아다니면서 서점을 둘러보니 내 책이 마음에 들었다고 한다. 그래서 매일 「상식의 허실」이란 제목으로 5분 내지 7분의 프로그램이 몇 달 동안 방송됐다.

　이제는 가라앉았지만 채식이 좋으냐 육식이 좋으냐는 논의가 한참 벌어졌다. KBS-TV에서 채식을 해야 건강에 좋고 머리가 좋아진다는 채식주의자 얘기와 나의 육식 위주의 식사법을 소개하는 프로그램이 짜여졌다. 사흘은 채식주의자가 자기주장을 펼치고 사흘은 내가 맡아서 일주일동안 「무엇이든시 물어보세요」 프로그램을 맡았다. 그 반응은 가히 선풍적이었다. 동양 사람은 전통적으로 채식만 해왔기 때문에 앞으로도 30년이나 50년 동안 육식을 더 해야만이 건강에 좋다는 내 의견이 방송을 탔다. 판정은 각기 보는 사람에 따라 달랐지만 나를 호응하는 사람들이 퍽 많아졌다.

나는 원래 동양인은 채식보다는 육식을 해야 건강하다는 지론을 가지고 있다. 일본에서도 명치유신 이후 일본의 건강수준이 올라간 것은 육식이 늘어난 덕분이라고 현대의학을 공부한 사람들은 공개적으로 얘기하고 있다.

내가 WHO 업무 차 일본에 있는 동경도립 노인병 연구소에 방문했던 일이 있다. 일본사람들이 육식을 하지 않고 생선을 많이 먹던 시절에 비해 평균수명이 늘어난 것은 육식 때문이라고 단정하는 것을 보았다. 미네소타에서 공부할 때 부전공으로 영양학을 수강했는데 절대적인 필수식품은 채소보다는 육류라는 것을 공개적으로 들은 적이 있다. 미국의 남부지방에 흔했던 흑인들의 영양문제도 육식부족에서 생겨난 결과라는 사실을 솔직하게 시인했다.

이런 선입견을 가지고 있었기 때문에 나는 거의 육식예찬론에 가까운 건강식사법을 가지고 있었다. 이런 와중에 「무엇이든 물어보세요」에서 직설적으로 내 의견을 밝힌 것이다.

내 연구실에는 수없이 많은 후원 내지 응원편지가 왔다. 내 의견에 동의한다는 사람들이었다. 그러나 안식교 계통의 사람들로부터 공격도 받았다. 솔직히 말해서 안식교에선 발효유 같은 요구르트도 좋아하지 않는다. 또한 육식은 계율에 어긋난다고 해서 먹지 않는다. 그러다 내 건강식사법이 소개되자 벌떼

처럼 일어나 반대의견을 내고 나를 공격했다.

다른 방법이 없었다. 시간이 해결해 주기를 기다렸다. 그러는 동안 KBS 특강, 아침마당을 위시해서 여러 방송사에 나가 특강도 하고 SBS TV에서는 몇 달 동안 매일 생방송으로 내 의견을 발표했다. 그 결과는 굉장했다.

밖에 나가서 음식을 먹으러 가면 고기 값은 받지 않겠다는 음식점도 있었고 소고기뿐만 아니라 돼지고기를 추천했기 때문에 양돈협회에서 감사패도 받았다.

그 결과 여러 곳에서 강의 초청을 받았다. 대기업은 거의 다 거쳤다. 현대그룹의 경우에는 협력업체의 사장들을 모아 연례행사를 하는데 10번이 넘도록 경주 보문단지에 있는 현대호텔에서 강의를 했다. 하도 많은 강의제의가 와서 종합소득세 때문에 거절하자 회사에서 책임질테니 강의만 해달라는 경우도 있었다.

삼성연수원에서도 거의 고정 강사로 여러 군데를 다녔다. 수원에 있는 연수원뿐만 아니라 사장단 모임과 지방의 모임에도 나갔다. 수입이 꽤 늘어났다. 한편으로는 좋지만 '탤런트 교수'라는 이름 아래 나를 매도하는 사람들이 많아졌다.

거기에 제약회사에서 만드는 건강식품 설명회에도 참석하게 됐다. 당시 많은 사람들이 관심을 가졌던 건강식품 스쿠알

렌을 홍보하기 위해 개최된 모임에도 1부 강사로 나갔다. 물론 제품 선전을 하는 것은 아니었다. 그 수입은 참 많았다. 돌이켜 생각해보면 그렇게 좋은 일은 아니지만 나쁜 일을 했다고는 생각지 않는다. 한참 붐이 일자 CF제안도 들어왔다. 당시 박찬종씨가 우유 광고에 나와 수천만 원을 받았다고 해서 나도 비슷한 수준으로 출연제의를 받았다.

하지만 결과적으로 CF광고에는 출연하지 못했다. 서울대학교 교수였던 이력 때문에 사립대학 교수와는 처세가 다를 수밖에 없었기 때문이다. 이렇게 해서 CF제의는 무산됐다.

6

다음에는 나의 일생을 통해 지켜온 원칙이라 할까, 주장에 대해서 얘기를 하고자 한다.

지나간 일을 되돌릴 수는 없겠지만 서병설 학장님과 이영택 선생님의 간절한 추천에도 의과대학에 돌아가지 않았다. 솔직히 말해서 나는 보건학을 공부한 사람이지 의사학을 공부했다고 자처하지는 않는다. 그 대신 의료를 둘러싸고 있는 넓은 의미의 보건사 내지 질병사에는 아직도 관심이 많다.

지금은 돌아가셨지만 서울대학교 의과대학 내과교수로 계

셨던 전종휘 박사는 원래 감염내과를 전공했기 때문에 우리나라 감염병사 내지 질병사에도 관심을 가지셨다. 돌아가신 미생물학교실의 기용숙 선생님도 괴질이나 전염병이 돌 때마다 돈도 받지 않고 보사부 방역팀을 거느리고 지방에 가서 며칠 씩 지내면서 조사에 참여했다. 기용숙 선생님도 우리나라 전염병사에 대해서는 깊은 관심을 나타낸 적이 있다.

나도 보건학을 공부한 사람으로 미끼 박사나 김두종 박사의 질병연표에서 나아가 우리나라의 질병사 내지 전염병사에 꾸준히 관심을 기울여왔다. 조선조를 통해 왕조실록에 기록된 괴질 내지 기근 즉 기역(飢疫)에 대한 기록과 조선팔도에 생겨난 지방 관리들의 보고에 따라 작성된 物古者 등 자료를 뽑아놓고 있었지만 게을러서 이것을 집대성하지 못했다.

정치적으로 보면 王子의 난이나 반정 등 정치적 변화에 대한 얘기는 물론 조선조 때 겪은 병자호란이나 임진왜란, 정유재란에 대한 얘기가 많지만 실제로 서민들과 민초들에게 끼친 영향을 본다면 이런 기근과 괴질의 발생 및 유행에 따른 사회적 변동이 더욱 큰 의미를 가지고 있었으리라 여겨진다.

예컨대 순조 때인 1821년에 휩쓴 제1차 세계콜레라 대유행 때만 해도 그렇다. 인도와 인도차이나반도, 중국을 거쳐 1821년 콜레라가 우리나라에 크게 번져서 많은 사람들이 죽고 피해를 입었으며 그 이듬해부터는 일본에 상륙해서 계속 만연한 것을 보더라도 전염병사의 정리는 보건사적 입장에서 보더라도 매우 중요한 일이지만 이를 매듭짓지 못했다.

또한 이와 같은 전염병의 발생에 대해서는 비과학적인 생각이 많았다. 괴질이 돌면 산천에 제사를 지내고 기도하는 것이 관례였다. 그것이 기우제 비슷하게 유행해서 조정에서 이런 일을 맡아서 수행했다. 하기야 큰 전염병이 발생했는데 조정이 손을 놓고 있는 것도 보기 흉해서 큰 제사를 올리고 병액을 빨리 벗어나기를 원했다.

이러한 과정을 알아보기 위해 비교적 역사적 문헌이 많은 고려와 조선시대에 이해됐던 전염병관 내지 질병관을 조사한 일도 있다. 보건학 박사학위를 받은 김남주 박사와 대구한의대 명예총장인 변정환 박사는 원래 학부과정의 전공이 한의학이었고 한의사로 서울대학교 보건대학원에 들어와 박사과정을 필했다.

이 분들의 여러 가지 도움을 받아 우리나라 질병관의 변천을 훑어보아 고려와 조선조의 질병관을 조사해 발표한 일도 있다. 이런 질병관에 관한 얘기는 우리나라 대중드라마로서 큰 인기를 끌었던 드라마 「허준」과 「대장금」에서도 잘 나타나 있다.

가능하다면 후학들에 의해서 빨리 우리나라 질병사 내지 전염병사만이라도 정리되기를 바란다. 이런 질병관은 유럽에서도 근대 이후까지 계속되어 왔다.

독일의 위생개혁운동을 주도했던 위르효(Virchow) 박사는 오늘날에 와서도 환경위생학 내지 실험위생학의 창시자로 추앙받는다. 그러나 당시에는 전염병이 세균 때문에 발생된다는 사실을 알지 못했다. 후일 눈에 보이지 않는 작은 세균 때문에 콜레라나 장티푸스가 당시 많이 유행했다는 사실은 밝혀졌지만 위르효는 죽을 때까지 지하수의 변화 때문에 전염병이 발생된다고 믿었다.

영국의 최초 콜레라에 대한 역학조사도 세균설이 제창되기 전이었기 때문에 더러운 물과 수도 때문에 이런 병이 퍼지게 됐다는 사실은 밝혀냈지만 병인론(病因論)에 있어서는 세균설이 등장되기 전까지는 어느 나라나 한 발짝도 나아가지 못했다.

조선조 후기에 생겨난 계속적인 괴질 즉 콜레라와 장티푸스의 주기적인 유행 때문에 피병막(避病幕)이 생겨나고 환자격리가 세균설에 의해 합리화되어 전염병이 생겨나면 무조건 격리수용해서 검역을 통해 질병을 막으려는 시도가 이루어졌다. 그것이 곧 순화병원(順化病院)이 되고 서울 서대문병원으로 탈바꿈했다. 이런 과정을 훑어보는 것은 전형적인 의학사나 질병사 보다는 보건사 내지 병역사(病疫史)에서 밝혀내야할 문제라고 본다.

　이렇게 전염병이 돌고 국가의 강제적인 활동을 위해서 생겨난 것이 위생경찰제도이다. 실제로 우리나라에선 일제시대 경찰에서 보건 및 위생업무를 관할해서 독일과 함께 위생경찰제도로 일관됐다. 이런 역사적 배경아래 점차적으로 개인의 사적 영역에 해당됐던 의료에 대한 사회적 관심이 높아지고 일종의 사회보험으로 계속 파생되는 재정문제를 사회적으로 해결하려는 운동이 생겨났다.

7

　독일을 실제적으로 통일시킨 강력한 정치가요 보수정치인이었던 비스마르크는 당시 일반 서민들과 노동자들의 호응을 얻고자 최초의 건강보험 내지 의료보험을 국가적으로 실시했다. 미국에서도 2차 대전 전후까지 국민건강 보험제도를 도입하려고 하는 운동이 있었지만 결국 시들해졌다. 유럽에서는 이러한 건강보험제도가 나라마다 각기 다르지만 현물 또는 후불제로 실시됐다.

　우리나라도 우여곡절 끝에 국민개(皆)보험제도가 도입됐다. 아직도 피고용자와 자영자 간 보험료 책정에 문제가 많지만 앞으로 더욱 개선해 나가야겠다. 넓은 의미의 보건사에서는 이러한 건강보험 내지 의료보험에 대한 변천과정도 훑어봐야 한다.

「요람으로부터 무덤에 이르기까지」 질병문제를 국가가 종합적이고도 체계적으로 개입하기 시작한 것은 영국이다. 2차 대전 중 노동당에 의해 주장되고 전쟁이 끝난 후 출발한 에트리 내각에 의해 1946년부터 역사상 최초로 정부가 질병문제를 직접 다루고 의료를 제공해주는 國民皆奉仕 제도가 탄생했다.

우리나라에 전국적으로 실시한다는 의미에서는 국가건강보험제도이지만 급여 내용에서는 여러 가지로 외국과 달라서 아직도 국민건강봉사제도와 유사하지만 사회보험으로서의 건강보험을 실시하고 있다. 이러한 내용을 역사적으로 훑어보는 것도 큰 의미가 있다고 본다.

나는 건강보험을 강력하게 찬성했다. 돌아가신 부산의 장기려 박사와 세상을 달리한 채규철 선생과 함께 청십자운동을 주장해서 목돈을 마련하기 어려운 서민들을 대상으로 건강보험운동을 일으켰다. 이 일은 결국 장기려 박사가 필리핀의 막사이사이상을 타게 된 계기가 된 것으로 알려졌다. 지금 생각해보면 금석지감이 든다.

최초로 정부가 시범사업으로 건강보험 운동을 시작한 것은 한국은행에 계시다 불란서에 유학해 사회보험 내지 건강보험을 공부하고 돌아오신 보건사회부 산하 사회보장심의위원인 작고한 최천송 위원이 강남희 선생과 함께 주로 장성의 탄광지역에서 시작했던 것으로 알고 있다. 그것이 이제는 전국적인 규모로 발달하고 방향과 내용 그리고 급여 및 보수책정과정에 대한 얘기로 발전하고 있다.

많은 일이 일어났고 많은 일에 관여했다. 그러나 아직까지도 건강보험의 장래에 대해 여러 가지 생각하는 바가 많다. 정권이 바뀌고 정치가나 위정자의 관심사와 여론에 따라 변화할 수밖에 없겠지만 보험의 급여내용만 보더라도 큰 차이를 나타내고 있다. 실제로 보험급여에 큰 몫을 하고 있는 의사 단체들이 근래 무작정 의료보험을 확대시켜나가는 것에 반대하고 있다.

일리 있는 주장이다. 그러나 같은 의사라도 병원과 개업의 간에는 큰 갭이 있는 것 같다. 우리나라의 건전한 보건 분야 발전을 위해서는 대형병원으로 옮겨지고 있는 우리나라의 건강보험보다는 개업의 위주로 추진해 나가는 것도 좋을 것이다.

8

다음에는 보건제도 내지 체계에 대한 얘기이다. 해방 후 중앙에선 방역연구소와 보건교육원으로 나누어져 있었던 행정체계를 미국의 NIH를 본떠 국립보건원으로 개편했다. 이론적으로는 참 타당한 것이지만 독립적으로 존재하던 기관들이 합쳐져 오히려 기능위축이 있었다고 본다.

보건체계의 근간이 되는 보건소도 이제는 모두 생겨났다. 과거에는 국가가 전쟁 중 무료진료와 방역사업을 위해 보건진료소를 운영해왔다.

이제는 모든 시군에 보건소가 생겨나고 보건사업이 체계화되었다. 그동안 일본과 같이 보건소장은 반드시 또는 가능한 의사를 임명하도록 해왔지만 이제는 그 경향이 줄어들고 점차 보건사업이 다변화됨에 따라 가정방문간호사업 내지 가정보건방문 사업 등 여러 가지가 지역에 따라 차이를 갖고 발전해 오고 있다.

보건대학원도 이러한 늘어나는 보건관계 요원의 양성기관으로 생겨났다. 미국도 보건대학원은 주로 현직 보건요원들의 재교육 프로그램으로 짜여지고 있다. 앞으로 어떻게 바뀌어질지 생각해 보면 정치적 사회적 요구와 변화에 따라 바뀌어 질 거라고 여겨진다. 내가 봉직했던 서울대학교 보건대학원은 아직도 강원도 춘성군에 작은 시범사업 및 교육사업을 위한 시범보건사업소를 운영하고 있다.

옛날에는 지역에 건강보험이나 보건서비스가 크게 미비했

기 때문에 WHO는 한 때 '맨발의 의사' 란 캐치프레이즈 밑에 아무런 보건의료 혜택을 받지 못하는 농어촌 주민들을 위한 1차 보건의료사업을 강조해왔다. 우리나라도 미국정부와 WHO의 지원으로 한국보건개발연구원이 생겨나 초대 원장으로 보건대학원 원장이었던 박형종 교수가 임명되어 일을 해봤지만 오래가지는 못했다.

결국 건강보험의 발전에 따라 1차 보건의료의 개념은 매우 신선하고도 많은 사람들에게 관심을 불러일으켰던 일이지만 전 세계적으로 극히 후진지역이나 낙후된 국가들을 빼고는 관심이 줄어들었다.

WHO가 주최하는 1차 보건의료에 관한 현지모임에 가서 농어촌의 보건의료 문제를 보기도 했다. 그것이 우리나라가 국교를 맺기 전에 방문한 중국과 구소련이었다. 곁들여 말하지만 이렇게 해서 가기 어려운 중국과 러시아에 가봤다. 그 후 연이어 보건인력관계 국제회의에 가기 위해 소련을 방문했다. 고르바초프가 등장하고 얼마 되지 않았던 때이다. WHO의 주선으로 지역사무소가 있는 마닐라에서 어렵게 소련 행 비자를 받았다. 소련이 해체되기 전에는 16대 공화국이었다. 공화국마다 통용되는 비자를 받고 수도 모스크바에 도착하니 아마도 KGB의 안내 요원이었으리라고 믿어지는 여자 안내원이 라다 승용차를 가지고 공항에서 맞이했다.

겁을 먹고 도착한 호텔은 붉은광장 바로 옆에 있는 '호텔 러시아'였다. 객실이 4천개가 넘는다고 하고 시설도 러시아에서는 국제수준이라고 했지만 화장실의 휴지는 뻣뻣한 재생지 비슷했고 타월은 옛날 우리나라 시골에서 생산한 광목 같은 것으로 참 불편했다. 더욱이 여러 공화국을 거치기 때문에 직접 본인이 호텔료를 지불해야 되는데 잘 받아주지 않았.

가지고 간 국산 스타킹을 만나는 사람들에게 하나씩 주었다. 알고 보니 호텔 직원들도 공무원과 똑같아서 돈을 준다고 해도 잘 받지 않았다. 밤이면 언제나 한번이나 두 번씩 전화가 오는데 콜걸이 와도 되겠느냐는 얘기였다. 모두 거절하고 호텔의 잔디밭을 걷다가 갓길에 10미터도 가기 전에 뒤에서 호루라기 소리가 났다. 들어가지 말라고 했다.

알고 보니 모든 투숙객의 일거수일투족을 추적 감시하고 있었다. 종착지인 우즈베키스탄공화국의 타슈켄트에 도달했다. 회의 일정이 끝나자 모든 일행은 우즈벡 공화국의 호의로 버스를 타고 세계적인 관광지인 사마르칸드에 도착했다. 큰 모스크와 오래된 유적 그리고 옛날에는 몇 해에 한 번씩 왔다는 의사들의 진료소도 구경했다.

이곳에선 지방방송국의 요청으로 고려인이라 불리는 이곳

사람들을 위한 방송에 출연하기도 했다. 다 알다시피 이들은 극동 블라디보스톡에서 이주해 살다가 스탈린의 강제 추방으로 낯선 이곳에 와서 벼농사를 시작해 큰 수확을 거두고 성공한 사람들이다. 바자르라는 서민시장에 가니 그곳 채소로 만든 김치를 담가서 팔고 있다가 서울에서 왔다는 나를 보고 같은 동포라고 반가워하면서 김치를 담아주기도 했다. 그 김치는 호텔에 가져왔지만 먹지는 못했다.

모스크바는 추웠지만 이곳은 반사막 내지 초원지대로 낮에는 덥고 밤에는 추웠다. 후일 자주 들른 위그루족과 운남성 티베트 같은 중국에서도 먹었던 빵을 주식으로 하고 있었다. 그 이름은 난이다. 요새 TV에서 소개된 바와 같이 불에 달구어진 난로 벽에 붙여 구운 빵으로 먹을 만하고 그 후 인도나 동남아에서도 이 비슷한 빵을 자주 먹었다.

얘기가 길어졌지만 이렇게 해서 우리나라 사람으로는 거의 최초 또는 두세 번째로 가기 힘든 소련에 갔다.

다음으로는 아직도 문제되고 있는 의약분업에 관련된 얘기다. 의약분업이란 원래 일본식 표현이다. 유럽에서는 의사가 점차 전문화되고 약을 다루는 사람이 필요해서 약사가 생겨났다. 약사가 의사로부터 기존에 가지고 있었던 의료업의 일부를 빼앗아 간 것은 아니다. 서양의 알케미(alchemy)는 연금술과 관계있는 표현으로 제약기술의 발달을 가져왔다. 복잡하고도 특별한 기술이 소요되는 의사에게서 약업을 분리시키는 것은 자연적인 현상으로 순리였다.

그러나 아시아에서 서양의학체계가 들어오자 의사와 약사 간의 마찰이 생겨날 수밖에 없었다. 원래 동양의 전통의학에선 의업과 약업은 분리하지 않았다. 아직도 우리나라의 한의과대학에 가면 생약관계를 다루는 분야가 있다. 그것이 곧 본초학(本草學)이다. 풀을 중심에 두지만 풀만은 아니다. 인간의 질병치료에 관여하는 모든 약용동식물이 본초학의 대상이 된다. 실제로 티베트에 가면 아직도 매우 귀중하고 값비싼 보약으로 치고 있는 동충하초(東虫夏草)도 중국전통의학의 연구대상이다.

이와 같은 배경 아래 서양의료 체계가 아시아에 들어오자 의약분업이라는 과제를 나왔다. 일본에선 오랫동안 의사와 약사 간에 불화가 생겨나고 결국 임의의약분업체계로 넘어왔다. 우리나라는 이와는 반대로 의사는 모든 약을 조제하고 환자에게 주었지만 이제는 병원 안에서는 입원환자 이외에는 완전 의약분업 내지 병원 약국간의 분업화 과정이 생겨났다. 이러한 변화 속에 의사의 반발을 일으키고 사회적인 갈등이 표출되어 많은 관심을 끌었다. 이 과정 속에서 내 개인으로는 현재와 같은 제도를 원하지는 않는다. 앞으로 더 두고 봐야 할 것이다.

그것은 의료소비자인 환자의 편의와 반응에 따라 달라지리라 여겨진다.

다음에는 내 일생에 중요한 영향을 끼쳤던 일들과 나의 소신을 밝혀두고자 한다.

9

좀 더 구체적으로 공부한 동료들에 대한 얘기를 하고 싶다. 이미 언급한 바와 같이 고려대학교 의과대학 예방의학 교수로 가신 차철환 교수 밑에서 무급조교의 생활을 시작한 지 얼마 되지 않아 예방의학교실에는 새로운 식구가 생겨났다. 윤덕로 교수다. 차철환 선생님과 같이 경기고등학교를 나온 수재였다. 전공은 환경의학 내지 환경보건학이었다. 처음에는 두 분 관계가 퍽 순조로웠지만 얼마 되지 않아 틈이 생기고 결국 차철환 선생님은 고려대학교에 옮겨갔다.

윤덕로 선생은 매우 독창적이어서 아직까지 시도해보지 못한 고압산소치료법을 도입해서 각 병원마다 고압산소치료실이 생겨났다. 서울대학교에도 고압산소치료실이 생겨나 내 후배인 조수헌 교수가 도맡아 일을 봤다. 고압산소치료실이란 높은 압력 속에서 산소를 많이 주입해서 혼수상태에 빠진 사람을 살리는 것이다.

당시 우리나라는 연탄을 많이 썼기 때문에 서민들은 가스중독이라는 일산화탄소 중독이 흔했다. 그 효력을 보아 점차 지방의 의과대학에도 고압산소 치료기가 도입되고 중소병원에도 속속 설치됐다. 아마 후일담이지만 윤덕로 선생은 이것 때문에 참 바빴고 발명특허도 받아 경제적으로도 꽤 재미를 본 것으로 알고 있다.

나는 얼마 되지 않아 보건대학원으로 적을 완전히 옮겨 예방의학교실의 일들에 대해서는 관여하지 않고 박형종 교수, 고응린 교수와 함께 새로운 보건대학원을 만들고자 김인달 원장님을 보좌했다. 워낙 신설대학원이었기 때문에 교수요원 확보가 급선무였다.

미국에서 내과학을 공부하고 예방의학 전문의를 받은 김정순 교수가 존스홉킨스대학 뱅 교수의 지원을 받아 박사학위를 받기 위해 제주도에 와 있었다. 당시 제수도에는 지방병인 사상충병(Filariasis) 문제가 남아있었다. 미육군성의 장기적인 계획에 의해 사상충의 매개과정과 박멸에 대한 연구에 관여했다.

사상충병은 전통적으로 모기에 의해 전염되는 임파선 질병으로 심하면 남자의 고환이 커지고 팔과 다리가 늘어나서 걸어 다니는 데도 지장을 받는 경우도 있었다. 당시 제주도에는 이렇게 심한 환자는 없었지만 미국의 장기적인 포석에 의해 존스홉킨스대학에 의뢰해서 연구가 시작된 것이다.

내가 만난 일도 있지만 뱅 교수는 존스홉킨스대학의 보건대학원 병리생물학교수로서 세계적으로 이런 질병문제에 관심을 갖고 있었다. 당시 제주도에는 군용 비행장밖에 없어서 아마 한림에 있었던 미군비행장에 내려 지프차를 얻어 타고 모슬포로 갔다.

제주도 본도에는 조사할 것이 많지 않아 가파도와 마라도에도 갔다. 지금은 세상이 바뀌었지만 당시에는 전문적인 숙박시설이 없어서 그 고장 마을 이장님 댁에서 머물렀다. 2~3일정도 묵었는데 진짜로 제주도의 똥돼지를 기르는 것도 봤다. 새벽녘에 화장실에 가서 볼일을 보고 있는 중 소리가 나서 내려다 보니 밑에 돼지가 있었다.

모슬포에서는 그 곳에서 개업을 하고 있었던 대구의대 출신 서성제 선생이 음식점에 데리고 가서 대접을 잘 받았다. 지금은 제주도에도 맛있는 음식점이 많이 있지만 당시에는 몇 가지 회와 오분작을 넣은 찌개를 빼고는 먹을 것이 거의 없었다. 고춧가루와 조미료를 쓰지 않아서 맛이 담백하지만 썩 맛있지는 않았다.

후일담이 되겠지만 서성제 선생은 서울로 올라와 서울대학교에서 보건학 석사과정과 박사과정을 거쳐 서울시 학교건강 관리소 그리고 승격되어 생겨난 서울시 학교보건원 원장이 된 분이다. 사람도 좋고 술도 잘 마셔서 만나면 술친구로 참 기분이 좋았다.

곁들여 얘기하지만 후일 서성제 선생이 개업했던 병원을 인계해서 제주도에 가 있었던 경기도 용인군 안동면의 송명재 선생 얘기를 하지 않을 수 없다. 그는 나보다 한해 후배로 서울대학교 문리과대학 생물학과를 나와 고려대학교 의과대학 주인호 교수 밑에서 기생충 연구를 하는 한편 미8군 방역부대에서 각종 질병을 매개하는 우리나라의 모기를 채집하고 길러 왔다. 내가 학생일 때는 기생충학 교수였던 서병설 교수를 도와 출석도 점검하고 시험지도 돌려가며 선생님을 도왔던 일도 있다.

그러나 뒤늦게 의과대학에 학사편입해서 나의 예방의학 실습강의도 받았다. 술도 잘 마시고 인간성이 좋아서 많은 사람들과 친했다. 대학을 졸업하고 당연히 기생충학을 공부하리라 생각했지만 개업을 해서 여기저기 돌아다녔다. 서울의 변두리에서도 개업하고 이미 말한 제주도에서도 병원을 열었고 말년에는 부산에 내려가 개인병원을 열었지만 아깝게 40대 초에 요절했다.

지금 생각해보면 사람의 한평생이 참 짧고도 긴 것 같다. 지금도 가끔 그의 활달한 성격이 기억나고 몇 해에 한 번씩 용인 출신 서울유학생들이 가졌던 모임에서 서로 담소했던 기억이 난다. 나 같으면 뒤늦더라도 서성재 선생 병원 보다는 서병설 선생 아래 내려가 기생충학을 공부했겠지만 결국 개업의로 살다 생을 끝마쳤다.

좀 얘기가 길어지지만 서성제 선생은 부인이 재능이 뛰어나 뒤늦게 공부해서 공인회계사가 되어 신설 대구한의과대학과 관계를 갖고 후일 대구 한의대학교 보건대학원 교수와 원장이 됐다. 인연이 있어서 여러번 만난 적이 있다. 이미 서울대학교 보건대학원에서 석사 학위를 마친 남철현 박사가 대구에 가 있어서 새로 생겨난 보건학과와 보건대학원에서 강의를 하기 위해 자주 대구를 갔다.

좀 얘기가 길어졌지만 결국 김정순 선생이 보건대학원 역학(疫學)교수로 발탁 임명되었다. 여자로서 드물게 미국에 가서 오랫동안 공부하고 돌아온 그는 그때까지 결혼도 하지 않았다. 강직하고 솔직하며 정직하고 담백한 훌륭한 교수다. 일생동안 함께 일해 왔다. 서울대학교 후배로 때로는 나에게 선배역할을 제대로 하라고 질책도 했지만 어려운 처지가 되면 언제나 도움을 받았다.

다음으로는 보건행정학과 모자보건학을 전공한 문옥륜 교수와 작고한 홍재웅 교수를 꼽을 수 있다. 홍재웅 교수는 공군에서 군복무를 필하고 대학에 돌아와 교수가 되었고 문옥륜 교수는 병역이 면제되어 서성제 선생이 있었던 제주도에 가서 수습을 마치고 교수로 직접 발령받았다. 전공은 보건행정 및 보건 정책으로 나와 거의 비슷한 분야를 가르치기 시작했다. 부인은 뒤늦게 하와이대학교 동서문화센타에 가서 사회학을 공부해서 동국대학 사회학교수가 되었다.

홍재웅 교수는 인하대학교 의과대학이 생겨나자 사회의학 주임교수로 자리를 옮겨 인천으로 갔다. 문옥륜 교수는 계속해서 보건대학원에서 연구와 교육을 담당해서 보건대학원 원장까지 역임했다.

사람이 인자하고 착해서 남을 도와주는 일에 앞장서기도 하고 나에게 대들은 적이 있었지만 결국 인간성의 문제로 돌아가 대인관계가 퍽 부드러웠다. 보건대학원의 가장 보배인 동시에 나의 후배로서 중요한 일들도 많이 했다. 내가 교수직을 그만두는 모임에서도 수비위원장을 맡아서 돈도 많이 내고 몸을 아끼기 않고 나를 도와주었다. 참 고맙게 생각한다.

또 다른 후배인 동시에 동료를 꼽는다면 한달선 교수다. 머리도 좋고 비상한 통찰력을 가졌다. 후일 보건대학원을 그만두고 춘천에서 문을 연 한림대학교 의과대학으로 적을 옮겼다. 예방의학 대신 사회의학이라는 명칭을 가지고 사회의학 주임교수가 되고 후일 한림대학교 총장이 되어 정년했다. 참 훌륭한 인재이다. 학위는 미국에 가서 채플힐에 있는 노스캐롤라이나 대학에서 박사학위를 받았다.

다음으로는 환경위생학을 전공한 정문식 교수 그리고 산업보건학을 전공한 백남원 교수를 꼽을 수 있고 이미 작고한 이용욱 교수도 생각이 난다. 정문식 교수는 보건대학원 1회 출신으로 서울대학교 문리과대학 화학과를 거쳐 영국에 가서 공부하고 돌아온 분이다. 백남원 교수는 원래 카톨릭의과대학의 조규상 선생과 함께 산업보건을 전공한 분으로 서울대학교 약학대학을 졸업하고 카톨릭대학에서 박사학위를 받은 분이다.

사람이 착하고 말수가 적으며 인간관계가 돈독한 분이다. 이 분이 미국에 있을 때 몇 분의 후보가 거론됐지만 결국 백남원 박사로 결정됐다. 나도 강력하게 추천하고 본인이 미국 시민권까지 포기하고 한국에 돌아왔다.

그 다음에는 이선자 교수와 임재은 선생 얘기를 하겠다. 이선자 교수는 서울대학교 의과대학에 생겨난 간호학과를 졸업하고 거의 스카웃되다시피 해서 보건대학원 교수로 받아들였다. 사람이 좋고 입이 무거우며 거의 우직할 정도로 정직한 분이다. 오래 사셨으면 좋겠다. 임재은 박사는 생물학을 공부하고 보건학으로 석사가 된 후 다시 미국에서 보건교육을 학문적으로 공부하신 분이다. 성격이 부드럽고 세상살이를 양보와 타협을 통해 살아온 분이다. 좋은 집안에서 태어나 유복한 가정에서 자라난 사람답게 너그럽고 심성이 착해서 자주 만나왔다. 또한 보건간호학을 보강시켜야 된다는 주장이 생겨나 당시 고려대학교 의과대학 교수였던 이경식 교수가 보건간호학 교수로 초빙되고 후일 보건복지부 장관까지 지낸 김화중 교수도 임명됐다.

이경식 교수는 나와 나이가 비슷하고 하와이 대학을 거쳐 보건간호학을 공부한 분으로 대구에서 간호학을 공부한 매우 강직한 분이었다. 나와 의견충돌이 자주 있었지만 어려울 때는 김정순 선생과 함께 나를 지원해준 고마운 분이다. 채플힐의 노스캐롤라이나 대학에서 박사학위를 받고 더 나은 세상을 위해 WHO에 파견근무를 하게 됐다. 마닐라에 갈 때마다 언젠가는 대학에 돌아오겠다고 했지만 2년 이상 파견근무하기가 어려웠던 서울대학교 인사 규정과 당시 총장이었던 권이혁 박사의 지시에 따라 두 사람 모두 내가 보건대학원 원장으로 있을 때 면직됐다.

이외에도 역학의 정해원 교수, 보건통계학의 이승욱 교수

생각이 난다. 둘 다 보건대학원을 나와 모교에서 교수가 됐다. 훌륭한 분들이다. 또 생각나는 교수는 보건경제학의 양봉민 교수가 있다. 서울대학교 상과대학을 나와 미국에 가서 경제학을 공부하고 그 곳 경제학과 조교수가 됐지만 보건대학원 교수로 응시해서 임명됐다. 좋으신 분이다. 문옥륜 교수와 함께 부산이 고향이어서 매우 친했던 것으로 알고 있다.

10

다음에는 보건학 관계를 빼고 일반적인 교우관계를 언급하고 싶다. 이미 지적한 바와 같이 송명재 선생과는 각별한 관계가 있었다. 그 외에도 작고한 천재창 선생도 젊었을 때 가까웠지만 그 역시 요절했다. 고향인 용인의 서울 유학생들 모임이 피난수도 부산에서 생겨났다. 초대회장으로 김덕기 학형이 일을 맡아했다. 여름과 겨울 방학이 되면 고향에 내려가 계몽활동도 하고 합숙하며 모임을 가졌다.

역시 작고한 이재구 학형 생각이 난다. 당시 서울대학교 농과대학을 나와 다시 상과대학에 들어가 공부를 계속했던 그는 강직하고도 순수한 사람이었다. 내가 박사학위를 받자 자비로 친구들을 모아 축하회를 별도로 열어준 일도 있다. 좋게 말하면 의리의 사나이고 불의에는 참지 못하는 사람이었다. 졸업 후 증권회사의 지점장이 되어 내 돈을 부분적으로 손해 보게 했지만 한 번도 원망한 적이 없다. 생전에 틈만 나면 음식을 장만해서 등산을 가고 나도 거기에 끼워줘서 여러 번 서울 근교의 산행을 했다.

10여 년 전에는 김덕기 학형이 초청해서 옛날 모임인 용문회 멤버들이 모여 식사를 했다. 후일 MBC사장과 공보처 장관까지 역임한 이웅희 학형도 생각이 난다. 그는 동아일보 기자로 있다가 편집국장까지 역임했다. 머리가 좋고 판단력이 빨라서 정부에 들어가서 장관도 되고 국회의원도 지냈다.

한번은 자기 집에 초청해서 저녁을 잘 대접받은 일이 있다. 젊었을 때 동아일보 기자로 주미 특파원을 오랫동안 재직한 적이 있어서 음식이 매우 다양했던 기억이 난다.

이외에도 초등학교에 다녔을 때 기억나는 친구들도 있다. 한해 묵어서 나와 함께 다녔던 무수막의 박종철 학형과 최명식 선생 얘기를 하고 싶다. 박종철 학형은 옛날 서울농업고등학교를 졸업하고 농협에서 일했고 최명식 학형은 작고 할 때까지 서울에 올 때마다 내 연구실을 들러 옛날 얘기를 하곤 했다. 이렇게 살다보니 거의 90에 가까워지고 인생의 황혼을 맞이하고 있다.

11

다음에는 보건대학원 졸업생과 후배 그리고 후학들 얘기를 하고자 한다.

보건대학원 졸업생 중에는 한국에서 박사과정을 마치거나 외국에 가서 공부를 하고 돌아와 모교에서 교편을 잡는 사람도 생겨나기 시작했다. 첫째로 들 수 있는 사람이 제1회 졸업생으로 영국에 가서 환경보건학을 공부하고 돌아와 서울대학교에서 보건학 박사를 받고 교수가 된 정문식 박사이다.

이미 언급한 바와 같이 서울대학교 문리과대학 화학과를 졸업하고 보건대학원에서 수학했다. 후일 보건대학원 원장이 됐다. 또한 박남영 교수는 국립보건원 훈련부에 교수가 돼서 나와 비슷한 보건행정학과 보건정책을 가르치는 교수로 일했다. 그는 전라도가 고향이며 이미 세상을 떠난 법정스님과도 세속적인 인연을 가지고 있었다. 강직하고 성실하며 열심히 보건학을 공부해서 후학을 가르쳤다.

2회 졸업생으로는 서울대학교 의과대학을 나와 보건대학원을 마치고 공부를 계속해서 역학교수가 됐으나 후일 미국에 건너가 산업보건학을 공부하고 전문의가 돼서 미국과 한국을 드나들면서 여러 직장에서 일했던 노인규 선생이 기억난다. 노인규 선생은 열심히 일하고 주어진 환경 속에서 보건학 교수로 일했다. 미국에 다시 건너가는 것을 나는 말렸다. 그러나 사표를 내고 미국에 건너가 다시 산업보건학을 공부했다.

나와 함께 일했던 강남희 선생 생각이 난다. 그는 줄곧 반대표로 일했으며 석사과정을 마친 후 사회보장심의위원회 최천송 의원과 함께 건강보험시범사업을 맡았다. 후일 대한의학협회 사무총장까지 일했다.

3회 졸업생으로 기억나는 분이 있다. 보건사회부의 의정국장까지 올라가 우리나라 보건행정을 실제로 도맡아 왔던 이명화 박사이다. 그는 대구의대를 졸업하고 미국에 건너가 외과의사가 된 후 다시 한국에 돌아와 보건학을 공부한 분이다. 성격이 쾌활하고 직설적이며 모든 일에 적극적으로 일했다. 부인도 의사로 금슬이 좋았지만 부인의 강력한 권고에 의해 보사부국장직을 물러나고 다시 미국에 가서 일하게 됐다. 후일 작고했다는 얘기를 들었다.

또한 WHO서태평양지역 대표로 일하고 있는 신영수 박사를 꼽을 수 있다. 해표식용유로 대표되는 동방유량 신덕균 회장의 아들로 경기고등학교를 나와 서울의대에서 공부를 마치고 미국의 예일대학교 보건대학원에서 보건학 박사학위를 받았다. 그 후 우리나라에 돌아와 서울대학교 의료행정학 교실을 신설

해서 활동하다가 WHO에 진출해서 이제는 재선해 일하고 있다.

또 한분은 현재 건강보험공단 이사장으로 있는 김용익 박사를 꼽을 수 있다. 보건대학원을 나와 영국에 유학해서 보건정책에 관련된 공부를 하고 서울대학교 의과대학 교수로 있다가 신영수 교수와 함께 의료행정학 교실을 만들어 자리를 옮겼다. 그 후 정년해서 이제는 보건사회부 산하 최대기관인 건강보험공단 이사장으로 일하고 있다.

시간이 흐르자 보건대학원의 기초가 수립되고 많은 인재가 들어왔다. 교수요원으로 선발되어 보건대학원에서 장학금을 받고 공부한 강길원 박사는 모자보건학 조교수가 됐지만 미국에 가서 일하고 싶은 심정 때문에 미국에 건너가 소아과학을 전공하고 일하게 됐다.

좀 시간이 지나자 나와 같이 교수직을 오랫동안 일하게 된 한달선 교수와 문옥륜 교수 그리고 홍재웅 교수도 보건대학원에 들어와서 수학했다. 이미 말한 바와 같이 한달선 교수는 보건대학원 교수직을 물러나고 한림대학교 의과대학 사회의학 주임교수가 됐고 홍재웅 교수는 새롭게 생겨난 인하대학교 의과대학 사회의학교수가 됐다. 문옥륜 교수만이 나와 함께 보건대학원을 지키고 보건대학원장까지 했다.

그리고 세월이 지나 내가 직접 보건학 박사를 지도하고 다른 대학에 나가는 사람들이 점차 생겨났다. 이미 언급한 대구 한의대학교 이사장 변정환 박사는 보건대학원을 졸업하고 대구의 한의과대학을 만들고 보건대학원을 신설해서 가끔 강의를 나가기도 했다. 김남주 박사는 한의학을 공부한 후 보건대학원에서 석사, 박사과정을 마치고 한때 한국 한의학연구원에서 일하기도 했다.

조용무 선생은 평택 근처에 배밭까지 가지고 있는 평택태생으로 한의학을 공부한 후 나와 함께 보건대학원에서 보건학 석사를 마치고 한의업을 계속했다. 참 착하고 훌륭한 분이다.

이외에도 김수한 국회의원의 부인이었던 분과 그 따님이었던 김귀향 선생에 대한 기억도 난다. 두 분 다 열심히 공부해서 석사학위를 받았다. 이런 인연 때문에 김수한 의원은 보건대학원 동문후원모임에 참여하기도 했다. 또한 후일 보건복지부 장관이 된 안필준 장관의 따님 안영미 박사가 보건대학원에 들어와 환경보건학을 전공하고 명지대학교에서 박사학위를 받고 동덕여대 교수가 되었다. 자주 학문적인 문제 때문에 논의도 했고 사람이 성실하고 열심이어서 동경에 가서 환경문제를 연구하기도 했다. 참 훌륭한 분들이다.

또한 사회보장심의위원회 심의위원이었던 최천송 선생의 아들인 최환영 박사를 꼽을 수 있다. 한의학을 공부한 후 서울대학교 보건대학원에서 석사 박사과정을 마친 분이다. 각별히 생각나는 것은 서울시 한의사회 회장과 대한한의사회 회장을 거치면서 정치적으로도 한의학계에 깊은 영향을 주었다.

또한 연세대학교 의과대학 예방의학 조교로서 김한중 박사가 본교 보건대학원에 들어와서 공부를 마치고 연세대학교에 돌아가 끝내 연세대학교 총장까지 지내셨다.

이희완 박사는 서울대학교 보건대학원에서 석사과정을 마치고 내가 추천해서 하와이대학교에 가서 보건학 석사를 마치고 대학전공인 정치학박사가 되어 한국에 돌아와 내 권고로 대구 한의대학교 사회복지학과 교수가 되어 봉직한 분이다. 참 의리가 있고 정직하며 세상에 더할 나위 없을 정도로 일을 잘 하는 분이다. 내가 죽고 난 다음에 여러 일들을 부탁하기도 했다. 경상북도 예천 분으로 아직도 활동하고 있다. 이런 사람이 정치를 한다면 정직하고 올바른 방향으로 우리나라 보건사업이 잘 될 수 있으리라 늘 생각하고 있다. 더욱 활동이 왕성해졌으면 좋겠다.

다음에는 문재우 박사 얘기를 해야겠다. 광주 출신으로 법학을 공부한 후 보건대학원에서 보건정책을 공부해서 석사와 박사를 받았다. 영주보건전문대학에 교수로 있다가 이제는 한세대학에 가서 학사행정에 요직을 맡고 있다. 머리가 명석하고 학문에 대한 열의가 있어서 앞으로 좋은 일이 있을 것이다. 그렇게 바라고 있다.

다음에는 이우천 박사 얘기를 하고 싶다. 그는 대전 사람으로 법학을 공부하고 보건대학원에 들어와 보건정책을 공부해서 석사, 박사 학위를 받았다. 유능한 능력과 리더십으로 여러 가지 활동을 깨끗하게 해냈고 해외에도 나가 일한 적이 있다. 지금은 대학에 돌아와 보건관계 교수로 일하고 있다.

또한 유왕근 교수는 서울대학교 보건대학원 석사과정을 마치고 대구의 한의대학교 보건행정학과 교수가 돼서 일하고 끝내 박사학위까지 서울대학교에서 받았다. 충청도가 고향이며 유복한 가정에서 자라난 유능한 인재이다. 이제는 거의 대구사람이 되다시피 해서 경상도에 정착하여 살고 있다. 앞으로도 더욱 좋은 활동을 펼치리라 믿는다. 참 좋은 사람이다.

또한 김기훈 박사와 유형식 교수에 대한 얘기도 곁들이고 싶다. 두 사람 다 서울대학교 보건대학원을 졸업하고 영주의 보건전문대학에 교수로 활동하고 있다.

김기훈 박사는 학생 때부터 여러 가지 활동을 많이 해서 대외적으로 알려져 왔고 한 때 보건사회연구원에 있다가 영주의 보건전문대학에 교수가 된 분으로 연세대학교 원주대학 보건행정학과를 졸업한 분이다. 그 후 대구의 경북대학교에서 보건학 박사를 받았다. 한때 일본의 동경대학 의학부 국제보건학 교수실에서 연구하기도 했다. 학문도 좋지만 대외활동이 능해서 앞으로도 더욱 사회활동이 늘어났으면 좋겠다.

유형식 선생은 서울대학에서 보건학 석사과정을 마치고 역시 영주에 가서 교수가 되어 후일 연세대학교에서 보건학 박사를 받은 것으로 알고 있다. 지금 부학장, 부총장을 두루 거치며 학사업무에 능력을 발휘하고 있다.

이외에도 이미 작고한 김연영 박사와 남철현 박사 얘기를 해야겠다. 김연영 박사는 젊었을 때 의정장교로 있었으며 내가 군의 후보생때 교관으로 멋진 강의를 한 일이 기억난다. 군 장교 파견과정에 선발되어 미국에서 공부를 하던 중 한국을 좋지 않게 말하는 미국교관을 정면으로 비판하고 공격했다는 일화도 있다.

육군본부에서 일하다 서울대학교 보건대학원 석사과정을 거쳐 박사학위를 받고 보건사회연구원에서 일했다. 독실한 크리스천으로 도중에 생각을 달리해서 목회활동을 하신다고 개척교회를 만들어 일하시다 작고했다. 참 훌륭한 분이다.

한때 술도 잘 마시고 활달하며 인간성이 참 좋았던 분으로 기억된다.

남철현 박사는 약사로서 보건대학원에 들어와 석사 박사과정을 마치고 한 때 보건사회연구원에서 일하다 내 권고에 따라 대구의 한의대학교 교수가 돼서 한 때 학장과 보건대학원장을 역임했다. 좋은 분이다.

또한 나와 밀접한 관계를 가졌던 보건대학원 출신으로 신성철 선생을 꼽을 수 있다. 그는 경상도 사람으로 보건학 석사과정을 마치고 내 추천으로 대한의학협회에 들어가 여러 가지 조사 연구사업에 관여하고 후일에는 사무총장까지 했다. 좋은 사람이다. 앞으로도 더욱 많은 활동을 했으면 좋겠다.

끝으로 나와 학문적 인연과 관계가 가장 깊었던 신동원 교수 얘기를 하고 싶다. 서울대학교 농과대학을 나와 내 밑에서 석사를 받고 조교가 되어 일했다. 본인의 욕심으로는 의학사 내지 의료사를 공부해서 미끼 박사와 김두종 박사 같은 아니면 그분들이 하지 못했던 의료사 내지 보건사를 전공하겠다는 욕심을 지녀왔다.

석사과정을 마치고 서울대학교에 새로 생겨난 협동과정인 과학사 박사과정에 들어가 한국근대의료사를 연구해서 박사학위를 받았다. 논문심사에는 기용숙 박사의 조카인 역시 작고한 기창덕 박사와 함께 심사를 끝마치고 학위를 받게 됐다.

원래 나와 함께 서울대학에서 의과대학 의사학 교수가 되거나 보건대학원 보건사 교수를 추천했지만 여러 가지 여건이 맞지 않아 대전에 있는 카이스트에 역사학과 교수로서 의학사 및 의료사를 오랫동안 강의해왔다. 지금은 내가 알기에 전북대학교 교수로 자리를 옮겨 의료사 연구에 본격 매진하고 있으리라 여겨진다.

원래 계획대로 한다면 나와 함께 보건사 연구에 중추적인 인물이 되리라 생각했고 그 계획은 계속 이어져 앞으로도 매듭을 맺을 수 있으리라 여겨진다. 영국 캠브리지대학교 조셉 니담 연구소에 가서 한국의 의학사 내지 의료사에 대한 연구를 한 일이 있다. 그때 제약회사 글락소의 지원을 받아 한 달 동안 영국에 가서 만난 일이 있다.

런던거리를 함께 구경하며 대영박물관과 웰컴 의학사 연구원을 같이 가서 본 기억이 새롭다. 부인도 간호학을 공부하고 보건학 석사와 박사과정을 마쳤다.

부인 역시 우리나라 간호발달과정에 대한 역사적인 연구를 한 것으로 알고 있다. 내가 죽더라도 후일 의학사 및 보건사 연구의 기틀이 마련돼서 발전하기 바란다. 한국보건사학회를 신동원 박사와 만들기도 했다. 참 감회가 깊다.

이외에도 보건사회부 차관으로 있으면서 거의 빠지지 않고 일주일에 몇 번씩 보건대학원에 나와 공부한 이두호 박사가 생각난다. 후일 보건학 박사 학위를 받고 대학에도 출강하며 학문적 활동도 한 분이다. 경상북도 안동사람으로 술을 좋아하고 인간성이 좋으며 회고담을 말할 때는 안동국시와 안동식 콩가루가 많이 들어간 시레기국을 여러 번 얘기한 것이 기억난다.

이외에도 많은 분들이 내가 대학에 있으면서 깊은 관계를 맺었다. 이제 평소 내가 살아온 과정에서 느낀 얘기와 소신이라 할까 지론을 말하고 싶다.

끝으로

옛말에도 왜 기록을 남기고 역사를 공부하는가. 그러기 위해서 이들이 써놓은 기록이 오늘날까지 귀중하게 여기고 있는가.

마르코 폴로가 쓴「동방견문록」에 의해 아시아의 빛나는 문명이 소개되었고, 하멜의「표류기」에 의해 우리나라 조선조의 조정과 민초들의 생활상이 밝혀졌다. 물론 이들은 밀린 보수와 임금을 받기 위해서 책을 썼다고 한다.

사람이 죽으면 천당과 지옥 극락과 지옥으로 나누어 생각하고 얘기한다. 나쁜 일을 많이 한 사람은 아무리 이 세상에서 빛나는 업적을 남겼다 해도 저세상에 가서는 지옥으로 간다고 한다. 기독교에 따르면 사람이 죽으면 하나님의 심판을 받아 그 공과가 밝혀진다. 세상을 좀 더 세속적으로 보더라도 사마

천이 왜 거세를 당하는 모욕을 겪으면서 역사에 관심을 갖고 후세에 빛나는 업적이 된 사기를 남겼겠는가.

조선조 5백년의 기록도 후세에 와서 지난날의 허물을 밝히고 공과를 따지기 위한 왕조실록이다. 공자도 이와 비슷한 입장을 지녔다. 3천 제자와 함께 세상살이를 논의했다. 논어에 보면 여러 가지 얘기가 나온다. 그러나 단 한마디도 세상이 끝나고 내세에 심판을 받는다는 얘기는 없다.

내세 자체를 별로 좋아하지 않았다. 사람 섬기는 것을 제대로 하지 못하는데 어찌 있는지 없는지 모르는 존재인 귀신에 대한 얘기를 말할 수 있겠는가. 또한 섬길 수 있겠는가. 그의 유명한 얘기이다. 不能事人이어늘 焉能事鬼요. 맞다, 나는 죽어서 무엇이 되겠다는 얘기는 하고 싶지 않다. 이 세상에 태어나서 한평생 산 얘기를 하고 싶다. 그것이 옳고 그른 것인가를 판단하는 것은 후세의 다른 사람들의 몫이다.

내 일생을 통해 지켜온 원칙이라 할까. 지론을 말한다면 성실하고 가능하면 의리를 지키고 정도를 걸으며 다른 사람을 도와주며 평화롭게 살고 싶었다.

한평생을 살면서 가능하다면 다른 사람과 다툼을 갖기도 원하지 않았다. 성공하고 싶었지만 불의와 타협하고 싶지도 않았다.

돌아가신 김인달 선생님을 모시고 그 밑에서 보건학을 공부하고 후학을 가르쳐온 내 인생은 별로 후회될 것이 없다. 이기고 승진하고 성공하기 위해 다른 사람을 모함하고 심지어 투서하는 것 같은 일이 다반사였지만 이런 일에는 관여하지 않았다. 단 한 가지 마음 아프게 생각하는 것은 윗사람과의 관계에서 마찰을 빚어 급기야 청와대까지 보고되어 내가 인사상 문제를 얻었던 일도 있었고 불이익을 가져온 적도 있다. 아무리 생각해봐도 내 不德의 소치만은 아니었다.

남을 깔아뭉개고 미운 사람을 제거시키려는 일이 다반사였다. 나는 이런 일에 가능한 관여하거나 개입하지 않았다. 할 수 없이 이런 일에 휘말리면 정도를 지키려 애썼다. 돌아가신 김인달 선생님이 정릉에 있는 이름 있는 도사집에 가서 말년의 사주를 봤더니 크게 인간적으로 존경은 받겠지만 세속적인 출세는 더 이상 어렵다고 했다는 얘기를 들었다. 나에게도 한번 가보라고 해서 들렀더니 모진 일과 어려운 일을 싫어하기 때문에 더 이상 출세는 바람직하지 않다고 했다. 내 인생관을 잘 나타낸 얘기다.

대학교수로서 정도를 지키며 장관이 되고 총리가 되고 총장이 된 사람도 있지만 뒷줄을 타고 세속적인 성공을 거둔 사람은 또 얼마나 많은가. 이들의 인생살이를 폄하하는 것은 아니지만 그런 인생을 살고 싶지는 않았다.

한때 김대중 대통령이 옥고를 치르고 미국에 가 있었다. 정치가 모진 것을 느꼈다. 사모님은 아직도 살아계시지만 이희호 여사와 인척간이어서 올 데 갈 데 없는 김대중 대통령의 장모이고 이희호 여사의 어머니였던 노인도 한 때 김인달 선생님 댁에 머물러 있었다. 무슨 모임이 있으면 음식솜씨가 좋아서 참 좋은 음식을 대접받았다.

이희호 여사의 집안은 풍비박산이 돼서 우리나라에서 살지 못할 지경이 됐다.

그 당시의 얘기다. 세상이 어찌 바뀔지 모르니 김대중 선생과 이희호 여사를 한번 만나는 게 어떠냐고 김인달 선생님이 나에게 말씀하셨다. 당시 김대중 대통령 내외는 미국에 있다가 한국에 돌아와 서대문경찰서의 삼엄한 경호아래 동교동에서 살고 있었다. 김인달 선생님의 말씀이 자네는 나보다 좀 오래 살거니까 세상이 언제 바뀔지 모르니 김대중 선생님을 한번 만나보라 했다.

후일을 위해 만나 두는 것도 좋다는 얘기였다. 내일의 출세를 위해 오늘 값비싼 희생을 치르고 김대중 선생을 만나는 것도 원하지 않았고 그렇게 해서 정치와의 인연은 끊어졌다.

세상이 바뀌자 인동초 세상이 왔다. 한겨울에 어려운 고비를 이겨내고 새 세상을 맞이했다는 의미에서 인동초 얘기가 많았다. 나는 지금도 생각한다. 인동초 얘기보다는 오늘을 성실하게 살아나가는 사람의 인생, 즉 삶에 대한 얘기에 더 관심이 깊었다.

나와 함께 공부했던 박형종 교수는 김인달 선생님을 보는 시각이 달랐다. 좋게 보아 너무 세상살이가 서툴다는 생각을 갖고 있는 것 같았다. 또한 고응린 교수는 사석에서 김인달 선생님을 무척 좋아했다. 북창동에 있는 돼지족발집에 가서 김인달 선생님께 음식대접을 하며 우스개 얘기를 자주 했다.

돌아가신 신동훈 학장의 동서이기도 했던 그는 왜 김인달 선생님을 그리 좋아하는가 라는 질문에 인간성이 너무 좋아서라고 했다. 학문적으로 크게 존경하지는 않지만 인간적으로 좋아하지 않을 수 없을 정도로 훌륭하다고 했다. 맞는 얘기다.

본인의 성공과 이른바 출세를 위해서 주변 사람으로부터 손가락질을 받아가며 윗사람에게 아부하고 심지어 인사가 있을 때마다 청와대에 돈을 갖다 주었다는 풍문이 나도는 교수들도 있었다. 결국 이들이 성공하고 출세했다고 하지만 떳떳하게 한 인간으로 살았다고 말할 수 있겠는가.

옛말에도 40에 시사(始仕)해서 70에 끝나는 것으로 여겼다. 나는 65세에 정년한 후 여러 가지 사회활동에 관여하면서 살아왔다. 거의 80이 될 때까지 건강관련 모임에 나가 내 소신을 피력하고 많은 사람들의 관심을 받았다.

이제 생각하니 인생은 짧고도 길다. 한평생 할 일이 많은데 어찌 불의에 타협해서 세상을 살아가겠는가.

중국의 삼국지연의를 보면 위나라 오나라 그리고 촉나라가 있었지만 제일 먼저 망하고 없어진 나라가 촉나라이다. 그러나 흥미 위주로 서술했다고도 하지만 유비의 대도무문의 정치는 삼고초려로 유명한 제갈량과 관우 그리고 장비로 이어지는 아름다운 얘기를 낳았다.

세상은 그런가보다. 김인달 선생님은 큰 뜻을 품고 열심히 일했지만 지나치게 아부하거나 윗사람들에게 돈을 바쳐가며 출세하려 들지 않았다. 그 결과 서울대학교 의과대학 교수로 일생을 끝마쳤다. 그러나 수많은 제자들과 그를 기리는 사람들이 있지 않은가. 차라리 이른바 성공하고 출세하기 보다는 더 멋있는 인생이 아니었던가.

나도 이런 인생관을 지녔기 때문에 세속적인 성공을 거두지 못했다. 또한 성공하기 위해 남들과 싸우는 일을 좋아하지 않았다.

내가 살아온 동안 사람 위에 사람 없고 사람 아래 사람이 없다는 말을 실감한다. 그러나 실제로는 공자도 유업유택(有業

有擇)이라고 했다. 직업에는 아래 위가 있고 좋아할 수 있는 일이 따로 있다는 얘기다. 맞는 얘기다.

　권력이 좋고 출세가 좋다고 하지만 남을 밀어내고 권력을 휘두르는 것을 좋아하지 않는다.

　판사와 검사들이 법에 따라 판단을 내리고 많은 사람들에게 영향을 주지만 나는 좋아하지 않는다. 원래 법보다 원형이정(元亨利貞), 즉 순리대로 해나가는 것이 가장 좋다고 여겨왔다. 요새는 세상이 복잡해져서 변호사가 늘 필요하고 국제적인 소송도 계속 늘어나고 있다. 따라서 이들의 수요가 현실에 반영되어 법률을 업으로 하는 사람들이 늘어날 수밖에 없다.

　그러나 미국에 가면 옆집에 변호사가 들어오면 재수가 없다고 다른 데로 옮겨야 한다는 우스갯말이 있었다. 그것이 현실이다. 법대로 해나가야 한다고 한다. 그러나 법 이전에 요나라와 순임금 때는 무위이화(無爲而化)란 말이 많이 쓰였다. 법을 따지고 서로의 이해관계를 발전해나가는 것 보다는 좋은 정치를 하면 좋은 일이 일어나고 법률가의 필요성이 점차 줄어든다고 한다. 맞는 얘기 같다. 우월한 것 같지만 법률이 필요하고 법에 따라 공정하게 집행하는 것도 중요하지만 도덕과 국민윤리라는 차원에서 이런 문제가 해결될 수 있도록 우리나라도 신화정치의 얘기이지만 무위이화의 경지가 가능하면 현실화

되도록 힘써 나가야겠다. 그러기 위해서는 모든 사람이 힘쓰고 도덕적으로 부정한 일을 하지 말아야 한다.

서울대학교라고 하면 우리나라 수재와 천재들이 와서 공부하는 곳이라 해서 거기에서 학생들을 가르치는 교수들을 우러러 보는 경향이 있다.

그러나 일본의 동경대학 의학부를 보라.「하얀 거탑」이란 일종의 현실 폭로서에 따르면 동경대학 같이 썩고 파벌이 많고 서로 암투하는 곳도 없다고 한다.

서울대학교의 얘기도 이와 비슷한 일면이 있다고 나는 믿는다. 대부분의 교수들이 열심히 공부하고 연구하며 학생들을 가르치고 있지만 일부에서는 파벌을 조장하고 돈과 이익에 관련되고 심지어 뇌물까지 바쳐가며 출세하려고 했던 사람들이 얼마나 많았던가. 아니면 이에 대해 정면으로 반대하는 사람들이 있었던가.

동경대학을 보강하기 보다는 새로운 대학을 만드는 것이 차라리 좋다고 해서 쭈꾸바대학이 생겨났다. 서울대학교 행정대학원이 얼마나 많은 행정가들의 관심을 끌었는가. 이제는 국립행정대학원을 만들어야겠다는 얘기가 이곳저곳에서 나오고 있다. 보건대학원도 마찬가지이다. WHO와 유대를 갖고 국제교류를 하며 예방의학과 보건학을 선도하기 위해 생겨난 보건대학원이 우후죽순으로 각 대학에 생겨났다.

　좋은 현상이긴 하지만 바꾸어 말하면 국가적인 차원에서 자원의 낭비가 되지 않을까 걱정된다. 한때는 우리나라에 보건대학원을 만들어야겠다는 일편단심으로 애써 오신 분들이 있었다. 그 중 한 분이 미국에서 생을 끝마친 함범석 선생님이다. 잘 하면 그 분이 서울대학교 보건대학원을 만들어 국제적으로나 국내에서 큰 업적을 만들었을 것이다. 그것이 이루어지지 않은 것은 알력과 반목 그리고 파벌 내지 이익의 상충에서 생겨난 결과라고 할 수 있다.

　나는 초기 서울대학교 보건대학원 교수로 일해 왔고 큰 보람을 느낀다. 사소한 일이지만 한 때 교수들 간에 풍파를 일으킨 사건이 생겨났다. 이름을 밝히긴 싫지만 생태학의 새로운 경지를 개척하신 김정근 교수 얘기이다.

　내 지론대로 어떤 교수를 인위적으로 몰아내는 것을 반대했다. 그리고 김정근 교수는 장점도 많다. 그는 후배로 머리가 명석하고 동경대학에서 박사학위까지 받은 분으로 후일 보건대학원 원장으로 큰 역할을 했다. 그분에게 반대했던 조류에 대해 거의 혼자서 맞섰고 결국 좋은 결과가 나왔다. 지금 생각해도 잘한 일이라 여겨진다.

　쉽게 말하면 약자에게 너그럽고 평지풍파를 일으키는 것을 싫어했다. 그것이 내 장점인 동시에 성격상 결함이라고 인정한다. 큰일을 하려면 좋은 일과 나쁜 것을 가려서 옳고 그름을 분명하게 따져야겠지만 내 성격상 그런 것이 싫었다. 옛말에도 까마귀 날때는 배밭 근처에 가지 말라고 했다. 우연히 배가 떨어져 오해를 받을 일이 일어날까 두렵다는 뜻이다. 장부의 얘기 같지는 않다. 필부의 얘기에 가깝다. 그러나 솔직히 말해서 나는 그런 사람이다.

장부가 되기보다는 필부로 끝내는 명예롭지 못한 인생살이라 하겠지만 말썽이 없이 세상살이를 원만하게 끝내고 싶었다. 이런 생각은 옛말에도 親親而 仁民하라는 얘기와 비슷하다. 말썽을 일으키지 않고 친한 분부터 잘하고 돈 없고 서러운 사람들을 감싸야겠다는 평소의 지론을 가지고 있었다.

사람이 착하다고 인생을 잘 지내고 생을 아름답게 끝마치는 것도 아니다. 악한 일을 많이 했다고 해서 화려한 인생이 지워지지는 않는다. 요 근래 느낀 소감이다. 내 이종사촌 얘기로 끝마침을 하고자 한다. 경기도 용인에서 태어나 공부도 잘하고 일제시대 철도학교 업무과에 들어가 학업을 마치고 철도청에 들어갔지만 당시 병역을 필해야 했기 때문에 병참장교로 있다가 결혼한 유재영 선생 얘기다. 병참장교로 근무하다가 철도청으로 돌아가지 않고 이것저것 일을 하다가 하는 일마다 잘 안

돼서 결국 무일푼이 되고 서울대학교 보건대학원 춘천시범사업소 사무직원으로 일하다 얼마 전에 작고했다.

사람이 착하고 인자해서 어릴 때도 동갑내기인 나에게 자기가 먹는 과자를 나누어줄 정도로 성품이 좋았다. 내가 갑자기 뇌경색에 빠져 병상에서 재활치료를 받고 있을 때 들으니 벌써 몇 해 전에 작고했다고 한다. 아무리 생각해도 크게 잘못한 일도 없고 인생을 그르칠만한 일도 하지 않았다.

그러나 한평생 빛을 보지 못했다. 이것이 민초들의 얘기이다. 그에 비한다면 나는 참 분에 넘치는 일을 많이 했고 맹자가 말했듯이 후학을 가르쳐 오늘날에 이르렀다.

서울대학교와 보건대학원의 무궁한 발전을 빈다. 모든 사람이 잘 됐으면 좋겠다. 하고 싶은 일을 가능한 한 많이 할 수 있게 됐으면 좋겠다.

불편한 다리로 몸을 추스르며 이 글을 쓴다. 욕심 같아서는 90을 넘겨 제2집이 출간되기를 바란다.

허정 교수의 인생 90년 보건학 60년

2부

보건신문 칼럼
⟨1~30회⟩

허정 교수의

인생 90년
보건학 60년

2부 보건신문 칼럼 〈1~30회〉

〈1〉 은사 김인달 선생님과 나 ①

나는 경기도 용인의 산골에서 태어나 운 좋게 서울대학교 의과대학에 들어와 1957년에 졸업했다. 우리 동기생들은 6.25 전쟁으로 대학에서 학업을 마치지 못한 사람들 때문에 거의 200명에 가까운 학생들이 함께 공부했다. 개중에는 가정형편이 좋아서 학업에만 전념했던 사람들도 있었지만 대부분이 전란 통에 가족을 잃고 고학을 했다.

나도 예과 2년 본과 4년 동안 학비와 생활비 조달이 어려워서 힘든 생활을 했다. 당시에는 인턴과 레지던트 제도가 없어서 졸업하면 대개 본인이 하고 싶은 진료과에 무급으로 나가

2~3년 연수를 받고 취직을 하거나 개업하는 것이 대세였다.

나도 시골에서 올라와 어렵게 의과대학을 졸업했으니 대학병원에 나가 2~3년 동안 진료과목 연수를 받고 시골에 내려가 개업을 하는 것이 꿈이었다. 물론 당시에는 군의관이 모자랐기 때문에 졸업과 동시에 군대에 가게 됐지만 예방의학이나 보건학을 공부하리라고는 꿈에도 생각하지 못했다.

본과 4학년 때였다. 의과대학 예방의학교실의 김인달 선생님께서 만나자는 전갈이 왔다. 당시에는 4학년 졸업반이 되면 매일 학교에 나오지 않고 일주일에 두세 번밖에 나가지 않았기 때문에 전갈이 온지 며칠 만에 김인달 선생님을 찾아뵈었다.

선생님은 만나자마자 임상의사보다는 예방의학이나 보건학을 하는 교수가 되라고 권고했다. 그러면서 시골에서 올라와 학비가 어려울 것이니 대학원 등록금은 선생님께서 부담하고 1년 후에는 이화여대 의과대학 전임강사로 추천해주겠다고 하셨다.

대학을 마치고 군의관 생활을 거쳐 고향에 내려가 개업을 하고 싶었던 내게는 참으로 의외의 제의였다. 지금도 기억에 남는 것은 옛날 손문 선생이 말한 바와 같이 '小醫는 治病하고 中醫는 治人하고 大醫는 治國'하니 예방의학과 보건학을 공부해서 대의가 되라고 하셨다.

즉석에서 대답을 하기가 어려워서 한 달쯤 말미를 달라고 한 후 결국 예방의학과 보건학을 공부하는 의과대학에 조교가 되리라 결심했다. 내가 보건학을 공부한 것은 바로 김인달 선생님의 이 말씀 때문이었다.

보건학은 확실히 매력은 있었지만 청진기와 흰 가운에 대한 미련을 버리기는 쉽지 않았다.

그러나 선생님의 말씀대로 대의가 되도록 힘쓰기로 마음을 고쳐 잡을 수밖에 없었다. 이것이 내가 보건학과 인연을 맺은 결정적인 이유였다.

그 후 운 좋게 기초연구요원 충원계획에 따라 8주간의 군 훈련을 마치고 대학에 돌아와 본격적으로 예방의학 조교의 길을 걸었다. 그러나 실제로 조교가 하는 일은 별다른 것이 없었다. 수돗물이 잘 나오지 않아서 학생 화장실이 막히면 급사와 화장실 청소를 하고 선생님 강의 때는 출석표를 돌리고 흑판을 지우는 것이 주 업무였다.

고려대학교 의과대학 예방의학교수로 가셨던 차철환 교수가 내가 직접 모시는 수석조교였다. 인정은 많고 인간적이었지만 성미가 까다로워서 시집살이를 꽤 했다.

〈2〉 은사 김인달 선생님과 나 ②

그 시절 대부분의 조교들은 생활이 어려웠고 제 집이 있는 사람도 없었다. 한번은 차철환 선생님이 이사를 했는데, 이삿짐을 달구지에 싣고 가다 분뇨차와 부딪쳐 인분세례를 겪기도 했다.

본과 2학년이 되면서 실습 준비에 선생님 뒷바라지까지 하다 보면 늦을 때도 많아서 학교 옆 중국집에서 종종 저녁을 시켜먹기도 했다. 짜장면을 먹고 밖을 내다보면 동기생들이 흰 가운을 입고 돌아다니는 것이 보였는데 그게 부러울 때도 있었다.

그러나 괴로운 일만 있었던 것은 아니다. 한두 달에 한 번은 선생님과 함께 연구생들이 모이는 저녁에 중국집에서 회식을 했다. 이런 모임에서 차 선생은 빠지지 않고 노래를 불렀다. 지금도 기억나는 노래는 '번지 없는 주막'이었다.

술이 거나하게 취하면 인생철학을 피력하기도 했다. '天時는 不如地利하고 地利는 不如人和'라는 맹자의 한 구절을 자주 인용했다. 하늘이 준 좋은 기회는 지리적인 이점보다 좋을 수 없고 지리적인 장점은 인간적인 화합에 미치지 못한다는 얘기다. 전쟁이나 나라를 다스리는 데 인간적인 유대가 가장 중요하다는 것으로 세상살이도 이와 마찬가지라는 말이다.

내가 살아보니 세상만사는 그리 단순한 것이 아니었다. 예나 지금이나 돈을 벌고 성공하고 명예를 얻으려면 복잡하고도 어려운 일이 많다.

맹자 얘기를 하다 보니 맹자의 제자가 제후의 중신이 되어 맹자에게 말한 구절도 생각난다.

제후에게 出仕한 제자에게 훌륭한 신하가 얼마나 되냐고 물으니 그 제자가 대답하기를 "단 한 사람밖에 없는데 그 이름은 明滅澹臺입니다. 그는 단 한 번도 해가 진후 저를 찾아오지 않았습니다"라고 했다고 한다.

오늘날에도 로비를 잘하고 뒷거래에 능하고 사적인 인간관계를 통해야만 성공하고 출세한다는 얘기가 있다. 맞는 말일 수도 있다. 한평생을 살다보니 여러 가지 일에 부딪히게 된다. 그럴수록 선생님의 말씀이 기억난다. 인간이 正道를 가려면 역시 인화로서 인간과 인간의 돈독한 관계를 유지하는 것이 참 중요하다고 생각한다.

지금도 안타깝게 생각하는 것은 타고난 건강과 체력을 지녔던 선생님도 너무 술을 좋아해서인지 그다지 장수하지는 못하셨다. 아마 술을 조금만 절제했어도 백수는 무난하셨으리라 생각된다. 일생을 통해 정도를 가고자 애쓰신 선생님을 지금도 잊을 수가 없다. 나이를 먹고 세월이 지날수록 정도와 인화가 얼마나 중요한지 새삼 깨닫게 된다.

〈3〉 미국유학 이야기 ①

서울대학교 의과대학에서 만 2년 동안 조교생활을 마친 나는 운 좋게 미국의 미네소타주립대학교에서 보건학 석사과정을 마쳤다. 당시 군대에서 훈련을 받고 대학의 기초의학요원으로 파견돼 있었으나 육군 의무감이었던 정희섭 장군의 허락을 받아 미국에 가게 된 것이다.

여기에는 우여곡절도 많았다. 군 훈련을 받고 대학의 기초의학연구요원으로 전국의과대학에 파견된 사람이 30여명이었는데 이중 미국에 공부하러 간 사람은 나와 나중에 한양대학교 의료원장이 된 고응린 교수, 그리고 고려대학교 의과대학 기생충학 교수가 된 임한종 박사였다.

당시 서울대학교 교수들의 재교육 과정이 미국 험프리 상원의원에 의해 만들어졌다. 이에 따라 의과대학, 수의과대학, 공과대학, 농과대학과 새롭게 만들어지는 행정대학원과 보건대학원의 교수들을 양성하고 재교육하는 이른바 '미네소타플랜'

이 생겨났다.

험프리 의원의 출신지인 미네소타주(미네소타주립대학)에서 미국정부의 지원으로 서울대학교 교수들이 교육을 받도록 만든 것이 곧 미네소타플랜이다.

내 선배였던 차철환 선생님도 이 프로그램에 의해 미국에 갔다. 나와 고응린 교수는 새롭게 생겨난 보건대학원 교수요원으로, 그리고 임한종 박사는 기생충학 조교로 선발됐다.

그러나 신분이 군의관이었기 때문에 문제가 간단치 않았다. 육군본부를 거쳐 국방부장관의 허락을 받아 문교부로 넘어온 서류는 도착이 너무 늦어서 미국에 보내줄 수 없다는 통보를 받았다. 난감했던 그때, 이미 작고한 김완태 박사(당시 명지대학교 교수)의 도움을 받아 어렵게 대통령의 허가를 받았고 다행히 미국에 갈 수 있게 됐다.

그때는 외국에 나가는 여권을 받으려면 대통령의 재가가 필요했다. 또한 1년 이상의 체류를 원하는 사람들이 미 대사관에서 비자를 받으려면 미국정보기관의 신원조회와 함께 신체검사도 받아야 했다. 나도 청량리에 있는 미국안식교회가 직영하던 위생병원에서 종합신체검사를 받았다.

엑스레이도 여러 장 찍고 기생충검사까지 했다. 당시 우리나라 사람들은 99%가 회충을 가지고 있었다. 나도 회충검사에서 불합격돼 두 번씩이나 회충약을 먹고 신체검사를 마쳤다.

미국 내 모든 외국학생들은 정식 학기가 시작되기 전 한달 내지 두 달 동안 오리엔테이션 교육을 받아야 했지만 나는 이처럼 여러 가지 수속이 늦어져 9월 28일에야 미국행 서북항공기를 탔다.

당시에는 대한항공도 외국에 가는 항공편이 없었던 때라 일주일에 두 번 운행하는 미국 항공기를 탔다. 그것도 직항이 아니었다. 일본 하네다 공항에서 하룻밤 자고 큰 비행기로 갈아탔다. 괌에서 기름을 넣고 하와이에서 검역검사를 받은 후에야 시애틀에 도착할 수 있었다.

〈4〉 미국유학 이야기 ②

일본 하네다 공항에서 비행기를 갈아타기 전, 항공사에서 마련해준 호텔에서 망신당한 얘기를 빼놓을 수 없다.

서울대학교 선생들이라고 해서 비행기 2등석을 탔고 호텔도 좋은 곳에서 묵었다. 그런데 그 호텔 정문이 자동문이었다. 당시 조선호텔과 반도호텔 밖에 모르던 나는 이런 호텔에 가본 적이 없었고 자동문도 알 턱이 없었다. 하도 신기해서 누가 조정하는 사람이 있나 찾아보기도 했다.

　호텔 방에서는 침대 위에 덮을 담요가 정리돼 있는 것을 모르고 추위에 떨며 잤다. 냉방이 잘 된 방에서 덮어야 되는 담요를 깔고 잔 것이다. 그렇게 추운 하룻밤을 지내고 미국 가는 비행기에 올랐다.

　하와이 도착 후에 가장 중요한 것이 검역심사였다. 한국 사람들은 폐결핵을 많이 앓고 있어서 엑스레이에 폐결핵을 앓고 난 흔적이 남아있는 경우가 많았다. 그래서 여러 장 찍은 엑스레이를 검역관에게 제시했고 비활동성 결핵으로 판정이 된 후에야 다시 비행기를 탈 수 있었다. 이 검사에서 불합격돼 한국으로 되돌아가는 사람들도 많았다.

　시애틀을 거쳐 미네아폴리스 세인트폴에 도착했다. 그곳 대학의 주선으로 기숙사에 들어와 잠자리에 드니 별세계에 온 듯했다.

　미네소타주는 5대호를 끼고 있어서 9월 말인데도 날씨가 추웠다. 학기는 이미 시작됐고 뒤늦게 지도교수의 주선으로 수강신청을 마치고 공부를 시작했지만 무슨 말인지 못 알아들어 고생도 많이 했다. 10월에 접어드니 미네소타에는 눈이 왔다.

　한번은 강의가 끝나고 자율학습 토의시간에 망신을 당한 적이 있다. 밖에 눈이 오는 것을 하염없이 쳐다보고 있는데 옆에

앉은 여학생이 쪽지를 돌리는 것이었다. 이름을 쓰면 된다고 했다. 언뜻 대학에서 조교로 있을 때 선생님이 학생들의 출석을 체크하려고 종이를 돌리던 생각이 났다. 그래서 그 종이 위에 내 이름을 써서 냈다.

나중에 알고 보니 그건 자율학습에서 토의를 주재하는 의장 선거였다. 도리가 없어서 미국학생들의 노트를 빌려서 공부를 했고 간신히 석사과정을 마치게 됐다.

대부분의 동료들과 선생님들은 기숙사에서 한두 달 있다가 방을 얻어 자취를 하기 시작했지만 나는 주변머리가 없어서 기숙사에서 외국인들과 지냈다. 그 당시 서울대학교에서 온 선생님들과 가끔 공원에 모여 불고기 파티를 할 때가 가장 기억에 남는다.

기분 좋은 추억도 있다. 글을 잘 써서 서울대학 신문에서 두 번이나 상을 받은 적이 있던 나는 주관식 시험에선 항상 외국인들보다 좋은 점수를 받았고 다른 학생들의 부러움을 샀다.

기숙사와 강의실은 한겨울에도 난방이 잘돼서 거의 얇은 옷만 입고 지냈다. 한 번은 얇은 옷을 입고 밖으로 나갔다가 영하 30도의 날씨에 얼어 죽을뻔한 재미있는 기억도 있다.

⟨5⟩ 미국유학 이야기 ③

어학연수에서 좋은 성적을 받고 미국에 갔지만 미국에서 쓰는 영어와 내가 배운 영어는 많은 차이가 있었다. 그 당시 수의과대학 교수와 어울리는 경우가 많았다. 원래 수의과대학은 보건대학원에서 같이 수업을 듣는 과목도 있었고 보건학을 부전공으로 공부하는 분들이 많아 가끔 밖에서 식사를 하기도 했다.

토요일 저녁과 일요일은 기숙사에서 식사가 없어서 외식을 할 수밖에 없었다. 캠퍼스에서 멀지 않은 곳에 있는 피자집에 갔다. 우리나라에는 피자가 없을 때였다.

당시 우리나라의 다방 마담이 생각이 난 수의과대 교수가 피자집 여주인에게 마담이냐고 물었다. 피자집 여주인은 화가 나서 나갔다. 마담은 여자들에게 붙이는 존칭이지 우리나라 다방 마담과는 관계가 없었다. 남자 종업원의 말을 듣고서야 우리가 실수했다는 걸 알게 됐다.

9개월 만에 석사학위를 받고 서머스쿨부터는 일반 행정학을 공부했다. 한국에 돌아가 보건행정학을 강의하게 돼 있어서 경제와 경영학 이론은 물론 행정학 강의도 받았다.

그 후 한국에 돌아오니 군에서 재소집통보가 나왔다. 세상이 바뀌어 5.16 혁명 이후 실제 복무를 하지 않은 모든 군의관

요원은 재소집 한다는 것이었다. 그래서 1964년 제대할 때까지 일주일에 3일은 군에서 복무하고 3일은 대학에 나가 강의를 하면서 지냈다.

운이 좋아 세계보건기구에서 장학금을 받게 됐고 다시 하버드대학에 가서 1년 동안 공부를 하게 됐다. 하버드는 미네소타와는 분위기가 사뭇 달랐다. 신분도 학생이 아닌 연구원이었기 때문에 내가 수강하는 모든 과목에서 꼭 시험을 볼 필요가 없었다. 그래서 캠브리지 캠퍼스에 있는 燕京學會 도서관도 들르고 그 곳에 유학 온 학생들과도 어울렸다.

연경학회 도서관에서는 한국 신문이나 책은 물론 서울에선 보기 어려운 북한의 신문 잡지까지 볼 수 있어서 일주일에 한 번씩은 갔다.

유학생들 중에는 서울대학교 법과대학에서 온 김철수 교수도 있었다. 강구진 박사와도 자주 식사를 했다. 이미 고인이 된 강 박사는 내가 서울대학교 법대에서 잠시 자연과학 강의를 했을 때 그 강의를 들었다고 했다.

강구진 박사는 천재였다. 서울법대를 수석으로 들어와서 수석으로 졸업했다. 대통령으로부터 금시계를 선물로 받기도 했다. 서울대학교 총장이었던 유기천 박사의 주선으로 군법무관 대신 하버드에 와서 2년 반 만에 박사학위를 받았지만 애석하게 교통사고로 사망했다.

같이 거나하게 술을 마신 후 강 박사는 학생시절 나에게 기합 받은 얘기를 꺼내며 화를 내기도 했다. 미안했다. 훌륭한 선생님이 되려면 기본적인 품위와 인격을 갖춰야 한다는 것도 새삼 깨달았다.

〈6〉 나의 친구들 ①

나이를 먹어도 잊혀지지 않고 또렷하게 떠오르는 기억이 있다. 그중에서도 의과대학에서 돈독한 관계를 맺었던 친구들에 관해 얘기하지 않을 수 없다.

우리 동기들은 인원도 많았고 지방 출신들도 꽤 됐다. 가장 친한 친구는 현재 수원에서 동수원병원을 운영하는 변상현 이사장과 서울에서 일생동안 인술을 베풀어온 변종선 박사를 꼽을 수 있다. 또 미네소타 유학시절 같이 지냈던 임한종 박사와 하버드에서 신세를 진 이세종 박사도 있다.

변상현 이사장은 고등학교 때부터 인연이 깊었다. 6.25사변 중 경기도 안성에서 반년 간 같이 공부했고 그 후 의대에 와서도 절친하게 지냈다.

변종선 박사는 의원을 개원해서 아직도 인술을 펼치고 있다. 음식솜씨가 좋았던 그의 어머니에게 식사대접을 받았던 기억도 있다. 아마 본과 3학년 때일 것이다. 변종선 박사의 고향인 소사에 놀러가자는 제의를 받아 변상현 이사장과 나는 경인선 기차를 탔다. 변종선 박사 댁은 소사에서 꽤 이름난 집안이었다.

이승만 정부 때 외무부장관을 역임한 변영태 박사와 일생을 호방하게 살았던 변영로 선생과도 가까운 인척간이었다.

그날 소사 모임은 서울대학교 농과대학을 졸업한 변종선 박사의 동생도 합석해 분위기가 퍽 좋았다. 당시 변 박사의 동생은 농림부에 근무하고 있었다. 어렸을 때부터 농촌문제에 관심이 많았던 나는 변 박사의 동생과 여러 가지 얘기를 나누었다. 특히 나는 농과대학과도 인연이 깊었던 터라 화젯거리도 많았다.

지금은 고인이 되었지만 농과대학 농업경제학과 왕인근 교수는 나의 가까운 친구였다. 그는 나와 함께 미네소타플랜에 의해 미국에 갔고 켄터키대학에서 박사학위를 받았다. 내가 본과 2학년 때 서울대학교 대학신문에서 전국 대학생들을 대상으로 공모한 '한국 농촌경제의 재건책'이란 현상논문에 응모해서 왕인근 교수와 함께 입상한 일도 있었다.

그 후 나는 나이를 먹어 TV 건강프로에도 자주 출연하게 됐고 그 건강프로 조감독으로부터 결혼주례를 부탁받았다. 그런데 알고 보니 신부가 변 박사 동생의 딸이었던 것이다. 세상은 참 좁았다.

얼마 전에도 만났지만 요새 개인적으로 전화를 자주하는 친구 중 한사람이 바로 변종선 박사다. 그는 꼼꼼하고 성실한 사람이다. 나보다 한해 선배로 의대에 들어왔지만 6.25사변 때문에 나와 같이 공부했다.

또한 우리 동기생 중 출중한 사람을 꼽는다면 가천대학교 총장으로 있는 이길여 박사를 빼놓을 수 없다. 경원대를 인수해 종합대학교로 만든 이길여 박사는 참으로 역사적인 인물이다.

〈7〉 나의 친구들 ②

지난날을 되돌아 볼 때 개인적으로 가까운 친구를 든다면 서슴없이 변상현 이사장을 꼽지 않을 수 없다.

6.25사변 이후 나는 경기도 안성에 있는 안성농업학교를 반년 간 다녔다. 그때는 학교들도 모두 피난을 가서 형편이 되는 대로 지방고등학교에 나가 전시연합학교의 형태로 교육을 받

았다. 물론 졸업 때는 부산으로 가서 용산고등학교 졸업장을 받았지만 실제로 한 학기 동안 안성에서 변상현 이사장과 공부했다.

그 후 의과대학에 함께 진학했고 부산으로 피난 간 서울대학교에서 공부를 했지만 가정형편이 여의치 않았던 나는 여기저기 돌아다니면서 숙식을 해결할 수밖에 없었다.

당시 부산에 내려가 있었던 육군병원 정훈실에 임시직원으로 있으면서 숙식을 해결하기도 했지만 변상현 이사장의 하숙집에 더부살이하거나 이미 작고한 서울대학교 공과대학의 나정균 형의 숙소에서도 자주 묵었다. 그때 기꺼이 숙식을 같이 하고 어려움을 함께 나눈 사람이 바로 변상현 이사장이다.

그 후 세월이 흘러 나는 대학교에서 보건학 교수가 됐고 변상현 이사장은 수원에서 소문난 외과병원을 개업했다.

한번은 수원시의사회 모임에 나가 강연을 한 적이 있었다. 그날 강연이 끝나고 변 이사장이 참석자 모두를 수원의 유명 음식점에 초청해서 환대해준 기억이 새삼스럽다. 12시 이후 통행금지가 있을 때였는데 만취가 된 나는 변 이사장의 병원 앰뷸런스에 실려 서울까지 돌아왔다. 그 후에도 우리 인연은 끊이지 않았다.

나이 60이 넘고 70이 다 돼서 결혼식 주례 요청을 받았다.

주례를 요청한 사람은 안성농업학교에서 같이 공부했던 송수영 선생이다. 워낙 성실하고 공부를 잘해서 일등으로 서울공대를 졸업한 분이다.

그날 결혼식에서 변상현 이사장을 만났는데, 그가 뜻밖의 제안을 해왔다. 이제는 대학교수를 그만뒀으니 정치를 해보라는 것이다. 그러면서 후원금으로 우선 5억 원을 가져가라고 했다. 놀라운 얘기였다. 하지만 정치할 기회도 없었고 생각도 없어서 그 제의는 받아들이지 못했다.

요즘도 가끔 수원 불갈비가 유명하니 먹으러 오라고 한다. 불행하게도 변종선 박사가 몸이 불편해서 셋이서 자주 만나기는 쉽지 않다. 하지만 관포지교(管鮑之交)란 바로 이런 게 아닌가 여겨진다.

가끔 사람들에게 자랑을 한다. 큰일을 하라며 선뜻 5억 원을 주겠다는 친구가 있다고 말이다. 참으로 어린애 같지만 진심이 통할 수 있는 친구이다.

〈8〉 김두종 박사와 이영택 선생님 ①

하버드대학교 때 얘기다. 이미 소개한 강구진 박사와 함께 연경학회 도서관에 드나들며 한국직원과도 친해졌다.

당시 하버드에는 우리나라 유학생이 많지 않았다. 보스톤대학교까지 합쳐도 몇 십 명 되지 않았다. 매달 모이는 유학생 모임에서 연세대학교에서 온 김동길 박사를 뵌 적도 있다. 사람들이 많이 모이는 경우에는 공원에 나가 고기를 구워 맥주도 마셨다.

연경학회 도서관 직원에게 북한에서 온 책도 빌려 보았다. 그는 우리나라에서 해방 이후 나온 책으로는 한글학회에서 발행한 '우리말 큰사전'과 김두종 박사님이 쓰신 '한국의학사'가 가장 큰 업적이라고 했다.

귀국해서 김두종 박사님을 뵙고 그 얘기를 하니 매우 흡족해 하셨다. 당시 예방의학교실과 보건대학원은 의과대학 본관 3층 의사학교실과 붙어 있었다. 김두종 박사님이 숙명여자대학교 총장으로 가신 후 이영택 선생님 혼자 의사학교실을 지켰다.

나도 나이를 먹기 시작하면서 자주 김두종 박사와 이영택 선생님을 뵈었다. 당시 의사학회는 대한의학협회의 지원을 받아 일 년에 한두 번 의사학에 관심을 가진 어른들과 식사를 하고 좌담회를 가졌다.

당시 YMCA회관에는 자원방이라는 조촐한 모임을 갖는 자리가 있었다. 대개는 김두종 박사님, 이영택 선생님, 서울대학교총장을 지낸 윤일선 박사와 한국의학의 개척자를 집필하고 계셨던 정구충 선생님이 고정 멤버였다.

그분들은 나에게 보건사나 의학사에 관한 책을 쓰는 게 어떠냐고 말씀하시곤 했다. 성균관대학교 교수였던 송상용 박사가 김두종 선생님과 함께 세계의학사를 쓴 얘기도 하시면서 우리나라의 보건사나 질병사를 쓰는 것이 좋을 거라고 만날 때마다 권고하시곤 했다.

그 후 나는 십여 년 간 세계보건기구의 지원으로 중국, 일본, 내몽고, 베트남 등을 다니면서 아시아에 뿌리를 박고 있는 전통의학의 역사와 현황을 조사했다. 그것이 바로 20여 년 전에 보건신문사가 출판해준 '세계전통의학기행'이다.

동의보감이나 베트남의 南藥神效(남약신효)를 위시해서 중국의 소수민족이 가지고 있는 전통의학인 티베트의 장의학, 위그루족의 유의학, 몽고속의 몽의학에 관련된 자료를 수집해서 역사를 중심으로 엮은 것이 바로 세계전통의학기행이다.

서양의학을 공부한 보건학자로서 우리나라의 역질과 괴질 같은 전염병의 발생과 소장을 밝히는 책을 집필하고 싶었지만 아직 그 결실을 맺지 못하고 있다.

그 후 이영택 선생님도 정년퇴직을 하셔서 내가 서울대학교 의과대학의 의사학 강의를 맡기도 했다. 지금은 돌아가셨지만 훌륭한 분들이다.

〈9〉 김두종 박사와 이영택 선생님 ②

이미 언급한 바와 같이 김두종 박사는 고향이 경상도 함안이고 이영택 선생님은 마산 분이다. 김두종 박사님이 어릴 때 산에 올라가보면 아라사군대가 마산에서 진을 친 모습을 본 일이 있다고 했다. 또 이영택 선생님은 한국사람 치고는 키도 크고 풍채가 좋았다.

선생님의 고향인 마산은 외국 군대들이 많이 들어왔던 고장이다. 고려 때 몽고군이 우리나라를 점령하고 일본을 공격하기 위해 중요한 요충지로 잡은 곳이 바로 마산이다. 아직도 그 이름이 남아있지만 몽고간장은 그 옛날 몽고군이 와서 우물을 파서 먹었던 몽고정 우물 물로 만들었다는 것이 정설이다. 또한 아라사군대가 주둔하고 있었던 곳도 마산이다.

이영택 선생님은 농담으로 본인이 이렇게 키가 크고 훤출한 것을 보면 조상들이 아라사 군대와 관계가 있었던 것 같다는 우스갯소리를 해서 모두 웃은 적이 있다.

아마 1980년대라고 기억된다. 김두종 박사님이 미국에 사는 따님들에게 다녀오면서 사왔다는 삐에르 유아르가 쓴 중국의학이라는 책을 빌려주셨다. 읽어보니 쉽게 동양의 전통의학을 설명한 의학사여서 문교부 번역도서로 지정받아 동양의학사란 이름으로 책을 냈다.

명절 때 사과상자라도 들고 가면 버선발로 2층에서 내려오셔서 반갑게 맞아주셨던 기억도 눈에 선하다. 그러던 중 이영택 선생님의 전화를 받았다. 김두종 박사님이 위중하셔서 병원에 계시다는 것이었다.

황급히 병실로 찾아갔더니 도착 바로 전 운명하셔서 시신을 영안실로 옮기고 있었다. 사람이 운명하면 옷을 다 벗기고 간단한 수의 같은 것으로 갈아입힌다. 그걸 본 사모님은 '이 추위에 얼마나 춥겠냐'며 걱정하셨다.

그 후 1년이 지나 당시 의과대학 학장이었던 김상인 교수의 진상이 있어서 병원 영안실을 찾았을 때 김두종 박사 사모님이 돌아가셔서 영안실로 오셨다는 얘기를 들었다. 김두종 박사님이 돌아가신 후에는 이영택 선생님과 자주 만났다. 선생님의 사위가 서울의대 출신이라 가족모임에도 가끔 어울리곤 했다.

선생님의 아들은 미국에서 유명한 피아니스트로 살고 있었기 때문에 우리나라에 없는 경우가 많았다. 그러다보니 의사학 강의는 내가 하는 경우가 더 많았다.

그러던 중 선생님의 사위인 서울대학교 이비인후과 교수로부터 선생님도 위독하다는 연락을 받았다. 선생님은 미국에서 암수술을 받고 돌아오셨는데 얼마 후에 운명하셨다. 장례식에 참석한 선생님의 동창들이 구슬픈 찬송가를 부르는데 마음이 서글펐다.

〈10〉 최의영 선생님과 동의보감

우리나라의 고의서 하면 '동의보감'을 꼽지 않을 수 없다. 이 고의서는 최의영 선생님과 관계가 깊다.

해방 이후 경성제대의학부와 경성의학전문학교가 합쳐져 생긴 서울대학교 의과대학에서 예방의학 교수였던 분이 최의영 선생님이다. 나도 직접 만난 적은 없다.

일제시대에 경성제대의학부 예방의학 교수였던 미쓰시마(水島) 교수 아래서 '조선인의 간이생명표'를 만들어 구주제대에 가서 박사학위를 받으신 분이다.

미쓰시마 교수는 나도 본 적이 있다. 그가 최의영 교수의 박사학위 논문을 심사하게 됐는데 당시 일본인 교수가 왜 조선인 제자들에게만 박사학위를 잘 주느냐고 비꼬았다고 한다. 이에 화가 난 미쓰시마 교수는 그 자리에서 사표를 내고 일본으로 돌아갔다. 그때가 1943년이다.

미쓰시마 교수는 2차 세계대전이 끝난 후에도 일본주둔 미군사령부의 고문관으로 고생 없이 지내셨다고 한다. 한일회담이 끝나고 한국에 오시겠다고 연락이 와서 내가 김포공항으로 마중을 나갔다. 오늘날의 앰베서더호텔 구관에 묵으시도록 주선했는데, 바로 그곳이 일제시대 금수장여관으로 그 후 앰베서더호텔이 된 곳이다.

얘기가 좀 길어졌지만 최의영 선생이 서울의대 학생과장이 됐을 때 김두종 박사는 초대 서울대병원장이셨다. 김 박사는 경성의학전문학교에 들어가셨지만 3.1운동에 연루돼 일본에서 공부를 마치고 만주에서 오랫동안 사셨다.

워낙 한학에 출중하셔서 당시 일본이 운영하던 만철연구실에 들어가 중국 한국 일본의 고의서 정리를 하시던 중 2차 대전 말기에 이르자 본인이 수집한 한국관계 고의서를 우리나라에 보내셨다. 해방이 돼자 이 고의서는 의사학교실에서 보관하게 됐다. 그런데 이 고의서에는 사연이 많다.

6.25사변이 나자 몸을 피해 계신 선생님이 전갈을 보내왔다. 신변안전을 보장해 줄테니 대학에 나와 이 책들을 가져가라는

연락이었다. 가 보니 서울대학교의과대학 부학장으로 북에서 내려온 최의영 교수의 서신이었다.

최 선생님 말씀이 머지않아 미군의 폭격을 받을 가능성이 있으니 이 책들을 안전한 곳으로 옮기라고 했다. 그래서 성북동에 있는 선생님 집으로 옮기게 됐다. 그것이 현재 한독의약박물관에 가면 볼 수 있는 동의보감, 의방유취, 향약집성방 같은 고의서이다.

나는 두 번에 걸쳐 우리나라 종두법에 관련된 모임에서 주제 발표를 한 적이 있다. 한번은 한독약품의 김신권 사장이 주최한 모임이었고 또 한 번은 서울의대와 대학병원에서 개최한 모임이었다. 종두법을 도입한 지석영 선생의 업적도 크지만 동의보감 같은 고의서 보관에 유념하셨던 최의영 선생의 공로도 인정해줘야 한다고 생각한다.

⟨11⟩ 장수촌의 성생활

요즘은 '백세시대'라고 한다. 그러나 오래만 산다고 행복한 것은 아니다. 이른바 생활습관병 내지 생활불활발병이 늘어나 현대의학도 거의 손을 못 쓰고 있기 때문이다.

최근에는 평균수명이나 기대여명의 연장과 함께 '건강수명'이라는 말도 많이 한다. 쉽게 말해서 오래 살려면 병 없이 다른 사람의 도움을 받지 않고 즐겁게 여생을 보내야 한다는 얘기다.

그러다 보니 세계 곳곳에 있는 '장수촌'이 주목을 받고 있다. 오래 살게는 됐지만 건강하게 오래 사는 고장이 바로 장수촌이다.

나는 우즈베키스탄이나 카자흐스탄은 물론 중국의 내몽고와 외몽고 그리고 티베트와 위그루 자치구에 있는 이른바 장수촌을 많이 가보았다.

물론 그곳 사람들이 백세 가까이 살고 있다지만 완전히 믿을 수 있는 것은 아니다. 중앙아시아나 제정러시아에서는 출생신고나 호적이 제대로 정리되지 못해서 나이를 늘려 말하는 사람도 있다고 한다.

우리나라 일본의 호적제도도 1920년 이후에 제대로 만들어졌다. 따라서 명치시대부터 살았다는 일본 노인들의 나이도 100% 믿을 수 없는 경우가 많다.

어쨌든 우리나라 제주도를 포함해서 일본 오키나와 나가노현 등 전통적으로 손꼽고 있는 장수촌의 특징을 조사해보니 몇 가지의 공통점이 있었다.

먼저 읍이나 시 같이 도시화가 진행된 곳에서는 장수촌이 없었다는 점이다. 장수촌이었던 파키스탄의 훈쟈는 에베레스트로 연결되는 좋은 도로시설이 생겨나자 갑자기 장수하는 사람들이 줄어들었다.

우리나라에서 장수하는 사람들이 많았던 제주도의 곽지리도 도로 사정이 좋지 않고 모두 바다에 나가 해녀생활을 하던 고장이다. 하지만 도로가 생겨나고 현대문명과 의료혜택을 받기 시작하면서 장수하는 사람들이 급격하게 줄어들었다.

특히 놀라운 것은 대부분의 장수촌이 이슬람문명권에 속해서 그런지 남자들이 나이 70~80세를 넘겨도 아이를 낳고, 100세가 다 돼서도 나이어린 자식들과 어울려 살고 있었다. 그들의 장수법 내지 강정법은 무엇일까?

가장 큰 이유는 나이를 먹어서도 성생활을 중요시하는 태도다. 실제적인 성생활과 거리가 멀어지는 오늘날의 중년기 건강법에 참고가 될 것 같아서 그들의 성생활과 강정법을 소개하고자 한다.

그들이 말하는 비법은 너무나도 간단하다. 바로 평상시 기본적인 섭생에 충실하라는 것. 젊어서부터 기본적인 섭생을 잘하면 나이 들어서도 건강한 성생활이 가능하다는 것이다.

⟨12⟩ 장수촌의 섭생법

 세계적인 장수촌은 일본의 오키나와를 비롯해 파키스탄의 훈쟈 그리고 우즈베키스탄과 카자흐스탄 공화국에도 있고 중국의 신강자치구에도 오래 사는 사람들이 모여 사는 이른바 장수촌이 있다. 그곳에서 오래 사는 사람들이 가장 많이 먹고 좋아하는 음식은 육류이다.
 요즘 우리나라에선 '채식은 알칼리성식품, 육류는 산성식품'이라 해서 산성식품을 많이 먹으면 건강에 좋지 않다고 하는 사람들이 많다. 하지만 이런 얘기는 과학적으로 입증된 것이 없다.
 사람의 몸은 단백질이고 단백질은 아미노산으로 구성돼 있다. 아미노산은 몸 안에서 합성이 안되므로 고기를 많이 먹어야 하고 남자의 정액도 단백질이 주성분이다.
 여름철에 보양식으로 먹는 고단백 고지방식이 바로 삼계탕이다. 실제로 장수촌의 장수하는 사람들은 하루 세끼 고기를 먹는다. 서양 사람들도 우리나라보다 두 세 배의 지방과 단백질을 먹는다.
 미국사람들의 아침식단을 살펴보면 계란 프라이나 오믈렛과 베이컨이 빠지지 않는다. 거기다 우유도 먹는데 우유의 주성분은 칼슘이 아니라 콜레스테롤 같은 동물성 지방이다. 따라서 서양 사람들에게는 채식이 좀 더 필요하겠지만, 우리나라는 아직도 고기를 많이 먹는 것이 장수하는데 도움이 된다. 고기나 동물성지방을 먹지 않는 고장에 장수촌은 없다.

또 장수촌에선 목욕을 자주하지 않는다. 티베트나 몽고 그리고 위그루 자치구에 사는 사람들은 일생에 목욕을 두 세 번만 한다. 태어날 때 한 번, 결혼할 때 한 번 정도다. 목욕은 일종의 치료법이지 평상시에 하는 것은 아니라는 인식이 강하다.

몽고의 전통 장의학병원에선 약욕실(藥浴室)이 꼭 있다. 다섯 가지 약재를 쓰는데 우리나라 쑥탕 비슷한 것이라고 할 수 있다. 우리나라 조선시대 태종과 세종도 고치기 어려운 질병이 생기면 속리산에 가서 목욕하고 온양온천에 다녔다.

장수촌에서 평상시 목욕을 자주 하지 않는 것은 피부를 보호하는 데 효과가 있다. 그러니까 때도 밀지 않고 비누질을 자주하지 않는 것도 일종의 장수법이라 할 수 있다.

현대인이 앓고 있는 피부병의 99%는 잦은 목욕과 그로 인한 과다한 세정제 사용으로 발생한다. 특히 대중목욕탕이나 사우나에서 심하게 때를 미는 습관은 버리는 것이 좋다. 어쨌든 다시 한 번 말하면 우리가 상상하듯 장수촌 사람들은 목욕을 자주 하지 않는다. 역설적이지만 그들은 좀 더럽게 오래 산다.

〈13〉 장수촌의 양생법

우리나라에서 인삼을 귀하게 여기고 중국이나 동남아에서 녹용을 좋아하듯 중앙아시아에 가면 첫째가는 보약이 동충하초(冬蟲夏草)다. 문자 그대로 겨울에 죽은 벌레에서 여름에 풀이 자라나서 동충하초라 한다.

워낙 귀해서 진짜 동충하초는 그 가격이 어마어마하다. 물론 대부분의 보약들도 모두 비싸다. 그래서 그런지 생활수준이 낮은 대부분의 장수촌에서 동충하초 같은 귀한 보약을 먹었다는 사람들은 보지 못했다.

현대인이 쓰고 있는 여러 가지 약은 연금술이 발전한 18세기 이후 염료공업이 발달하면서 생겨났다. 즉 서양의 화학공업의 발달에 따라 생겨난 것이다. 아스피린이나 대부분의 양약이 다 그렇다.

그래서 약은 약인 동시에 독이 될 수도 있다. 무턱대고 약을 많이 먹는 사람은 건강할 수가 없다. 장수촌에 가보면 약을 못 먹는다. 그들이 약을 먹으려 해도 돈이 없고 약국이나 병원도 가까이 없다.

몽고의 전통의학에서는 탕약이 없다. 말을 타고 다니는 그들의 생활에 비춰 생약을 환약으로 만들어 먹는다. 약은 언제나 부작용이 있다. 아스피린이 심장병이나 고혈압예방에 좋다고 계속 다량 먹다보면 위장에 내출혈이 생겨 죽을 수도 있다.

또 우리나라에선 정력에 좋다는 약을 찾는 사람이 많다. 정력제는 먼 옛날 진시왕 때부터 많이 썼던 약이다. 단약(丹藥)이라는 당시의 정력제는 화학적으로 보면 수은과 비소덩어리였다. 그걸 아침저녁으로 복용했으니 진시왕이 51세에 죽을 수밖에 없었던 것도 어찌 보면 당연한 결과였다.

북경에 가면 청궁의약연구소라고 청나라 때 황제들이 복용했던 약을 연구하는 기관이 있는데 근래 그 처방을 분석해보니 99% 이상이 최음제인 동시에 비소가 많이 들어있다는 사실을 밝혀냈다.

장수촌에는 이런 최음제도 없고 양생법도 없다. 단지 그들이 권장하는 장수법에 따르면 성생활은 기본적인 양생법의 하나로 받아들여 금욕이나 억제 같은 차원이 아니라 합리적으로 장려하고 있다는 사실이다.

우리나라에선 나이 들어 성생활이나 강정법을 얘기하면 핀잔만 받기 쉽다. 그러나 장수촌은 나이를 먹어서도 능력에 따라 남녀관계를 갖고 그러한 것을 장려하고 있다.

근래 우리나라에서도 중년 이후 성기능장애를 극복할 수 있는 여러 가지 좋은 약이 많이 보편화되고 있다. 장수를 위해서는 확실히 중년 이후 성생활에 보다 많은 관심을 가져야 한다.

〈14〉 장수학(長壽學)과 요기(療飢)

장수촌은 사회변화나 인구이동도 많지 않은 오지나 시골에 많이 있었고 아직도 그런 후진 지역에 많다는 건 사실이다. 이런 고장에선 의료혜택을 제대로 받지 못해서 선천적으로 저항력이나 면역력이 낮은 사람들은 어려서 죽는 경우가 많았다. 어른이 되도록 살아남은 성인들은 저항력도 좋고 체질이 튼튼해서 오래 살 수 있었다는 얘기가 된다.

실제로 우리나라 역사서라 할 수 있는 고려사, 고려사절요 그리고 왕조실록을 보면 사회적으로 큰 파문을 일으킨 사건이나 사변은 전쟁이나 역모 같은 정변이 아니었다. 많은 사람들에게 영향을 끼치고 많은 사람들이 희생된 기역(饑疫, famine fever)이야말로 우리나라가 근대화되기 전에 겪었던 가장 중요한 사회적 변수였다.

기역이란 기근(饑饉)과 역질(疫疾)을 말한다. 많은 사람들이 잦은 흉년으로 식량이 부족해 고초를 겪었고 이에 더해 역질도 돌아서 피해를 입혔다. 역질이란 오늘날의 전염병을 말다. 특히 콜레라나 장티푸스 같은 급성전염병이 한번 돌기 시작하면 산골과 벽지를 제외하곤 전국에서 많은 사람들이 희생됐다.

다행히도 우리나라 역사를 보면 흑사병이 유행한 적은 없다. 흑사병은 몽고가 세계를 정복해서 유럽에 그 세력을 퍼트리자 유라시아대륙 쥐들의 분포가 바뀌어 생겨난 전염병이라는 것이 정설이다. 질병사에 따르면 유럽에는 집쥐는 많았지만 들쥐는 많지 않았다. 그러나 몽고군의 침략으로 흑사병이 유럽에도 확산됐다.

원래 흑사병은 들쥐에 나도는 전염병이었다. 그것이 유럽으로 옮겨와 사람들을 전염시키고 더 나아가서는 사람과 사람 간에 전파시켜 중세 유럽문명사에 무서운 흔적을 남겼다.

우리나라에 들어온 외래전염병 중 가장 무서운 것은 콜레라였다. 조선 순조 때 1821년과 1822년 기록을 보면 역질로 서울 장안에 시신이 널려 있어서 조정은 이들 시신을 치우는 데 힘썼다는 기록이 나온다. 그것이 바로 우리나라에 들어온 제1차 콜레라의 대유행이다.

물론 이런 무서운 기근과 전염병의 유행이 있었지만 자연적인 인구증가를 막지는 못했다. 육십을 기(耆), 칠십을 노(老), 팔십과 구십을 모(耄), 백세 이상을 기(期)라고 한다. 그만치 옛날에도 오래 사는 사람들이 있었다. 사도세자를 뒤주에 가둔 영조는 82세까지 살았다.

영조의 생활습관 중 가장 특색 있는 것을 꼽는다면 음식을 고루 먹고 편식하지 않으며 반드시 소식해서 살이 찐 적이 한 번도 없다는 기록이 나온다. 오늘날 현대인들이 추구하는 장수학에도 도움이 되지 않을까 여겨진다.

〈15〉 전통의학과 나 ①

사람의 한평생은 자기 뜻대로 되는 경우보다는 여러 가지 외부요인에 의해 결정되는 경우가 많은 것 같다. 보건대학원이 생겨나기 전부터 의과대학 예방의학 조교로 있으면서 여러 가지 일을 겪었다.

4년 선배인 차철환 교수는 성격이 까다로웠지만 인정이 많은 분이셨다. 생활이 어려운 나를 위해 부수입이 될 만한 일들을 찾아주기도 했다. 지금은 경희대학교 한의과대학이 됐지만 안암동 언덕바지에 자리 잡고 있었던 동양의약대학에서 예방의학과 보건학을 강의할 수 있도록 주선해 주시기도 했다. 강사료가 참 후해서 생활에 크게 보탬이 됐다.

동양의약대학의 한의학과에는 나이 드신 분들이 많았다. 경찰서장, 세무서장은 물론 시장, 군수 같은 분들도 있었다. 중국인 화교들도 많아서 추석 때 중추월병을 선물받기도 했다.

예방의학과 보건학은 당시 한의사 국가시험의 출제과목이었기 때문에 많은 학생들이 평소엔 결석을 하다가도 내 수업에는 참석하는 경우가 많았다.

대부분의 수강생들이 나보다 20세 이상 나이가 많았다. 또한 한문에 박식해서 한의학원전을 강의하고 있었던 분들도 있었다. 그중 기억에 남는 분이 임창순 선생님이다.

임 선생님은 한일국교정상화반대 데모에 참여해서 대학에서 해직됐지만 말년에는 문화재위원으로 활동하다 작고하셨다. 늘 말씀하시기를 한문은 외워서 공부해야 한다고 하셨다. 최소한 4서3경을 완전히 외워야 한문을 할 수 있다는 것이다. 말년에는 춘천에 지곡서당을 세워 4서를 모두 외워서 배우는 곳을 만들어 운영하셨다.

서양의학을 공부한 내게 동양의약대학은 또 하나의 세상이었다. 때가 좀 늦었지만 한문을 정식으로 공부하고 싶어서 민족문화추진회 국역연수원에 가서 밤마다 4서를 공부했다.

지금도 기억에 남는 것은 '선비는 爲人之學보다는 爲己之學으로 자기수양에 힘써야 한다'는 말이다. 그렇게 본다면 내가 배운 모든 서양식 공부는 위인지학이지 위기지학은 아니었다.

강의가 끝난 후 한문을 배우는 젊은 선배들과 자리를 같이 하면 자주 듣던 말이 있다. 논어에 나오는 '朝聞道면 夕死라도 可矣'란 말이다. 공자가 말하기를 본인이 추구하는 도를 깨달으면 죽어도 좋다는 얘기다. 그만큼 구도정신에 투철한 분들을 만나기도 했다.

우리나라 전통의학과 그에 관련된 사람들도 알게 됐다. 그 중 한분이 아직도 활동하고 있는 유태우 박사다. 비록 나는 서양의학자이지만 우리나라의 전통의학이나 관련 보건계에 종사하는 사람들에게도 관심을 넓히게 됐다.

병은 의사가 고치는 것이 아니다. 서양의학의 시조 히포크라테스도 병은 사람이 본래 가지고 있는 자연치유력을 북돋아서 건강하게 만들어야 한다고 했다. 참 옳은 얘기다.

〈16〉 전통의학과 나 ②

동의보감에서도 精.氣.神을 강조한다. 히포크라테스도 대부분의 병은 섭생을 잘못해서 생기기 때문에 정신적으로 수양을 하고 음식을 바로 먹는 섭생을 통해 병을 다스려야한다고 했다.

그것이 바로 서양의학의 시조 히포크라테스가 강조한 自然治癒力이다.

요즘 생활습관병이 늘고 있다고 한다. 생활습관을 잘못 다스려서 생긴 병은 의사가 아니라 개인 섭생에 변화를 주고 고쳐나가야 한다. 그것이 바로 고혈압, 당뇨병, 심장병과 같은 이른바 성인병(생활불활발병)이다.

아무리 의학이 발달해도 모든 병을 다 고치거나 예방할 수는 없다. 고혈압이나 당뇨환자가 늘고 있지만 서양의학이 근본적으로 고혈압이나 당뇨병을 고친다는 얘기는 아직 없다.

그러다 보니 오랫동안 관심을 갖지 못했던 전통적인 건강관리법이 각광을 받고 전통의학이나 침구도 관심을 끌고 있다. 병은 여러 가지 조건이 부합돼 생겨나는 다변수 현상이고 이를 예방하고 치료하기 위해서는 여러 가지 섭생을 개선해야만 가능하다.

과학만능주의에 빠져 단편적인 서양의학적 처치에만 치우치다보니 성인병이 줄지 않고 의료비만 늘고 있다.

미국이 아무리 부유한 나라라지만 더 이상 병원에 쓰이는 의료비를 감당하기는 힘들 것이다. 미국의 GNP에서 의료비가 차지하는 비율은 15%가 넘는다.

우리나라도 노인들의 의료이용률이 급격하게 올라가고 있

다. 점점 더 감당하기 어려워질 것이다. 그런 의미에서 전통적 건강관리법에 더욱 관심을 쏟아야한다고 본다.

최근 큰 문제가 되고 있는 비만이나 고혈압환자를 병원이 어떻게 관리할 수 있겠는가? 소식하고 요기하는 차원에서 식사를 관리하고 약을 올바로 쓰는 것이 정도다.

그런 의미에서 내가 보건대학원에 있었던 것을 인연으로 알게 된 대구한의과대학교 명예총장인 변정환 박사가 생각난다. 그 분은 하루 한 끼만 고집하는 1일1식주의자다. 유태우 박사는 약과 함께 침구에 의해 건강을 다스려야한다고 주장한다.

다 맞는 말이다. 요즘 문제가 되고 있는 한의사들의 현대의료기기 이용문제뿐만 아니라 전통적인 침구법에도 더욱 관심을 가져야 한다. 확실히 현대의학의 돌파구는 서양이 아니라 동양의 전통의학에서 찾을 수밖에 없을 것이다. 약과 함께 침구법도 다양하게 널리 보편화시켜야 하리라 믿는다.

〈17〉 肉食해야 장수한다

요새는 중년 이후에 보다 나은 건강관리를 위해 고기보다는 생선을 많이 먹고 채식의 비율을 높여야 한다는 얘기들이 많다. 유식하게 말해서 육식 위주의 식사보다는 지중해식 식사관리를 해서 생선이나 해물의 비중을 높여야 한다고들 한다.

더 나아가 일본사람들이 세계적으로 장수하는 원인은 고기보다는 생선을 많이 먹기 때문에 얻어진 결과라고 말한다.

결론적으로 말한다면 이런 얘기는 과학적으로 부합되지 않는다. 특히 우리나라 같이 고기를 많이 먹지 못했던 나라에선 맞는 얘기가 아니다. 물론 육식을 많이 하면 지방도 많이 먹고 따라서 고지혈증이나 고혈압 같은 대사증후군을 유발한다고 말하지만, 이것도 100% 따라야 할 과학적 지식은 아니다.

고기를 구워먹고 삼겹살을 많이 먹는 경우에 동물성지방의 섭취량이 늘어나는 것은 사실이다. 그러나 우리들이 나쁘다고만 말하는 콜레스테롤이 우리 몸 안에서 나쁜 역할만 하는 것은 아니다. 남자의 정액이나 호르몬 같은 중년 이후에 부족 되기 쉬운 체액의 주성분이 바로 많은 사람들이 나쁘게 생각하는 콜레스테롤이다.

일본에 가면 세계적으로 자랑하는 동경도립노인병연구소가 있다. 오래된 얘기지만 WHO의 주선으로 이곳을 두 번 방문해서 관계자들과 얘기를 나눈 적이 있다. 일본사람들이 장수하기 시작한 가장 큰 이유로 1890년대 이후 소와 돼지고기를 먹기 시작하면서부터라는 것을 전문가들은 솔직하게 시인했다.

일본은 명치유신 전에는 소나 돼지의 고기를 먹지 않았다. 우유도 보통사람들은 먹지 않았다. 그 후 세계화가 추진되면서 고기를 많이 먹기 시작하고 평균수명도 늘어나고 장수화가 급격하게 추진됐다는 것이 전문가들의 솔직한 얘기였다

일본에 유학한 사람들이 1년이나 2년쯤 지나 한국에 돌아오면 걸리는 병이 폐결핵과 각기병이었다. 고기를 먹지 못했기에 결핵에 잘 걸리고 역시 육식을 못했던 일본사람들의 식습관 때문에 팔다리가 붓고 부종이 생겨 생명까지 위협을 받았던 영양실조가 바로 각기병이다.

요새도 설사를 많이 해서 탈수상태로 병원에 가면 링거주사를 맞는다. 여기에 노란 앰플 주사액을 첨가시키는데 이것이 비타민B1, 즉 지아민이다.

미국도 20세기 초까지는 펠라그라도 많았고 각기병이 가난한 사람들 사이에서 흔했다. 특히 가정주부들에게 많았던 것은 돈을 버는 남자들에겐 고기를 먹였지만 어려운 가정의 여자들은 대개 고기를 적게 먹었기에 펠라그라나 각기병에 잘 걸렸다.

매일 하루 세 끼의 육식을 하는 사람들이라면 모르지만 중년 이후에도 가끔 고기를 먹는 사람들에게는 권장해야할 식품이 바로 고기다.

사람에 따라 먹는 음식도 다를 수 있다. 그러나 우리나라에

선 앞으로도 90% 이상의 사람들이 육식을 많이 해야 한다는 사실을 일깨우고 싶다. 채식이나 지중해식 식사를 덮어놓고 강조하는 것은 좋은 건강교육이 될 수 없다. 다이어트를 위해서도 밥의 분량은 줄이되 육식은 권장돼야 한다.

〈18〉花柳病

사람의 힘으로 이 지구상에서 완전히 박멸시킨 대표적인 질병이 천연두이다. 천연두는 영어로 쓰면 흉터자국이 작게 많이 나온다는 의미에서 smallpox라고 한다. 그러나 이에 대칭적으로 매독을 큰마마라고 해서 영어로는 greatpox라고도 한다. 쉽게 말하면 성병도 비너스의 여신을 잘못 건드려서 걸린 병이라고 해서 Venereal disease라고 하는데 지금도 약자로 VD라고 쓴다.

우리나라에서도 일제시대나 6.25전까지는 페니실린이 없어서 606호를 매독의 치료약으로 써왔다. 606호란 606회 실험한 결과 매독균을 억제할 수 있는 화학물질이 생겨났다고 붙인 말이다. 실제로는 맹독성의 비소제이다.

내가 어렸을 때 본 기억을 더듬어 보면 매독 때문에 코가 떨어지거나 없어진 사람들을 본 기억이 있다. 요새로 말하면 사창가에 드나들어서 잘 걸리는 점잖지 않은 질병이라고 해서 花柳病이라고 써왔고 지금도 이런 말을 쓰는 사람이 더러 있다.

1929년에 플레밍이 페니실린을 발견하고 2차 대전 중 대량생산에 성공해서 이 병은 특효약을 갖게 됐다. 곰팡이에서 얻어낸 부산물인 페니실린을 써서 2차 대전 중 영국수상 처칠이 걸린 폐렴에도 특효를 발휘했고 2차 대전 이후 전 세계로 퍼져 나갔다.

지금은 완전히 철조망이 쳐져서 민간차원의 남북교류가 거의 없어졌지만 6.25전까지는 남북 간의 밀무역이 꽤 있었다. 북쪽에서 잘 잡히는 명태를 말린 북어를 남쪽으로 보내고 남쪽에서는 북쪽에서는 거의 찾아보기 어려웠던 페니실린을 보냈다는 뒷얘기도 들은 바가 있다.

물론 성병이 다 없어진 것은 아니다. 매독이나 임질 같은 전형적인 성병이 없어진 대신 여러 가지 잡균 때문에 남자나 여자의 성기에 기생하는 성병들은 아직도 많이 발견되고 있다. 그러나 매독에 걸리면 코가 떨어지고 큰마마가 온몸에 생겨나 죽거나 뇌 조직에 뇌매독이 발생하는 경우는 거의 없다.

매독이나 임질에 대한 예방주사는 없다. 솔직하게 말한다면 사람을 포함한 모든 생물은 생존을 위해 영양을 공급받고 그리고는 종족보존을 위해 성관계를 맺는다.

나라에 따라 좀 다르지만 성매매를 공개적으로 허용하는 나라도 많다. 그러나 모든 나라가 성병관리를 위해 사전에 성병검진을 철저히 하고 치료를 국가적으로 해주는 경우가 많다.

우리나라는 한때 심혈을 기울였던 성병관리사업보다는 성매매를 단속하는 데 신경을 많이 쓰는 것 같다. 아직도 우리나라는 성도덕이나 윤리문제에 엄격한 것 같다. 옛날 얘기지만 한때 미군부대 주변에 양색시들로부터 성병에 잘 걸린다는 미군들 불평을 가라앉히기 위해서 동두천과 의정부 그리고 용산에 성병관리시설을 운영하기도 했다.

세월이 흐르면 사람 생각도 달라지겠지만 이제는 큰마마에 걸려 코가 떨어진다는 얘기는 옛말이 된 것 같다. 다행한 얘기다.

〈19〉 콜레라

지난 여름에는 통영과 광주 그리고 부산에서 콜레라환자가 발생해서 방역당국을 크게 긴장시켰다.

내가 1957년에 서울대학교 의과대학 예방의학조교가 됐을 때도 보건당국을 긴장시키는 가장 중요한 전염병이 콜레라였다. 콜레라, 장티푸스, 파라티푸스, 이질 같은 전염병은 물이나 먹는 음식을 통해서 전파되는 이른바 수인성전염병으로서 물과 음식을 깨끗이 해서 먹으면 생겨나지 않는 후진국형전염병이다.

공식적으로 우리나라에 콜레라가 들어와서 많은 사람들을 희생시켰던 것은 세계적인 콜레라 유행의 여파였다. 인도에서 중국을 거쳐 우리나라에도 많은 희생자를 냈던 사실은 순조실록에도 나오고 1821~1822년에 이 병에 걸려 수많은 사람들이 희생되기도 했다. 1823년에는 일본에도 콜레라가 돌아서 많은 사람들이 희생된 범세계적 유행을 자주 일으킨 병이다.

서양의 역사에 가장 무서운 전염병으로 기록된 병은 흑사병과 콜레라다. 오늘날 우리가 쓰고 있는 검역이라는 말도 이 전염병의 유행과 관련이 있다. 영어로 말하면 검역은 quarantine 이다. 직역해서 말하면 40일간의 교통차단이다. 서양에선 예로부터 아무리 무서운 역질이나 불행도 40일이 지나면 사라진다고 믿었다.

우리나라도 5.16혁명 이후 부산에서 콜레라가 돌자 최대 잠복기간인 5일 동안 교통을 차단하고 기차를 타고 온 사람들도 학교에 수용시켜서 5일 동안 격리시켰던 적이 있다.

영국에서도 존 슬로의 '고전역인전염병추적조사'에서 나오듯 옛날에는 대개 더러운 물을 통해서 많이 전파됐다. 따라서 콜레라의 오염된 물을 마시는 사람들은 빈부와 귀천을 가리지 않고 이 병에 걸려서 공포의 대상이 됐다.

지금은 마시는 수돗물을 통해서 전파될 가능성은 거의 없다. 그저 바닷물 속에 살아있던 콜레라균이 깨끗하지 못한 음식을 통해 우리 몸에 들어왔을 때 발생하고 있다. 그런 의미에서 본다면 옛날에 우리가 무서워했던 콜레라와 오늘날 우리가 겪는 콜레라는 조금 다르다.

세월이 지나면 병에 대한 인식도 달라지고 그 위험도나 경·중도 달라질 수밖에 없다. 이제 와서는 너무 두려워할 전염병은 아니다. 예방주사도 있고 며칠 동안 항생제만 쓰면 깨끗이 나을 수 있는 병이다. 콜레라 환자가 잘 익히지 않은 음식이나 생선을 먹고 걸렸다고 해서 우리나라 전역에 몇천명씩 발생할 가능성은 없다. 물론 날씨가 덥고 마시는 물이나 음식이 깨끗하지 못한 나라에선 아직도 세계보건기구가 이 병을 막기 위해 콜레라 예방센터를 운영하고 있다.

그러나 걸려도 좀처럼 찾아내기 힘들고 확실한 치료법도 없는 '메르스'에 비한다면 크게 두려워할 필요는 없다. 기본적인 식품위생에 힘쓰고 우리들의 식습관을 고쳐나가면 될 것이다. 자라 보고 놀랐다고 솥뚜껑 보고 놀랄 필요는 없다.

⟨20⟩ 뇌하수체 이식수술과 강정법

해방 이후 서울의 청계천 거리에 나가면 흔히 볼 수 있는 것이 약장수들이었다. 그중에서도 완전히 말린 수컷물개의 성기 즉 해구신이 유명했다. 예나 지금이나 변강쇠 못지않는 정력을 추구하는 사람들이 많다. 그런 중년 이후의 욕구를 충족시키기 위해 많은 약장수들이 해구신을 팔았고 인기도 높았다.

6.25 후에도 어렵게 외국여행에 나선 돈 많은 사람들이 홍콩이나 마카오를 들러 사오는 것이 해구신이었다.

동서양을 막론하고 한때 같거나 비슷한 것은 같거나 비슷한 병을 고친다는 이른바 동종요법이 유행했다. 물개는 집단을 이뤄 생활하는데 수컷은 대개 정력이 세서 하루에도 두 세 번 씩 암컷을 갈아가며 오랫동안 성생활을 즐기기 때문에 이런 물개의 성기를 말린 해구신이 중년남자들에게도 약효가 있다는 얘기였다.

이제와선 모두 부정하지만 6.25 후에도 건강에 좋고 중년이후의 남자들에게 특효가 있다고 작은 의원에서는 뇌하수체이식수술을 해줬다. 동물의 신선한 뇌하수체를 적출해서 사람의 조직에 이식시키면 일시적이지만 건강도 좋아지고 정력도 향상된다는 생각에서 유래됐다. 태반주사도 인기를 끌었지만 부작용 때문에 유효성분만을 추출해서 쓰는 경우가 많아졌다.

6.25 전에 서울대학교 의과대학에 있었던 김봉한 교수가 이북에 가서 혈액이나 임파선 같은 또 다른 체액이 존재한다는 주장을 해서 많은 사람들의 관심을 끈 적도 있다.

확실히 사람의 성생활은 나이를 먹어서도 중요한 역할을 한다. 요새 보편화되고 있는 비아그라 같은 약은 국소적으로 남자의 성기에 분포돼 있는 혈관을 확장시켜 성기능을 향상시키는 것도 사실이다. 여자들에게도 인기가 많은 호르몬요법 같이 남자들에게도 성호르몬이나 성장호르몬을 써서 효과를 보는 사람들도 있다. 더 나아가 수술적인 방법으로 교통사고나 당뇨병 같은 좋지 않은 병 때문에 성기능을 잃은 사람들에게 남녀관계를 할 수 있는 수술법도 생겨났다.

확실히 인간의 성생활은 동물과 좀 다르다. 동물과 달리 종족보존을 위한 생식기능을 위한 성생활이란 차원에서 더 나아가 남녀 간에 애정을 확인하고 부부간에 정신적 안정을 위해 사람은 성생활을 계속하기를 바란다.

이제는 뇌하수체이식수술이나 해구신 같은 과학적으로 받아들일 수 없고 위험한 부작용을 찾을 생각은 버려야겠다. 그러나 건전한 부부관계와 성생활을 위해 본인에게 맞는 호르몬요법이나 최음제는 올바로 선택해서 이용해야겠다.

인간은 동물과 다르다. 장수에도 영향을 끼친다. 자기에 맞는 중년 이후의 성생활과 이를 위한 건강관리가 보편화되는 것이 바람직하다. 외국의 장수촌에 가 봐도 오래 사는 사람들은 오래도록 성생활을 즐긴다. 나이 들었다고 성생활을 기피할 필요는 전혀 없다는 것을 말하고 싶다.

〈21〉 위암과 자궁암

중국의학의 역사를 보면 황제내경과 신농본초경이 꼭 나온다. 전설적인 얘기지만 황제와 신농씨에 의해 의학과 약학의 뿌리가 수립됐다는 얘기다. 서양의학에서도 의학의 기초를 다졌다는 히포크라테스가 꼭 나온다. 사람의 병과 건강문제는 타고난 자연치유력을 키워서 해결해야 한다는 것이 그의 주장이었다. 그러나 이런 자연친화적인 전통은 근대 이후 서양을 휩쓴 실험의학에 의해 무너졌다. 프랑스의 생리학자 클로드 베르나르가 쓴 「실험의학서설」에서 보듯이 모든 병과 치료는 유물론적 차원에서 검증되고 재평가됐다. 로버트 코흐가 재창한 바와 같이 모든 질병이나 치료법은 본인뿐만 아니라 많은 사람들의 추적연구를 통해 인정받지 못하면 과학적인 사실로 받아들이지 않았다.

　19세기말에 스페인과의 전쟁에서 미국을 가장 힘들게 만든 것은 황열이었다. 당시에는 황열을 일으키는 병원체가 모기를 통해 전염되는 세균보다도 작은 여과성병원체인 바이러스 때문에 생겨난다는 사실을 몰랐다. 그러나 수많은 역학조사를 통해 미국의 의사 월터 리드는 이 병이 모기를 통해 매개된다는 사실을 밝혀냈다.

　암도 마찬가지다. 수많은 미생물학자들이 실험을 해봤지만 암을 일으키는 병원체를 밝혀내지 못했다. 여러 가지 독극물로도 특별한 암을 유발하는 데는 성공하지 못했다. 특별한 화학물질 때문에 특별한 암을 만들 수 있는 경우는 있었지만 사람들이 앓는 대부분 암의 발병인자는 밝혀내지 못했다. 따라서 과학지상주의의 서양의학에서도 근본원인이 없는 위험인자나 유발요인이라는 애매한 말이 생겨났다. 너무 짜게 먹으면 위암이 잘 생기고 성생활이 깨끗하지 못하면 자궁암이 발생한다고 했다.

　그러나 21세기에 접어들자 이런 얘기도 바뀌고 있다. 위암 발생에 헬리코박터균이 결정적인 역할을 하고 여자들의 자궁 경부암 발생에 파필로마라는 바이러스가 밝혀져 이제는 이 바이러스의 병폐를 막기 위해 미혼여성들에게 예방주사를 맞게 하는 것이 보편화 됐다.

세월이 지나면 많은 것이 바뀌는 것 같다. 내가 예방의학을 공부하기 시작할 때는 너무 어려서부터 남녀관계를 시작하고 성생활이 문란하면 자궁경부암이 생겨난다고 해서 성생활의 위생을 강조했다. 짜고 매운 음식을 먹으면 위암에 잘 걸린다는 이론도 점차 영향력을 잃고 있다. 위암이나 위궤양을 유발하는 헬리코박터균을 없애자는 얘기가 많다. 참 많이 변했다. 머지않아 고혈압을 유발하는 발병물질이나 원인을 밝혀낼 수 있는 시대가 올지도 모른다.

종교적인 신념을 뺀다면 우리들이 믿었던 과학적 진리나 원칙도 바뀌어 나갈 수밖에 없을 것이다. 어제의 건강수칙이 오늘이나 내일에는 무용지물이 돼 버릴 수도 있을 것이다. 우리들의 건강관리는 긴 안목으로 볼 필요가 있다고 생각한다.

〈22〉 간염

요새는 간이 나빠서 간경변증이나 간암으로 생을 마치는 분들이 많다. 이런 간경병증이나 간암을 유발하는 데 전제조건이 간염이다. 간염에 걸리고 나면 빠르면 5년, 늦으면 10년이나 20년 후에 간이 굳어지고 간암이 생겨나서 죽는 경우가 흔하다. 중년이후에 가장 두려운 암이 바로 간암이다.

이런 간암을 예방하기 위해선 간염에 걸리지 않도록 하고 걸리게 되면 관리를 잘해서 암이 되지 않도록 해야 한다. 술을 많이 먹어서 생겨나는 알코올성 간염을 막기 위해선 알코올 섭취량을 줄여야 한다.

그러나 사람과 사람 사이에 옮겨지는 감염성 간염에는 현재 A형과 B형 그리고 C형이 문제된다.

30년이나 40년 전에는 더러운 음식이나 물을 통해서 전염되는 A형간염이 흔했다. 하지만 이런 A형간염은 다행히도 간암으로 발전되는 경우는 많지 않다. 또한 어려서 걸리기 때문에 큰 사회적 문제가 되지도 않았다.

그러나 B형간염은 얘기가 좀 다르다. 어머니가 B형간염 보균자라면 임신 중 태반을 통해 태아에게 감염시켜서 본인도 모르게 B형간염보균자가 되고 중장년층이 되면 만성간염에서 간경변증 그리고 간암으로 발전돼 여생을 마치는 경우가 많았다. 하지만 B형간염도 예방주사가 생겨나서 점차 줄어들고 있다. 어렸을 때 B형간염 주사를 맞거나 임신이 되기 전에 젊은 여성들에게 주사 맞도록 권고하고 있다.

그러나 C형간염의 경우는 문제가 다르다. 대개 90% 이상이 더러운 주사바늘을 통해 전염된다.

30년이나 40년 전에는 길거리에서 예방주사를 맞게 하거나 여러 사람에게 주사바늘도 바꾸지 않고 접종시켰다. 나쁘게 말하면 이런 불결한 예방접종은 C형간염을 옮기는 가장 좋은 조건이었다.

그러나 이제는 그런 경우는 거의 없다. 1회용 예방주사기가 보편화돼 그런 걱정은 없어졌다. 하지만 아직도 작은 병원에서는 재활용을 하는 경우가 꽤 있는 것 같다.

이제 간장병도 개인의 사생활이나 개인위생의 차원에서 벗어나고 있다. 병원이나 의료기관에서 신경을 써서 재활용하지 말고 주사바늘은 반드시 한 번 쓰고 버려야 한다.

술을 많이 먹어서 생겨나는 알코올성간염도 조심해야 한다. 요새 와인이 좋다는 사람들이 많다. 그러나 와인도 술이다. 와인을 즐겨 마시는 이탈리아와 프랑스에서는 알코올성간염환자가 늘어나 간암이 많이 발생하고 있다. 우리나라도 이런 전철을 밟지 않으려면 술을 줄여야 한다. 와인도 술이라는 사실을 다시 한 번 강조하고 싶다.

⟨23⟩ 식중독이 바뀌고 있다

미국의 보건대학원에선 정부나 민간단체에서 10년이나 20년 동안 보건사업에 직접 활동한 사람들이 고위직을 맡게 되면 1년 내지 2년 동안 학비를 받아 보건학 석사과정을 밟도록 돕는다.

보건학 석사과정은 다른 대학원과는 달리 집중적으로 보건분야의 여러 공부를 시킨다. 대개 나이를 먹어서 대학원에 진학하기 때문에 그중 가장 어려워하는 분야가 보건통계학이었다. 쉽게 말하면 보건학 입문 또는 개론 같은 것이다.

그런데 대부분의 보건대학원에서 반드시 읽으라는 보건학개론 관련 책들이 몇권 있다. 미생물학자로 활동했던 르네 듀보가 쓴 「건강이라는 환상」도 그중 하나다. 르네 듀보는 그의 전공인 미생물학에서도 여러 가지 업적을 쌓았지만 생태학자 내지 문명비평가로서 많은 책을 쓰고 영향을 줬다. 그는 전염병을 일으키는 여러 가지 세균과 바이러스에 대한 질병사 내지 문명사적 분석을 많이 했다. 로버트 코호 시대엔 미생물학의 연구대상은 세균이었다. 인간이 직접 관리하고 여러 세균학자들에 의해 천연두, 콜레라, 장티푸스 같은 병들이 해결의 실마리를 찾게 됐다.

그러나 당시의 과학기술로는 세균보다 훨씬 작은 바이러스의 존재를 밝혀내지는 못했다. 대개 예방주사를 통해 사람들에게 면역력을 높여줘서 전염병을 없애도록 힘썼다. 그러나 20세기에 접어들면서 세균보다 훨씬 작고 사람의 세포에 기생해서 전파되는 바이러스 때문에 많은 전염병이 생겨난다는 사실도 밝혀졌다. 이러한 학문적 발전과 함께 우리들이 관심을 가져야할 전염병의 폭도 넓어졌다.

내가 어렸을 때 여름이면 반드시 한두 번 걸렸던 토사곽란은 대개 독소형 식중독이었다. 깨끗하지 못한 음식 속에서 자라는 포도상구균이 배출한 장독소 때문에 많이 생겨났다. 그러나 깨끗한 음식을 먹는 데도 식중독이 생겨나는 경우가 꽤 있다. 학교급식에서 자주 발생하는 식중독은 고전적인 포도상구균의 장독소 때문에 생겨나는 식중독보다는 바이러스의 일종인 여과성병원체 때문에 생겨나는 경우가 늘어나고 있다.

옛말에도 한 가지 문제가 해결되면 또 다른 문제가 생겨난다고 했다. 천연두처럼 예방주사로 박멸시킨 경우는 드물다. 엔테로 바이러스에 의한 식품감염이 우리나라에서도 점차 늘어나고 있다. 이런 병도 역시 음식을 위생적으로 관리하면 예방할 수 있다. 그러나 긴 안목에서 봤을 때 바이러스에 의한 감염병은 사람뿐만 아니라 우리들이 사는 환경과 생태계를 아울러 다뤄야만 해결될 수 있을 것이다. 세상은 참 빨리 바뀌고 있다.

〈24〉 열대의학과 말라리아 이야기

나는 서울대학교 의과대학을 나오고 정년이 될 때까지 의과대학과 보건대학원에서 보건학에 관련된 강의를 해왔다. 운이 좋아 조교가 된 지 2년 만에 미국의 미네소타주립대학교 보건대학원에서 석사과정을 마쳤다. 그후 다시 미국에 가서 하바드대학교 보건대학원에서 일년동안 공부했다.

아직도 미국에서 나오는 예방의학과 보건학에 관련된 교과서로는 이미 작고한 맥시 교수가 쓴「예방의학과 보건학」이 있다. 그런데 원래 이 책이 처음 나왔을 때에는 오늘날의 제목과는 달리「예방의학과 위생학」이라는 제목이었다.

또한 미국을 위시해서 영국이나 유럽의 보건대학원을 가보면 오늘날에는 보건대학원이라 부르지만 원래 명칭은 대개 위생학과 열대의학대학원이라고 했다. 그 정치적 배경을 보면 유럽의 식민지 정책과도 밀접한 관계가 있다. 18세기 말 영국과 프랑스, 독일 등 유럽 국가는 아프리카와 아시아에 식민지를 갖게 됐다. 이런 아프리카와 아시아의 식민지는 일반적으로 위생상태가 좋지 않았다. 또한 열대지방인 경우가 대부분이었다. 그러다보니 식민지에 파견되는 자국민의 건강문제를 다루기 위한 열대의학이란 새로운 분야가 생겨났다. 오늘날에 말라리아나 한센병이 전형적인 열대병으로 다뤄졌다.

우리나라도 보건사회부 산하에 WHO의 지원을 받아 말라리아 박멸팀이 있었다. 이제 말라리아는 우리나라에서 사라졌다. 단지 북쪽과 대치하고 있는 전방에서 말라리아가 도는 경우가 종종 있다. 유럽에선 이런 말라리아뿐만 아니라 콜레라, 장티푸스까지 열대병으로 간주해서 대책을 세워왔다.

엄격히 말하면 열대의학이나 열대병이란 말은 유럽의 식민지 정책에 따른 현실적 요구에 따라 생겨난 것이다. 좀 듣기 거북하지만 열대의학은 식민지를 다스리기 위한 식민지의학이었다고 봐도 틀림이 없다. 이제는 노벨과학상을 많이 배출하고 있는 일본도 후지까와 유가 쓴 「日本疾病史」를 보면 18세기까지 일본에서 가장 무서운 전염병은 말라리아였고 1880년대 중반까지도 콜레라가 돌고 장티푸스 때문에 많은 사람이 죽었다.

우리나라도 제중원이 생기고 알렌이 서양의학을 도입하기 시작했던 19세기 후반에는 학질이라고 해서 많은 사람들이 한여름에 말라리아에 걸려 희생되었고 콜레라나 장티푸스가 주기적으로 유행해서 사회적 문제가 되었다. 오늘날 서대문병원이 된 옛 順化병원은 19세기말부터 전염병환자의 격리를 위한 피병막 구실을 했다. 이제는 이런 병들을 흔히 고전적 전염병이라 한다. 참 격세지감이 크다.

〈25〉 비만은 빈곤병이다

내가 의과대학을 나와 대학에서 조교생활을 할 때 얘기다. 매년 어린이날에 맞춰 우량아 선발대회가 있었다. 어린이용품과 약을 생산하는 회사들이 지원하고 소아과전문의들이 심사해 전국에서 뽑힌 어린이들에게는 상품과 상금이 주어졌다. 신문들은 앞 다퉈 우량아들의 사진을 크게 실었고 화제의 대상이 되기도 했다. 이렇게 선발된 어린이들은 토실토실하고 탐스러웠다. 그러나 오늘날의 기준으로 보면 과체중에 너무 살찐 비만이다. 뚱뚱한 사람이 거리에 나타나면 풍채가 좋은 마카오 신사라고 했다. 하나같이 이들은 배가 나오고 풍채도 좋고 윤기가 흘렀다.

어느 나라나 가난한 나라에선 뚱뚱한 사람을 부러워한다. 먹고 싶을 만큼 음식을 넉넉히 먹어야 뚱뚱해지고 이렇게 축척된 지방은 무서운 전염병이나 기근에 대비할 수 있었다. 이

단계를 어렵게 말하면 절대빈곤의 시대라고 한다.

이 단계에서 좀 발전하면 음식의 질에 관련된 얘기가 나온다. 우리나라에서도 시골처녀들은 쌀 한말을 먹고 시집가면 유복한 집안의 처자였다고 하던 때도 있었다. 쌀은 없고 잡곡과 산나물로 배를 채우게 되는 시절이 되면 점차 배가 나오는 사람들이 늘어난다. 이때 생겨난 영양실조가 각기병과 펠라그라 같은 것들이다.

미국에서도 19세기 말까지 남부에 가면 흑인가정에 펠라그라가 많았고 일본에선 20세기 초까지 각기병이 흔했다. 모두 비타민 부족이지만 어렵게 말해서 고급식품을 먹지 못해서 생겨나는 병들이다. 이 시기를 상대적 빈곤의 시대라고 부르기도 한다. 배불리 먹기는 하지만 고기나 생선 같은 비싼 음식은 못 먹어서 영양결핍이 생겨나는 시절이다.

우리나라는 40~50년 전까지만 해도 쌀밥을 먹을 수 있는 사람들이 드물었다. 고기는 추석이나 설을 앞두고 어쩌다 먹었다. 아직도 그런 식습관이 남아서 산나물에 잡곡밥을 좋아하고 그게 건강식이라고 착각하는 사람들이 많다.

소고기나 돼지고기 닭고기 같은 육류는 산성식품이라고 해서 기피하고 채소만이 알카리성 식품이라 믿어 경제적 여유가 있어도 육류 섭취를 하지 않는 사람들도 있다. 그러나 당질식품 위주의 채식은 건강에 좋지 않다. 특별히 고지혈증이나 고혈압 같은 병이 없는 한 지방도 먹어야한다. 상대적 빈곤시대의 잔재라 할 수 있는 지나친 채식찬양은 더 이상 하지 말아야겠다. 일반사람들이 고기를 먹기 시작한 게 몇 해나 됐는가? 우리나라 보통사람들은 채소와 함께 고기를 많이 먹어야겠다. 확실히 오늘날 비만은 상대적 빈곤병이다. 세월 따라 식습관도 고쳐나가야 한다.

〈26〉 정신건강을 위한 명상법

1959년에 미국의 미네소타주립대학교 보건대학원에서 보건학 석사과정을 받던 시절, 같은 보건학 전공 학생이라도 의사들은 반드시 정신보건과 보건영양을 수강하도록 했다. 당시에는 우리나라 어린이들의 영양상태가 좋지 않았다. UNICEF의 영양전문가들은 우리나라 어린이들의 단백질이나 칼슘 부족을 막기 위해 멸치를 볶아서 가루로 만들어 쌀죽에 섞어 먹이도록 권고하기도 했다. 그만치 어린이들의 영양상태가 좋지 않았다.

그러나 상대적으로 정신병환자는 많지 않았다. 그 당시에도 미국에는 각 주마다 수많은 정신병원이 있어서 정신병자들이 입원, 치료하는 곳들이 흔했다. 하지만 우리나라는 청량리 정신병원과 서울대학병원의 정신병동이 있을 뿐이었다.

어느 날 강의 시간에 정신보건학교수가 정신병자가 많아야 선진국가가 된다고 했다. 세상이 좋아 질수록 정신병자는 늘어난다는 것이다. 이런 수많은 정신병은 의사의 노력만으로는 해결되지 않으며, 종교의 힘, 사회사업단체의 협조도 구해야 한다고 했다. 모두 다 새로운 얘기였다.

그중 기억에 남는 것이 정신건강에 명상법이 좋다는 것이었다. 우리나라나 일본 그리고 인도에 가면 절에서 참선을 많이 한다. 명상법은 이런 참선법에서 종교적인 색채를 뺀 것이라고 볼 수 있다.

근래 일본에서도 이 명상법이 크게 인기를 끌고 있다. 여러 가지 잡념이나 불안과 스트레스를 없애는데 명상을 하면 아무런 약 없이 정신건강을 되찾을 수 있다는 얘기다.

첫째로 우선 똑바로 앉는다. 절에서 참선을 할 때와 같이 가부좌를 할 필요는 없다. 의자에 앉는다면 다리를 꼬지 말고 의자에 기대지도 말라.

두 번째로는 눈을 감고 세 번째로는 조용히 호흡을 하되 잡념을 없애기 위해 모든 생각을 버리고 자기 호흡에 정신을 집중한다. 이렇게 해서 최소한 3분은 명상해야 한다. 이 명상법으로 노이로제와 스트레스로부터 벗어날 수 있다고 일본의 정신과 의사들은 강력하게 추천하고 있다.

세상살이는 고민과 스트레스로 얼룩질 경우가 많다. 가능하다면 하루에 아침, 저녁으로 이렇게 명상을 하면 잠도 잘 오고 혈압도 정상으로 되돌아가며 쓸데없는 잡념에서 벗어날 수 있다는 얘기이다.

요새 절에 가서 템플 스테이를 하는 사람들이 많다. 이 중 가장 중요한 것은 참선이다. 이런 참선에서 종교적인 색깔을 뺀 것이 바로 명상법이다. 중년 이후 마음에서 생겨나 육체에 나타나는 이른바 심신병 예방이나 치료에 도움이 될 수 있을 것이다.

〈27〉 병원을 너무 좋아하지 말라

요새는 세상이 좋아져서 건강보험의 혜택을 보는 노인들이 많다. 몸이 아프면 병원을 찾아 약을 먹고 입원도 한다. 병원을 찾는 환자들의 비중이 늘어나 병실 배정을 받지 못해 응급실이나 특실에서 며칠 씩 기다리는 사람들도 있다.

병원도 건강보험 덕을 많이 본다. 과거에는 의료비를 제대로 낼 수 있는 사람들이 많지 않아서 병실이 제대로 차지 못했던 경우도 있었다. 이제 그런 얘기는 옛말이 됐고 대형의료기관의 전성시대에 접어들었다. 나쁘게 말하면 병원도 의료수요를 늘리기 위해 여러 가지 검사를 많이 하고 치료를 해서 수입을 늘린다는 얘기다.

보건경제학자들의 표현에 의하면 이러한 의료수요의 증가는 두 가지 측면에서 보게 된다. 건강보험 때문에 의료비의 자기부담이 줄어들어 의료소비자들의 희망에 따라 병원이용이 늘어나는 경우와 값비싼 치료법을 쓰는 병원들의 의료수요 창출이 문제된다.

이런 현상이 계속되면 국가적으로도 부담이 돼서 국민경제나 사회적 발전에 좋지 않은 영향을 끼칠 수 있다. 다시 말하면 너무 병원을 자주 이용하고 값비싼 치료를 받다보면 그 나라는 자원의 배분에 문제가 생기고 국가적으로 손해를 본다는 얘기다.

물론 환자의 입장에서 봤을 땐 병이 생겨나면 그에 대한 최선의 치료를 받길 원한다. 그러나 원래 사람의 병은 약이나 입원치료로 효과를 보는 경우는 많지 않다.

일본의 저명한 내과의사가 말한 바와 같이 사람의 병은 반

이상이 아무런 약도 먹지 않고 치료를 받지 않더라도 때가 되면 자연적으로 치유되고 의사의 도움을 받아 치료를 받아도 그 반 정도는 별로 큰 효과를 거둘 수 없다고 했다. 맞는 얘기다. 의사가 신도 아니고 병원이 병을 고쳐주는 만능의 신도 아니다. 쓸데없이 사소한 병으로 병원을 드나들면 고달픈 경험만을 쌓기 쉽다.

미국은 이미 GNP의 18%를 병원에 쏟아 넣고 일본도 10%가 넘었다. 우리나라도 이런 추세로 간다면 머지않아 미국이나 일본같이 병원에 내는 의료비 때문에 사회적 발전이 저해 받게 될 것이다.

이런 문제를 줄이기 위해서는 작은 의원이나 약국을 활용하고 보완의학이나 대체의학을 활성화시켜야 할 것이다. 미국 같은 나라도 전통적인 병원 중심의 값비싼 의료수요를 줄이기 위해 과거에는 돌보지 않았던 침구사제도를 활성화 시키는 주가 많다.

일본은 중년 이후 늘어나는 정형외과 수요를 줄이기 위해 접골사를 활용하고 있다. 모두 우리나라에서도 눈여겨 봐야할 정책이며 제도라 본다.

⟨28⟩ 변정환 박사와 一日一食主義

우리나라는 여러 가지 종교가 많이 보편화돼 있다. 그 중에서도 불교 말고도 천주교와 기독교를 빼놓을 수 없다.

일본 우찌무라 간죠(內村)란 분은 세계적으로 이름을 날린 기독교 신학자지만 자기는 기독교 신자보다는 기독교를 믿지 않는 사람들을 더 많이 사귀고 있다고 했다.

작고한 김수환 추기경도 생전에 말씀한 바에 따르면 신부가 돼서도 농촌의 아늑한 정경에 빠져 당장 신부 옷을 벗고 가정을 갖고 살고 싶은 생각이 굴뚝같이 났던 일이 있었다고 한 적이 있었다.

아마 스님들도 비슷한 경우가 많았을 것이다. 신부나 스님들이 환속해서 가정을 갖고 자녀를 키우는 것은 제도권에서 봤을 때 확실히 이단이다. 한용운 선생도 부인을 두고 자식을 가진 것을 아직도 그렇게 좋지 않게 보는 사람들도 있다. 그것이 바로 정통 내지 정론과 이단으로 구분하는 기준이 되는 수가 많다.

그러나 세상사를 널리 보면 이런 정론과 이단을 오가는 삶을 사신 분도 꽤 있다. 그중 한 분이 서울대학교에서 해부학교수로 있다 말년에 체질침을 터득해서 크게 이름을 날린 이명복 교수이다.

대부분의 사람들이 하루에 세끼로 나눠 일일 삼식을 강조하고 일시적이지만 단식을 하게 되면 우리 몸의 영양소가 결핍돼 몸에 좋지 않은 결과를 초래한다고 강조한다.

이런 정설에 반하는 건강관리법을 써서 아주 건강하게 사시는 분이 있다. 그가 바로 변정환 박사이다. 그는 엄격한 채식주의자이며 일일일식만 하고 건강상의 문제가 생겨나면 자주 단식을 하고 있다. 현재 대구의 한의대학교 명예총장으로 있을 정도로 젊었을 때는 환자가 많았고 그 돈으로 대학을 세웠다. 나도 몸살이 나고 감기에 걸리면 그분이 지어준 약을 먹고 침을 맞은 적이 있다.

중국에선 우리나라 한의사와 같은 분들을 중의라고 부른다. 대개는 중의양성기관에서 교육받은 분들이다. 그러나 아직도 북경은 물론 지방에 가보면 제도권 대학에서 교육을 받은 중의와 함께 도제교육을 통해 전통의학을 익힌 이른바 노중의들이 많다.

서양의학의 시조 히포크라테스도 제도권 교육보다는 1대1의 도제교육을 강조했고 조상이나 부모가 의사인 자제들이 훌륭한 의사가 되기 쉽다고 강조한 바 있다. 지금이라도 제도권 밖에서 많이 쓰이고 있는 민간요법은 물론 침구와 이에 종사하는 분들에 대한 정책적인 배려가 있어야겠다.

세상은 정통이나 정론만으로 움직이는 게 아니다. 이단이라 여겨지는 건강관리법도 재평가되고 그를 활용하는 것이 좋으리라 믿는다.

〈29〉 노인 성생활 망령 아니다

그동안 여러 번 인도에 다녀온 나는 많은 사람들에게 인도에 최소한 한 번쯤 갔다 오라고 권한다. 뉴델리에서 몇 시간이면 갈 수 있는 타지마할에 가려면 강가에 매일 죽은 사람을 화장하는 모습을 볼 수 있는가 하면 세계문화유산에도 올라 있는 화려한 타지마할의 옛날 건축에 또 한 번 놀라게 된다.

또한 40도를 넘나드는 땡볕 아래 길거리에서 명상에 잠겨있는 수도사들을 보는가 하면 힌두사원에선 남녀의 성생활을 적나라하게 조각한 그림을 보고 다시 한 번 놀랐다.

금욕과 명상 속에서 깨달음을 얻게 되는 힌두교의 교리와는 달리 「카마수트라」에선 남녀관계에 관한 구체적 내용이 기술돼 있다. 중국에서도 오래전부터 내려오는 「소녀경」에 보면 환정보뇌(還精補腦)를 원리로 삼는 남녀관계에 대한 구체적 설명이 나온다.

　인간의 성생활은 동물과 다르다. 중년 이후 나이를 먹은 사람들에게 권고하고 싶은 장수법으로 성생활에 대한 관심을 갖도록 권고한다. 현대의학에선 대개 성기능장애를 다루는 것은 비뇨기과병원이다. 필자의 3년 후배인 곽대희 박사는 아직도 성기능장애를 다루는 의사로 유명하다.

　요새 우리나라에도 널리 알려지고 있는 비아그라나 시알리스 같은 먹는 약이 첫 번째로 추천된다. 고민이나 스트레스 때문에 겪을 수 있는 가벼운 성기능장애는 이런 약으로 효과를 보게 된다. 이 단계에서 나아가 좀 심한 성기능장애는 남자의 성기에 직접 주사를 하는 방법도 있다. 대개 60대를 넘어 70~80대에도 매우 좋은 효과를 볼 수 있다.

　그러나 교통사고나 중증 당뇨병 환자의 경우에는 전문의의 지시를 받아 수술적인 방법으로 남녀관계를 할 수 있게 하는 방법도 개발됐다.

　60이 넘어 70대에 들어서면 80~90%가 이런 성기능장애를 겪게 된다. 남녀관계는 나이를 먹어서도 가벼운 운동효과도 있고 정신적 안정을 되찾는데도 도움이 된다. 북경에 청궁의학연구소라는 전통의학연구기관이 있다. 이곳에선 청나라 때 황제들이 먹었던 약의 처방을 새롭게 조사하고 연구하고 있다. 그

처방의 80% 이상이 정력에 좋다는 강정제이다.

나는 그동안 장수한다는 사람들이 모여 사는 장수촌에서 나이 많은 사람들을 많이 보았다. 이들은 공통적으로 성생활에 대한 관심이 왕성하다. 부끄러워할 필요는 없다.

솔직히 말해 노인들의 성생활은 망령된 욕망이 아니다. 우리나라도 늘어나고 있는 이런 요구를 가감 없이 받아들여 노인들의 건강과 복지에 도움이 됐으면 좋겠다. 개인적으로 보더라도 나이 먹은 노인들의 성생활은 결코 망령이 아니다. 전문의와 직접 상의해서 문제를 해결하도록 해나가야 하겠다. 그것이 나의 솔직한 얘기다.

〈30〉 전염병과 인류역사

요새는 주권재민(主權在民)이라는 말이 실감난다. 이런 민주제도의 발전에는 대중매체의 역할이 크다. 미국의 경우 대통령이나 주지사 또는 상하원 의원이 되려면 선거 유세를 해서 유권자의 지지를 받아야 한다. 이런 경향을 촉진시킨 것은 대중매체의 발달이다. TV가 보편화되고 여러 가지 선전매체가 늘어나면서 곧바로 일반인의 의사가 반영될 수 있게 됐다.

미국도 민주주의를 한다고 했지만 이런 대중매체가 없던 시절에는 단지 라디오나 신문을 통해 민의를 전달할 수 있었다. 그만치 지도자의 정견이나 언행에 따라 그들은 선출되고 국가의 장래를 좌우하는 정치를 하고 있다.

그러나 긴 역사를 훑어보면 역사변천에 가장 중요한 변수는 먹거리와 주기적으로 돌았던 전염병이 큰 역할을 했다. 소련이 망한 것도 근본적으로 본다면 자유가 없는 것도 문제됐지만 생활수준이 떨어지고 먹거리 수요를 충족시키지 못해서 생겨난 결과였다.

소련이 망하기 전에 나는 모스코바와 레닌그라드 그리고 중앙아시아의 카자흐스탄과 우즈베키스탄을 가 본 적이 있다. 또한 위성국가인 체코슬로바키아와 폴란드에도 가 보았다. 큰 도시에 가보면 모든 식료품 구매를 위해 길게 줄을 서 있다. 자유가 없는 국가라 하더라도 먹거리를 위시한 생필품이 넉넉하게 공급됐더라면 공산주의는 쉽게 무너지지 않았을 것이다.

또한 르네상스도 중세기를 마감하는 유럽의 무서운 흑사병 유행이 없었다면 생겨나지 않았을 것이다. 복카치오의 「데카메론」에서 유럽은 흑사병으로 세 명 중 한 명이 죽었다. 그 결과 기존질서와 체제에 대한 회의가 생겨나고 노동력 부족 때문에 농로 대신 소작인이 생기고 산업노동자들이 출현해서 본격적으로 근대 산업화가 추진됐다고 쓰여 있다.

1492년에 콜롬부스가 발견한 아메리카 대륙은 그 후 100년도 되기 전에 잉카문명을 대신해서 스페인과 포르투갈이 나눠 식민지로 만들었고 미국과 캐나다는 종교적인 박해를 피해 이주해 온 유럽인들의 세상이 됐다. 이런 과정은 이성적인 판단만으로는 이해하기 어려운 전염병의 도입에 따른 잉카제국의 멸망으로 이어졌다.

구세계에 흔했던 천연두가 아메리카 인디언을 괴멸시키고 16세기 초에 코르테즈가 이끈 200명도 안 되는 스페인 무사들이 수만 명이 넘는 잉카제국의 군대를 물리쳤다.

이제 전염병의 시대는 갔다는 사람들이 많다. 그러나 보건학을 공부한 사람으로 솔직히 말한다면 언제 어디서 무서운 전염병이 우리들을 덮칠지 모른다. 겁주는 얘기가 아니다. 우리는 겸허하게 미래를 준비해야 할 것이다.

허정 교수의 인생 90년 보건학 60년

3부

보건신문 칼럼
〈31~60회〉

허정 교수의
인생 90년
보건학 60년
3부 보건신문 칼럼 〈31~60회〉

〈31〉 노인일수록 소일거리를 가져라

지금 일본은 초고령 사회에 접어들고 있다. 동경이나 오사카에 가 보면 길거리에 사람들이 즐비하다. 우리나라 유학생들도 번화가와 가까운 학교 근처에 방을 얻기란 하늘의 별따기다. 그러나 도심에서 30분만 나가도 사람들이 살지 않는 빈집이 많이 있다.

우리나라도 마찬가지다. 서울이나 부산, 광주 같은 대도시에선 전세를 구하기 힘들지만 버스를 타고 한 시간만 나가면 불이 켜지지 않은 빈집이 수없이 많다. 도시화와 산업화 그리고 노령화가 겹쳐서 생겨난 결과로 우리나라를 비롯해 일본, 중국에서 나타나는 공통적인 현상이다. 그만치 우리나라나 일본 노인들은 여생을 시골에서 사는 경우가 많다.

그러나 노인건강과 복지 면에서 본다면 이런 현상은 득보다는 해가 되기 쉽다.

노인이 될수록 대인관계가 많아야 소외감을 느끼지 않는다. 외국에선 벌써 오래전부터 노인들만을 치료하는 노인전문병원이나 요양원을 없애고 일반병원에서 젊은 환자들과 섞여서 치료를 받게 하는 경향이 늘어나고 있다.

노인들이 잘 걸리는 이른바 생활습관병은 이런 주변 환경과도 영향이 많다. 핵가족보다는 대가족이 바람직하고 노인이 될수록 대도시에서 많은 사람들과 어울려 사는 것이 바람직하다. 시골이라 하더라도 따로 사는 것보다는 젊은 사람들과 어울려 사는 것이 좋다.

고혈압, 당뇨병 등 현대의학으로 다스리기 어려운 대부분의 노인들이 겪는 비전염병은 여러 가지 복합적인 요소에 의해 발생하고 악화한다.

그러나 나이 먹은 사람들에게 가장 좋지 않은 것은 외롭고도 고독한 생활환경이다. 나이 먹어서도 보람을 느끼며 의욕을 가지고 일을 계속하는 것이 가장 중요하다는 얘기이다.

얼마 전 일본TV에서 동경의 성누가병원 의사로 있는 히노하라(日野原)박사의 대담을 본 적이 있다. 그는 105세지만 아직도 환자를 보는 명예원장이다. 히노하라 박사는 나이를 먹을수록 보람을 느낄 수 있는 소일거리가 있어야 하고 일을 찾아내야 한다고 강조한다.

본인은 일생동안 현역인생을 살아왔고 그러기 때문에 삶의 보람을 느낀다고 했다. 사람이 오래 살수록 재미가 있어야 하고 소일거리가 있어야 한다. 장기나 바둑도 좋다. 그림이나 붓글씨를 쓰는 것도 좋고 건강에 무리를 주지 않는 한 봉사활동에서 즐거움을 찾는 것도 좋다.

그에 따르면 노인들의 가장 큰 적은 고독과 소외감이라고 했다. 맞는 얘기다. 누구나 소일거리를 찾아서 기분 좋고 즐거운 나날을 보내기 바란다.

〈32〉 병인론(病因論) 이야기

10년 전이나 20년 전에는 고기를 많이 먹는 사람은 건강관리를 잘 못하는 것이고 채식을 해야 제대로 건강을 지킬 수 있다는 채식예찬론이 주류를 차지했고 그것이 바로 정론이었다.

하지만 최근에는 고기를 많이 먹고 밥이나 국수 같은 당질식품을 줄여서 육식 위주의 식생활을 해야만 다이어트도 되고 체중조절도 가능해진다는 이야기기가 많아지고 있다. 수십 년 동안 주장해왔던 나쁜 콜레스테롤과 좋은 콜레스테롤의 구분도 줄어들고 오히려 고지방 저함량탄소 다이어트가 고개를 들고 있다.

유럽은 르네상스 이후 유물론적이고도 기계론적인 기초 위에서 발전돼 왔다. 한때 신히포크라테스 사조가 우세했던 적은 있었다. 그러나 긴 안목에서 병을 일으키는 원인에 대한 생각과 사상은 흔들림 없이 과학절대주의에서 맴돌아왔다. 중국에선 오래 전부터 5운6기설이 제창돼 병은 내재적인 본인의 운기와 이를 둘러싼 풍한서습조화 같은 환경조건에 의해 발생한다고 했다.

서양에서도 그리스·로마시대로부터 지수화풍 같은 네 가지 요인에 의해 생겨난다는 4원소설이 지배해 왔다.

그러나 과학만능주의가 팽배하기 시작하면서 근본 원인을 찾아 병의 본질을 밝히고 예방과 치료를 하려는 사조가 늘어났다. 환경운동가로도 널리 알려져 온 페텐코퍼는 질병의 근원을 당시의 이론으로는 우리 몸을 구성하는 최소단위인 세포에서 찾아서 세포병리설을 제창했고, 파스퇴르와 코흐 같은 세균학자들에 의해 전염병에는 근본 원인이 되는 세균이 있어서 이를 퇴치함으로써 질병을 극복할 수 있다고 여기게 됐다.

역사적으로 볼 때 한 가지 이상의 요소들이 합쳐져 병이 생겨난다는 복수병인론에서 단 하나의 근본원인을 밝혀내고 이를 관리하려는 단일병인론의 시대로 옮겨졌다. 아직도 우리는 단일병인론이 지배적인 위치를 차지하는 과학만능주의 시대에 살고 있다.

그러나 나이 먹은 사람들이 늘어나고 성인병이 늘어나자 세상은 바뀌고 있다.

가능한 한 고기를 적게 먹거나 안 먹는 것이 건강에 좋다고 하던 때가 얼마 되지 않았는데 이제는 기름기가 많은 동물성 지방과 육식이 우리 몸에 도움이 된다고 하고 있다.

내가 보건학에 관심을 갖고 공부하기 시작했던 시절에는 가장 큰 건강문제는 전염병이었고 당연히 단일병인론이 지배하던 시대에 살았다.

이제는 세상이 바뀌고 있다. 노인들의 정신건강은 또다시 복수병인론이 지배하던 시대로 돌아가는 느낌이 짙다. 참 세상은 빠르게 변화하고 있다. 그것이 우리들의 현실이며 환경이다.

⟨33⟩ 이수호 교수, 박희서 원장, 김남주 박사

아직도 연말연시가 되면 빠짐없이 연하장을 보내는 분들이 있다.

내가 살고 있는 동네나 오랫동안 친교가 있던 국회의원들을 제외하면 현재 미국에서 한의학을 가르치고 침술에 능통한 뉴욕의 이수호 박사를 꼽을 수 있다. 원래 이 박사는 경희대학교 한의과대학에서 침구학을 전공해서 우리나라의 높은 지위에 있는 분들이 중풍이나 만성병에 걸리면 진료를 자주 담당했던 분이다. 그는 영어도 잘해 AFKN 방송에도 자주 나갔고 필자가 UNDP프로그램으로 뉴욕에 들르자 저녁도 크게 대접하고 여비까지 마련해준 분이다. WHO 아시아지역대표로 근무했던 한상태 박사가 건강이 좋지 않을 때 한약을 마련해준 박희서 원장도 한의학을 공부한 후 보건대학원에 와서 공부한 분이다.

김남주 박사도 경희대학교 한의과대학의 예방의학담당 조교로서 보건학을 공부해서 박사학위까지 받은 분이다. 이 세 분 모두 한의사로서 보건학을 공부했고 필자와도 개인적으로 절친한 관계다. 사람은 태어날 때부터 한평생을 인간관계로 시작해서 살아간다.

미국에서도 훌륭한 인생을 살려면 좋은 친구가 최소한 세

명은 있어야 한다는 말을 한다. 2000년 전에 살았던 공자도 자기 인생을 비유해서 40에 불혹하고 50이 되니 천명을 알게 되고 60이 넘자 다른 사람의 말들을 제대로 이해할 수 있게 이순해지고 70을 넘으니 매사에 법도를 어기는 일이 없어졌다고 했다. 그러면서 논어에 보면 그가 가장 슬퍼했던 대목은 그가 사랑했던 애제자 안회의 죽음이었다.

일본의 저명한 장수학자는 사람의 일생을 자연의 사계절에 비유하고 있다. 25세까지를 봄이라 한다면 50세부터 여름이 되고, 75세가 되면 가을이 오고, 90을 넘기면 겨울이 다가온다고 했다. 옛말에 춘생추살(春生秋殺)이라 했듯이 사람은 나이를 먹을수록 정신적인 안정이 꼭 필요하다.

사람이 꼭 장수해야 좋다고 단언할 수는 없지만 오복에 첫째 가는 것이 장수이다. 아무리 의학이 발달했지만 사람의 건강이나 수명은 본인의 섭생이나 정신건강에 좌우되는 것이 많다. 히포크라테스도 의사가 병을 다 고쳐주고 장수하게는 못한다고 했다. 자연치유력을 높이도록 도와줘서 건강에 도움을 줄 뿐이라고 했다.

나도 이제 나이를 먹어가고 있다. 지나친 과학만능주의에서 거리를 두고 우리나라 한의학의 정신을 도입해서 건강관리에 도움을 줘야겠다. 그런 의미에서 세 분의 한의학을 전공한 보건전문가들의 역할을 더욱 기대해 본다.

〈34〉 오바마 케어의 교훈

얼마 전에 끝난 미국 대통령선거에서 많은 사람들의 관심을 끈 것은 바로 '오바마 케어'였다. 그 지위를 넘볼 수 없는 절대적인 지구상의 슈퍼 파워는 아직도 미국이다.

그러나 미국의 가장 큰 고민거리이며 부끄러운 치부가 의료문제다. 2억 2000만 명으로 이뤄진 미국에서 약 4000만 명이 제대로 의료 보호나 의료보험의 혜택을 누리지 못하고 있다.

우리나라는 보험료 부과의 형평성에 문제가 있지만 거의 99%의 사람들이 의료혜택을 받을 수 있는 의료보험제도가 있다.

미국도 이들 4000만의 가난한 사람들의 의료문제를 해결하려고 발 벗고 나선 것이 오바마 대통령이었다. 그러나 실제로 이 사업을 시작해보니 정부의 돈이 너무 많이 들어간다. 정부의 간섭을 최소화하고 의료문제를 해결해야 한다는 미국적 가치에서 되돌아본다면 가장 골치 아픈 오바마 정부의 멍에는 최하위층 사람들의 의료문제를 정부가 책임진다는 것이었다.

미국에서 제대로 의료혜택을 받으려면 보험 없이는 너무 비싸다. 물론 65세 이상의 노인들에게는 정부가 지원하는 의료보장제도가 있지만 미국에서 세금 다음으로 무서운 것이 의료보험료다. 그것을 해결하고자 오바마 케어가 생겨났다.

하지만 오바마 이후 대통령에 당선된 트럼프는 미국의 가치에 위배된다고 오바마 케어를 없애버리겠다고 공언한 바 있다. 힐러리 클린턴 대통령 후보의 남편이기도 한 빌 클린턴 전 대통령도 오바마 케어를 맹렬하게 비난했다.

원인은 단 하나, 의료비가 개인적으로나 사회적으로 봐서 너무 많고 계속 늘어나고 있다는 점이다. 나이를 먹은 노인들의 비율이 늘어나고 자기부담이 거의 없거나 적기 때문에 의료기관을 찾는 환자들이 자꾸 늘어나고 있기 때문이다.

우리나라도 마찬가지다. 툭하면 정부는 의료보험 혜택을 확장시킨다고 생색을 낸다. 질병진단을 위한 X-Ray에서 나아가서 MRI까지 보험을 적용하기로 했다. 일반 국민들은 이런 의료보험의 혜택을 늘리는 것을 크게 환영하고 있다.

그러나 우리나라의 장래를 걱정하는 사람으로서 이런 이야기는 그렇게 반갑지 않다. 우리나라도 의료보험제도를 크게 손보지 않는다면 혜택이 아니라 국민경제에 재앙이 될 수도 있다.

건강보험은 더 이상 의료공급을 확대시킬 것이 아니라 내용을 충실하게 해서 필요한 사람에게 필요한 만큼 제공해주는 합리적인 제도가 돼야 한다는 것이 보건학을 공부한 나의 솔직한 심정이다.

〈35〉 의술은 산술이 아니다

내 나이가 80을 넘겨 90에 가까워지면서 건강관리를 위해서 무슨 약을 먹느냐고 물어보는 사람들이 많지만 나는 특별한 약을 먹는 것이 없다. 물론 나이를 먹으면서 면역력이 떨어지고 밥을 위주로 하는 식사를 하기 때문에 비타민B군이나 C를 먹기도 하고 시력이 자꾸 떨어지기 때문에 비타민A를 먹는 경우는 있다.

몇 해 전 작고하신 홍문화 박사는 "약은 약인 동시에 독이다. 필요한 경우에만 의사나 약사와 상의해서 복용하는 것이 바람직하다"고 언제나 강조했다.

동의보감에서도 약은 꼭 필요할 때만 쓰는 것이지 건강을 위해서 반드시 약을 장복할 필요는 없다고 했다.

동의보감에 보면 섭생을 잘해서 도를 닦는 것이 원칙이지 약으로 건강을 다스리는 것은 좋은 방법이 될 수 없다고 했다. 그것이 바로 '도득기정 의득기조(道得其精 醫得其粗)'란 말이다.

너무 약을 좋아해서 병이 생기는 것을 서양의학에서도 '의원병' 또는 '약원병'이라고 한다. 쓸데없이 약을 많이 먹으면 없던 병도 생겨난다.

아무리 의학이 발달하고 과학기술이 발달해서 인공지능이 전문 바둑기사들을 이긴다고 하지만 대우주에 대칭되는 우리의 몸은 작은 우주로서 우리들이 현재 가지고 있는 지식으로 모든 병을 예방하거나 고칠 수는 없다. 이런 약의 남용 내지 오용은 약을 제공해주는 의료기관에도 문제가 있고 본인의 건강을 무턱대고 약에 의존하려는 경향에서도 비롯된다.

우리나라를 떠들썩하게 만든 고 신해철 씨 사건이 바로 이런 의학의 어두운 면을 비춰주고 있다. 일본에서도 한때 건강보험 덕분에 약을 싸게 공급받을 수 있고 의료기관은 의료보험으로부터 치료비를 받을 수 있기 때문에 중복으로 두 가지 내지 세 가지 약을 처방받아 먹어서 사회적 문제로까지 대누된 바 있다. 다시 말하거니와 약은 약인 동시에 독이다.

40대 후반부터 고혈압이나 당뇨병에 쓰이는 치료약을 장복하고 건강에 좋다는 약도 많이 복용하는 분들을 봤다. 의사들도 환자의 요구에 따라 여러 가지 약을 처방해주는 것도 바람직하지 않다.

모든 병을 의학기술로 완전히 해결할 수는 없다. 미국이나 유럽에서도 먹는 음식과 생활습관 그리고 올바른 마음가짐을 강조하는 경향이 늘어나고 있다. 배불리 포식하지 말고 적게 먹고 나이 먹어서도 소일거리를 찾아서 부지런하게 살고 삶의 보람을 찾아 즐거운 인생을 살면 된다.

특히 60세 이후에는 정신건강을 위해 종교생활을 하거나 참선과 비슷한 명상법을 실천할 것을 추천하고 싶다.

〈36〉 노인들에게는 콜라텍이 좋다

나이를 먹을수록 옛날에 먹던 음식이 그리워진다. 특히 청국장을 잘 먹는다. 청량리시장 안에 값도 싸고 옛날식으로 청국장을 해주는 집이 있다. 이곳에 가면 멋쟁이 노신사와 화장을 진하게 한 할머니들이 점심 때에 많이 온다.

처음에는 계모임 같은 것을 끝내고 청국장집에서 모이는 것으로 여겼다. 알고 보니 노인들이 즐기는 콜라텍이 옆에 있다고 했다. 이 청국장집에 올 때는 남녀 쌍쌍이 온다. 호기심에 콜라텍에 가보니 여자는 입장료가 싸고 남자들은 돈을 조금 더 내고 들어가 콜라나 사이다를 마시며 춤을 춘다. 내가 젊었을 때 가끔 가 본 캬바레 같은 분위기인데 60대를 넘어 70대 이후의 노인들이 즐기러 오는 곳이었다.

그 후 스포츠댄스를 한다는 곳도 가 보았다. 여기에도 할머니 할아버지들이 주 고객이었다. 그 진지하고 열심인 태도에 느낀 바가 많았다. 공통적인 것은 멋을 부리고 열심히 춤을 추는 것이었다. 이제 나도 나이를 먹었기 때문에 노인들의 정신건강에 관심을 갖지 않을 수 없다.

우리나라 노인들의 40% 이상이 정신건강에 문제가 있다고 한다. 노인성 우울증을 위시해서 심하면 치매 때문에 항우울제 약을 복용한다고 한다. 이런 노인들의 정신건강 문제는 우리나라만의 현상은 아니다. 가까운 일본도 대도시를 벗어나면 젊은이들이 직장을 찾아 도회지로 나가 빈 집이 늘어나고 우울증 때문에 신경안정제를 장복하는 노인들이 많다. 우리나라도 젊은이들의 귀농을 권장하고 있지만 실제로 효과는 그리 크지 않다.

내가 젊었을 때는 남산 주변의 숲속에서 노인들에게 술을 파는 들병장수들이 꽤 있었다. 50~60대 여자들이 술과 간단한 안주를 이고 다니면서 남산기슭에서 술을 판다고해서 들병장수라고 했다. 이곳에서 은밀하게 남녀관계가 이뤄져서 노인들의 성병문제가 사회적으로 대두됐던 적도 있다.

요새 지하철 경로석에는 나이 먹은 할머니, 할아버지들이 많이 탄다. 이 중 70~80%가 무표정하다.

표정도 밝지 않고 매사에 흥미를 나타내지 않는다. 이런 모습을 볼 때마다 노인이 될수록 남녀관계를 자주하고 연애도 하는 것이 좋다고 느꼈다.

비아그라는 남자들의 발기부전치료제다. 그런데 이 약을 건강보험에서 값싸고 손쉽게 처방해 줘 노인들의 정신건강 향상에 힘쓰는 나라들이 있다.

노인들에게 항우울제나 정신신경안정제를 주기보다는 비아그라를 값싸게 구입하게 하고 스포츠댄스나 콜라텍을 많이 이용하도록 권장하는 것이 어떨까? 나이 먹은 필자로서 솔직한 심정이다.

⟨37⟩ 단지(斷指)의 추억

요새는 많은 사람들이 오래 살게 됐다. 쉽게 말해서 백세시대에 산다고 한다. 환갑이라고 차려 먹는 사람은 거의 없다. 그러나 인간은 한없이 살 수 없다. 태어나면 반드시 죽는다. 하지만 아직은 돌아가시는 분은 물론 주변사람들과 사회적 합의가 완전히 이루어지지 못한 것 같다. 그것이 바로 연명치료이다. 분명히 회생할 수 없다고 판단되지만 기적을 바라는 마음과 생명존중이란 의미에서 연명의료가 합리화되고 있다.

효성스러운 자녀들의 입장에선 하루라도 더 살 수 있게 연명치료를 바라는 경우도 있다. 옛날에도 이런 얘기는 효도, 효자라는 미명아래 많이 칭송되어 왔다. 유난히 장수 한다는 전통적인 고장에 가보면 많은 사람들에게 본보기로 세워진 효자비를 보게 된다. 그리고 아직도 그런 곳에선 새끼손가락이 잘려진 이른바 단지를 한 노인들을 볼 수 있다.

20여 년 전 얘기다. 경향신문에 백세를 산다는 장수촌 탐방기사를 연재한 적이 있다. 나는 보건학자로서 외국의 장수촌을 많이 여행했다고 해서 우리나라의 오지에 있는 이른바 장수촌을 함께 찾아갔다. 전라도 곡성에 갔다. 아는 바와 같이 곡성은 아직도 진짜 시골이다. 마을에 경조사가 있으면 옛날식으로 노인어른들을 모시고 음식을 차려놓고 행사를 치르는 것을 보았다.

그분들의 손가락을 보니 여러 노인들의 새끼손가락이 망가져 있었다. 요즘 젊은이들은 단지를 아는 사람들이 드물다. 일제시대나 6.25 전까지는 시골에 의사도 없었고 병원도 흔하지 않았다. 사람이 중병에 걸려 곡기를 끊게 되면 수액공급을 해줘야한다. 쉽게 말해서 영양주사를 맞춰서 연명하는 데 도움을 줘야 한다. 그러나 당시에는 링거주사가 없었다. 대개 큼직한 앰플을 깨서 포도당주사를 놓는 것이 고작이었다.

며칠 씩 음식을 먹지 못하고 수액공급을 받지 못하면 누구나 혼수상태에 빠진다. 이때 효성스러운 자녀들은 새끼손가락을 깨물거나 잘라서 피를 환자 입에 떨어뜨려준다. 그러면 잠시나마 정신이 되살아나서 주변사람들과 소통을 할 수 있게 된다. 이런 것이 바로 단지이다.

정신을 되찾은 노인들은 마지막으로 자녀들에게 부탁할 얘기를 할 수 있게 돼서 60~70년 전까지만 하더라도 시골에선 효성스러운 자녀들의 새끼손가락이 성한 사람이 거의 없었다. 그것이 옛날의 연명치료이다. 실제로 곡성에 가서 나이 많은 노인들과 얘기를 해보니 70~80세 이상의 사람들은 단지가 보편화되어 있었고 모두 알고 있었다.

이제는 병원에서 체액을 공급해줄 수 있는 링거주사가 보편화돼 있다. 단지할 필요는 더 이상 없어졌다. 이제는 세상이 각박해져서 자기를 애지중지 키워준 늙은 노모를 제대로 돌보지 않는다고 해서 미리 상속해준 재산을 어머니에게 돌려주라는 법원의 판결도 나왔다.

옛날의 사회통념으로 미루어본다면 있을 수 없는 일이다.

그러나 효도와 단지가 보편화된 고장에서 장수하는 사람이 많다. 젊은이들에게 다 잊어버린 단지의 추억을 전해주고 싶다. 확실히 그것은 아름다운 추억이다.

〈38〉 안락사와 연명의료

40~50년 전까지 우리나라의 장수촌은 제주도였다. 그러나 20~30년 전부터 지리산의 중산간지대에 해당되는 경상도나 전라도에도 많아졌다. 어렵게 말하면 먹거리가 풍족해지고 생선이나 고기 같은 것들도 산골에 보급되기 시작하면서 생겨난 현상이다.

살기 좋아지면서 늘어났다는 장수마을에도 새로운 고민거리가 생겨나고 있다. 오순도순 마을사람들이 모여 살던 지역사회가 사라져가고 있다. 일본의 동경도는 넓다. 관광객들이 잘 가는 긴쟈(銀座)나 신주쿠(新宿)같은 번화가에서 30분만 벗어나도 20~30년 전까지만 하더라도 노인들이 살던 집들이 비어있다. 그 수가 무려 11만 가구를 넘어서고 있다. 우리나라도 아늑한 시골의 마을풍경은 이미 찾아보기 힘들다.

내 기억에 따르면 김대중 대통령은 생전에 정치는 살아있는 생물과 같아서 국민의 욕구를 받아들이기 위해선 계속 바꾸어 나가야한다고 했다.

얼마 전 죽은 카스트로도 자기가 일생동안 추구한 사회주의도 이제는 한계에 도달했다고 하면서 칼 마르크스의 자본론이나 레닌의 사회주의 이념도 앞으로는 더 이상 받아들이기 어려울 거라고 했다.

옛날 우리나라도 후손들이 살아남기 위해 고려장을 지낸 일도 있었고 인도주의 의료를 표방한 의료정책이 주류를 이루었고 그것이 곧 사회의료와 강제건강보험제도로 발전되었다. 그러나 오늘날의 현실은 먼 옛날과 다르다. 오래 살게 하려면 반드시 소생할 가능성이 있어야 한다. 그러나 발전된 의료기술에 식물인간이 돼서도 의료기기에 매달려 환자들을 계속 연명시키는 경향이 많다. 다시 원상복구가 될 수 없는 말기환자들에게 과연 연명치료는 생명존중이란 이념아래 계속 받아들여야 할 것인가?

다른 나라도 이런 괴롭고도 어려운 문제에 고민하고 있다. 일부 국가에선 도저히 회생할 수 없는 말기환자들에게 의사나 보호자의 동의를 받아 생을 끝마치도록 법제화 하고 있다. 우리나라도 회생불가능한 말기환자 관리에 명확한 사회적 합의를 봐야겠다.

나의 둘째 형님이 바로 그런 경우이다. 93세로 거동이 불편해서 움직이다 넘어져 병원응급실에 와서 치료를 받았지만 의식이 없다. 인공호흡기로 연명하고 있다.

그러나 본인이 입원하기 전에 분명하게 회생할 수 없다면 인공호흡기를 떼 달라는 의사표시를 안했기 때문에 아직도 응급실과 일반병실을 오가며 연명하고 계시다. 벌써 4개월째 접어든다. 자녀들은 누구하나 인공호흡기를 떼자고 하지도 않고 병원의 의사들은 법적인 책임문제가 두려워 주저하고 있다.

나는 보건학을 공부한 사람으로서 분명히 말하지만 소생할 가능성이 없는 말기환자는 어떤 형태이건 합의과정을 거쳐 생을 마치도록 하는 것이 본인은 물론 주변사람들에게도 도움이 되리라 믿는다.

확실히 이런 문제가 사회적으로 공론화되고 있다는 것은 장수시대의 골치 아픈 문제점이 표출되고 있다는 얘기이다. 냉정하게 모든 사람들이 납득할 수 있는 사회적 합의가 빨리 법제화돼야 하리라 믿는다.

〈39〉 먹골배와 유기농 먹거리

　일제시대에 서울에 살던 사람은 강원도 고산지대에서 생산되는 무, 배추나 옥수수 같은 얘기는 알지 못했다. 서울사람들이 먹는 김장거리는 뚝섬이나 광나루 같은 한강유역의 비옥한 강가에서 생산되어 공급됐다. 좀 추억하기 싫은 얘기지만 동대문에서 출발하는 전동차가 오늘날 한양대학교 앞에서 갈라져 뚝섬과 광나루로 갔다. 당시에 인공비료는 없었다. 서울사람들이 먹고 배설하는 인분마차에 실린 인체배설물로 키워졌다. 한때 미국에서 오래 살았던 이승만 대통령이 왕십리만 지나려면 역겨운 인분냄새가 너무 심해서 서울근교에선 인분을 비료로 쓰지 못하도록 명령했지만 제대로 이행되지 못했다.

　미아리 되넘이 고개는 인분을 가득 실은 마차들이 흘리는 배설물 때문에 일년내내 냄새가 진동했고 윤치영 서울시장 때까지만 해도 서울시의 가장 큰 이권 중 하나가 인분처리권을 누구에게 주느냐였다.

　한편 시골에 가면 거의 100%의 사람들이 회충을 가지고 있었고, 제대로 썩히지 않은 인분을 채소밭에 뿌려서 채독(菜毒)에 걸리는 사람도 흔했다. 채독이란 급성 십이지장충 감염이다. 사람이 배설한 인분을 곧바로 채소밭에 뿌려서 농사짓는 사람들이 피부를 통해 전염되는 급성십이지장충 감염으로 예후가 별로 좋지 않았다. 1980년대 이후 우리나라 경제가 나아지기 시작하면서 배추밭에 인분을 뿌리는 일은 없어졌다. 그 대신 배추 맛이 좀 떨어지게 됐다. 서울사람들이 초가을만 되면 찾는 과일이 먹골배였다. 오늘날 육군사관학교 근처의 배 밭에 가면 배나무 곁에 깊은 웅덩이를 만들어 서울사람들의 인분을 비료로 썼다. 그만치 배 맛도 좋았다. 그것이 바로 먹골배의 비결이다.

요새 젊은 사람들에게 이런 얘기를 하면 끔찍한 얘기가 되겠지만 50~60년 전에는 농사짓는데 특별한 비료가 없었다. 부지런한 사람은 퇴비를 만들고 거기에 인분을 뿌려서 농사를 짓는 것이 전부였다. 요새 대단위 축산농가의 배설물처리가 심각하다. 옛날 같으면 서로 앞 다투어 수거해다 농사짓는데 썼을 것이다.

그러나 세상이 다시 바뀌어 이제는 유기농법으로 메뚜기나 개구리가 사는 농토에서 지은 벌레 먹은 채소나 농산물이 크게 인기를 끌고 있다. 세상은 돌고 도는 것 같다. 외국에서도 인공비료나 농약보다는 수확이 좀 떨어지지만 고작 퇴비나 써서 농사를 짓는 이른바 유기농법이 다시 인기를 끌고 있다. 따지고 본다면 사람이나 가축의 배설물을 제대로 처리해서 농사를 짓고 우리들의 먹거리를 충당시킬 수 있다면 그것이 곧 유기농이고 무공해 먹거리이다. 공해도 문제지만 우리들의 먹거리도 신토불이란 차원에서 재평가돼야겠다. 그리고 맛있는 먹골배가 다시 서울사람들에게 제공됐으면 좋겠다.

〈40〉 소식해야 장수한다

근래 건강관리를 위해 겨울철이면 더운 나라에 가서 1~2주 정도 지내고 오는 경우가 많다. 날씨는 덥지만 여러 가지 부대시설이 잘 돼있는 싱가포르는 물가가 비싸서 자주 가지는 않는다. 필리핀은 물가가 비싸지 않고 노인들의 건강관리를 위한 휴양에는 도움이 되지만 치안이 좋지 않아 가는 경우가 많지 않다. 그래서 세계보건기구와 인연을 맺었던 신생후진국가에 자주 가는 편이다. 베트남이나 라오스, 캄보디아 그리고 버마와 피지에도 잘 간다. 요새는 직항 비행기가 있어서 큰 불편 없이 추운 겨울을 지내기에 안성맞춤이다.

그러나 WHO와 관계를 맺고 드나들던 이 고장은 근래 급속하게 변하고 있다. 생활수준도 올라가고 거의 자급자족의 생활수준에서 살던 많은 사람들의 생활이 윤택해지고 있다. 그러나

이 고장에서 눈에 띄는 변화는 거리에 배가 나온 뚱뚱한 사람들이 늘어나는 것이다. 아오자이를 멋지게 입은 날씬한 베트남 여자들은 30대나 40대 이후에는 없다. 캄보디아, 라오스도 마찬가지이다. 어쩌다 서양 사람들이 운영하는 양식집에 가보면 배가 나온 중년신사와 숙녀가 식사를 하는 것을 보기 쉽다. 피지나 사모아는 더하다. 워낙 체격이 큰데다 식성이 좋고 서양 사람들이 잘 먹는 여러 가지 고기통조림이 늘어나면서 뚱뚱한 사람들이 늘어나고 있다.

우리나라도 예전에는 배가 나온 중년남자들이 옷을 잘 차려 입고 거리에 나서면 모두 마카오신사라고 했다. 미국도 못사는 흑인들이 살았던 남부에선 특히 여자들에게 펠라그라가 많았고 뚱뚱한 사람은 없었다. 비만이 문제된 것은 20세기 이후 흑인들의 사회적 지위가 올라가고 먹거리가 풍족해지면서 생겨난 현상이다. 영화 '바람과 함께 사라지다'에서 좋은 연기를 보였던 뚱뚱한 흑인 하녀들은 특별한 예외에 속한다.

역사를 되돌아보면 사람들이 마음대로 음식을 먹을 수 있게 생활에 여유가 생긴 것은 동서양을 막론하고 100년을 넘지 않는다. 우리 인류는 원시수렵사회를 거쳐 농경사회에 접어들어 와서도 먹거리가 풍족하지 못했다. 이제는 아프리카나 전쟁이 자주 일어나는 특별한 고장을 뺀다면 기본적인 먹거리는 해결되었다.

유럽에서는 구황식품(救荒食品)으로 감자가 많이 보급돼서 기근을 막아주었다. 19세기의 아일랜드에 불어 닥친 감자흉년 때문에 미국에는 아일랜드계 이민자들이 늘어났다. 우리나라에서는 통일벼의 보급과 함께 쌀밥에 대한 욕구가 충족되기 시작했다. 모두 바람직한 현상이다. 그러나 굶주림에서 벗어나 보다 나은 단백질식품인 육식이 보편화되기 전에는 급속한 비만이 보편화된다. 유전적인 소인도 있지만 피지와 사모아의 폴리네시안들이 바로 그런 경우이다. 이제 비만은 질병이다. 누구나 음식을 절제하고 배고플 때 수저를 놓는 습관을 들여야 한다. 배불리 먹는 것은 만병의 근원이다. 세상이 바뀌면 우리들의 습관도 바꿔나가야겠다. 그것이 소식이다.

〈41〉 사회적 적응증에 관심을 가지자

얼마 전에 정부가 인공유산수술을 강력히 단속하겠다고 발표하자 이색적인 데모가 있었다. 여자들의 자궁은 여자들 스스로 결정하도록 내버려둬야 한다는 주장이었다. 의과대학에서 산부인과학을 공부하게 되면 인공유산수술은 의학적인 적응증과 함께 사회적 적응증이 있다고 배운다. 산모들에게 낙태시켜야 할 의학적인 이유 때문에 꼭 유산시켜야 할 적응증 말고도 사회적으로 필요해서 인공유산수술을 허용해야한다는 주장이다. 그것이 곧 사회적 적응증이다.

국제적으로나 역사를 훑어보면 나라에 따라 인공유산을 허용하는 범위가 다르다. 미국 같은 경우에는 주에 따라 다르지만 대개 인공유산을 엄격하게 제한한다. 아직도 산아제한이 필요한 나라에선 인공유산수술을 신축적으로 적용해서 인구정책과 함께 출산에 따른 사회적 부작용을 막겠다는 경우도 꽤 있다.

우리나라도 가족계획이 호응을 받던 시대에는 남자들의 불임시술은 물론 초기의 인공유산도 허용하는 경우가 많았다. 이제는 세상이 달라져 산아제한보다는 출산장려가 사회적 이슈가 돼서 인공유산에 사회적 적응증을 줄이려는 얘기들이 많다. 인공유산의 경우만이 아니다. 사람의 건강과 생명을 존중해야 한다는 의학 본래의 정신에 따라 회복하기 어려운 식물인간도 연명시켜야 한다는 의견이 많다.

우리나라 병원도 이런 취지에 따라 인공호흡기를 달고 수개월 내지 수년씩 살아남는 사람들이 꽤 있다. 외국에서도 이런 회생 불가능한 식물인간에 극단적인 처방으로 안락사(安樂死)

까지 허용하는 나라도 많다. 개인적으로 보나 사회적인 부담만을 가중시킨다고 해서 이들에 대한 정책이나 방침이 바뀌어야 한다는 소리도 높다.

근래 일본에선 회생 불가능한 중증장애인수용소에 쳐들어가 여러 사람을 살해한 사건이 발생해 큰 파문을 일으킨 적이 있다. 최근에는 진행성 근위축증(筋萎縮症)환자를 화장실에 몇 시간씩 방치해서 죽게 한 사건도 생겨났다. 겉으로는 이런 범행이나 불법행위를 여론에서 비판하고 있지만 이런 범법자를 엄격하게 처벌하자는 여론은 거의 없다. 그것이 오늘날 병원이나 의료계가 지니고 있는 큰 멍에이다.

히포크라테스 정신을 너무 고지식하게 받아들여 의학적 적응증에만 매달리던 시대는 갔다. 세상이 바뀌면 우리들의 관행이나 제도도 바뀌어야 한다. 우리나라도 너무 늦기 전에 연명치료에 대한 정확한 지침이 수립되고 모든 질병의 치료에서 사회적 적응증에 관심을 기울여야겠다.

나는 보건학을 공부한 사람으로서 그것이 오늘날의 의료윤리이며 불필요한 출산이나 감당하기 어려운 연명치료를 줄여서 사회적인 안정을 취하는 길이라 생각한다. 더 큰 사회적 고통과 불행을 막기 위해선 말기암 환자의 쓸데없는 항암치료도 없어져야 한다.

인간의 생명은 유한하다. 사람답게 즐겁고 남에게 짐이 되지 않게 인생을 살아야겠고 그러기 위해서는 국가적으로도 모든 진료의 사회적 적응증에 더욱 관심을 기울여야겠다. 나도 늙어가면서 불치의 환자에게는 고통을 줄여주고 사회적 부담도 경감시키는 데 관심이 커지고 있다.

〈42〉 지석영 선생과 김영환 교수

흔히 인연 따라 살다 인연 따라 죽는다고 한다. 나는 일제시대에 중학교에서 공부한 적이 있어 일본어를 좀 아는 편이다. 일본사람들도 인연이란 말을 쓰지만 더 피부에 닿는 표현은 기즈나(絆)라는 말을 쓴다. 부모를 선택해서 태어날 수도 없고 주어진 환경 속에서 사람은 삶을 시작한다. 남북전쟁을 승리로 이끈 링컨 대통령도 인간의 삶을 부모의 영향이 많은 젊은 시절과 40대 이후 본인의 노력에 의해 좌우되는 후반부로 구별해서 젊었을 때 모습은 부모가 만들어준 것이지만 마흔이 넘으면 스스로 자기얼굴에 책임을 져야한다고 했다. 그리고 마흔이 넘어서도 얼굴이 이상한 사람은 상종하지 말라고 했다.

우리나라에서는 신언서판(身言書判)으로 대장부를 가늠하

는데 신은 바로 용모와 얼굴을 뜻한다. 나는 부모님의 덕을 입어서 어렸을 때 못생겼다는 말은 듣지 않았고 교육을 제대로 받아 대학에서 보건학에 관련된 후진들을 가르쳤다.

보건사에 좀 관심이 있었기 때문에 최초로 우리나라에 종두법을 도입한 지석영 선생을 기리는 모임에도 서너 번 참여해 주제발표를 한 일이 있다. 일본사람들을 통해서 종두법을 도입했기 때문에 조선의학사를 쓴 미끼사까에(三木榮)같은 일본학자들은 우리나라에 종두법을 도입한 분은 지석영 선생이라고 단언하고 일본에 가서 종두법에 관련된 지식이나 종묘를 도입한 과정까지 자세하게 소개하고 있다.

흔히 역사는 후세에 와서 승자에 의해 이긴 편에서 기록된다고 한다. 우리나라의 종두법 도입에 지석영 선생이 결정적인 역할을 한 것은 사실이지만 정조 때 크게 여러모로 활약한 후 그가 죽자 전라도 강진에서 20년 이상 귀양살이한 茶山선생의 업적도 빼놓을 수는 없을 것이다.

다행히도 필자는 지석영 선생의 아들인 지홍창 박사도 개인적으로 알고 아직도 의료업에 종사하고 있으리라 믿는 손자 지무용 씨도 알고 있다. 특히 지홍창 박사는 청진동에서 개업도 했고 6.25때는 군의관으로 나가 박정희 대통령이 사단장으로 있을 때 의무참모로 일했던 인연 때문에 대통령 주치의로 우리나라 의료계에 많은 영향을 끼친 분이다. 매우 활달하고 세상을 긍정적으로 살았으며 술을 마시면 탭댄스를 잘 추었던 기억이 난다.

또한 김영환 교수는 내가 다녔던 고등학교 후배로서 서울대학교 사범대학을 거쳐 보건대학원에서 보건학을 공부해서 박사가 되신 분이다. 내가 지석영 선생을 기리는 모임에 주제발표를 하자 지석영 선생의 여러 간찰을 표구까지 해서 나에게 보내주어 지금도 가지고 있다. 알고 보니 김영환 박사의 취미생활로 역사적인 인물들의 서화나 간찰을 많이 가지고 있었다. 요즘도 가끔 만나지만 김영환 박사는 재주가 많다. 농담이지만 수십 년에 걸쳐 수집한 여러 서화나 값나가는 간찰들을 원하는 사람들에게 팔면 크게 돈이 될 거라고 말도 한 적이 있다. 함께 늙어가는 처지에서 재주 많은 김영환 박사가 더욱 건승하기 바랄 뿐이다.

〈43〉 모자보건과 전족 이야기

서울대학교 캠퍼스는 관악캠퍼스와 서울대병원이 있는 연건동 캠퍼스로 나뉘어진다. 관악산으로 옮기기 전까지는 불암

산 기슭의 공과대학과 수원캠퍼스 그리고 연건동에 자리하고 있어서 오래전에 서울대학을 다닌 사람들은 연건동에 대한 각별한 추억이 있다. 종합화되기 전에는 대학본부도 있었고 문리과대학이 자리하고 있어서 대부분의 졸업생들이 연건동을 잘 안다.

그중에는 아직도 이름이 남아있는 학림다방과 없어진 대학다방 말고도 진아춘과 공락춘이 있어서 중국집에 대한 추억도 많다. 진아춘은 일제시대부터 있어서 5.16 이후에도 신현확 총리가 옛 추억을 더듬어 가끔 다녀갔다는 얘기도 있었다. 이 집의 원래 주인은 광동성에서 넘어온 화교였다. 돈을 벌자 고향에 돌아가 젊은 여자를 데려왔다. 얼굴도 예뻤지만 옛날 중국식 전족을 한 여자라서 많이 기억한다. 5.16이 일어나자 지나간 구폐를 없앤다고 우리나라도 축첩이 금지됐다. 과거에는 출세하고 돈 많이 벌면 축첩하는 것이 중국 일본과 함께 우리나라의 관행이었다.

1920년대 호적법이 도입되기 전까지는 여자들이 자기 이름을 가진 사람이 많지 않았다. 내가 어렸을 때 기억을 더듬어보면 이름이 없어서 김포에서 시집왔으면 김포댁이고 대구에서 태어났으면 대구댁이 됐고 많은 사람이 간난이란 이름을 가졌다.

요새는 볼 수가 없지만 결혼하고 폐백을 드릴 때 시집어른들이 밤과 대추를 새색시에게 던지면서 아들 딸 합쳐서 열만 낳으라는 덕담을 했다. 그래야만 서너 명의 자녀가 장성할 수 있었다. 최의영 선생이 만든 1940년대 우리나라의 간이생명표에 따르면 이렇게 많이 낳아서 많이 죽는 多産多死의 인구구조를 가졌다. 또한 여자들의 평균수명도 남자들에 비해 훨씬 낮았고 모성사망률도 높았다.

이런 현상은 우리나라에 국한된 얘기는 아니다. 미국이나 유럽도 산업혁명이 일어나고 농노제도가 사라지자 도시빈민으로 살아가는 노동자들이 늘어났다. 그리고 여자들의 평균수명은 더욱 낮아져 남자들보다 더 낮았다.

여자들의 모자보건사업은 이런 여자들의 건강관리 때문에 생겨난 것은 아니었다. 젊은 여자들이 공장에서 제대로 옷을 입지 않고 문란하게 보이는 복장을 하고 일하는 것이 보기 흉하다고 해서 시작됐다. 우리나라에서도 공창과 축첩제도의 폐지는 여자들의 건강관리나 성병예방을 위해 생겨난 것은 아니었다. 그러나 생활수준이 올라가고 어린이들의 사망가능성이 줄어들자 남자보다 여자가 훨씬 오래 사는 세상이 됐다.

사창가나 공창폐지는 윤리적인 차원보다는 실제로 성병관리나 모성건강관리를 위해 바뀌어나가야겠다. 아직도 우리나라는 윤리적인 차원에서 창녀촌을 단속하는 경향이 많다. 옛날에 비하면 참 좋아졌다. 그러나 명분보다는 실리를 따지는 모자보건사업으로 바뀌어야 한다. 필자의 솔직한 심정이다.

〈44〉 건강보험은 사회보험이다

요새 신문이나 TV를 보면 건강보험 급여를 계속 확대시켜 나가고 있다. 한편으론 좋은 얘기지만 건강보험의 건전한 미래를 위해 반드시 바람직한 일이라고만 생각하기 어렵다. 우리나라의 건강보험은 원하는 사람만 가입할 수 있는 임의보험이 아니다. 모든 사람이 강제적으로 가입해야 하는 사회보험이다. 사회보험으로 계속 발전해 가려면 각종 질병의 치료와 예방을 충분히 해주어야 하지만 또 한편으로는 재정부담을 줄여서 사회보험으로 모든 국민들이 즐겨 참여하고 보험료를 낼 수 있게 해줘야 한다.

나는 1960년대 중반에 하버드대학교 보건대학원에서 보건행정학을 배웠다. 그중 가장 인기있는 과목은 미국에서도 당시 사회적인 관심이 높았던 건강보험에 대한 강의였다. 내가 알기론 도나베디안 교수의 의료행정학 강의가 많은 학생들의 인기를 끌었다. 그는 회교 국가들로 둘러싸인 카프카스 지역인 아르메니아 출신으로 미국에 건너와 의학을 공부한 후 의료행정학을 전공해서 미시간대학에서 교수로 있었다. 그는 사회보험으로 건강보험이 정착하려면 몇 가지 기본원칙이 지켜져야 한다고 그의 저서 「의료행정의 제측면」이란 책에서도 강조하고 있다.

건강보험의 대상은 대부분의 사람들이 공감하는 많은 질병을 대상으로 해야 한다고 강조했다. 이것을 필수적 의료요구라고 불렀다. 두 번째 원칙은 이런 필수적 요구를 충족시키기 위해 의료공급을 해주되 낭비적인 요소를 줄이고 반드시 필요한 의료요구만을 공급해야 한다고 했다.

다시 말하면 건강보험은 모든 의료요구를 충족시킬 수는 없다. 반드시 필요한 필수적 요구에 국한시키고 경비를 절약해서 늘어나는 재정요구를 줄여야 한다는 얘기이다. 같은 질병이라도 새롭게 개발된 값비싼 치료보다는 보수적으로 공인된 처치를 주로 해서 보험료의 상승을 억제해야 한다고 강조했다.

맞는 얘기다. 건강보험이 모든 의료요구를 충족시켜줄 수 있는 것도 아니고 그렇게 하는 것이 바람직하지도 않다. 영국을 보라! 모든 의료에 대한 의료보장을 해나가자 이제는 의료요구를 감당할 수 없어서 응급의료를 빼고는 3개월이나 4개월씩 기다려야 병원에서 진료를 받을 수 있는 이상한 나라가 되었다.

우리나라도 무작정 의료급여를 확대하고 최신 진료를 보장해주는 것이 능사는 아니다. 그것은 사보험에서 할 일이지 정부가 관장하는 강제보험에서 할 일은 아니다.

일반국민도 모든 의료요구를 우리가 가지고 있는 현행 건강보험으로 요구해서도 안 된다. 그것은 별도로 본인이 가입한 민간건강보험에서 맡아야 한다. 국가가 관장하는 건강보험은 반드시 필요한 사람에게 꼭 필요한 의료급여만으로 국한시켜야겠다. 그렇지 않다면 영국과 같은 꼴이 될 것이고 미국의 오바마 케어 같은 전철을 밟게 될 것이다. 건강보험의 장래를 걱정하는 한 보건학자의 솔직한 생각이다.

〈45〉 이필곤 선생과 김영만 국장은 훌륭하다

사회심리학자들에 따르면 이 세상을 살아가면서 모든 사람과 잘 지낼 수는 없다. 흔히 열 명의 사람들이 모이면 한두 명은 좋지 않은 일 때문에 자기와 척지는 경우가 생긴다. 아마 이 얘기는 인연을 강조하는 모든 이들에게 보편적으로 적용되는 이야기일 것이다.

사람이 살다보면 자기가 속한 무리 속에서 소원해지고 불화가 생겨나기 쉽다. 그 대신 자기와 가까운 관계를 맺는 돈독한 인간관계가 생겨날 수도 있다. 좋아하는 사람과 싫어하는 사람들이 만들어 진다는 것이다.

그 중 내가 좋아하는 사람은 현재 미국에서 살고 있는 이필곤 선생과 몇해 전에 공직생활을 마친 김영만 국장을 첫째로 꼽을 수 있다. 특히 이필곤 선생은 전생에 인연이 있어서 그런지 해외에서 우연히 세 번씩이나 만났다.

첫 번째는 통일되기 전 남베트남의 수도였던 사이공에서의 만남이다. 당시 우리나라는 민간의료단을 남베트남에 보내고 보건대학원 출신을 주축으로 방역반이 나가서 일하고 있었다. 한 달 동안 이 분들의 활동을 돌아보기 위해 남베트남의 여러 고장을 돌아다녔다. 남쪽의 칸토 그리고 붕타우 나트랑을 위시해서 플레이크 콘툼과 다낭까지 가보았다.

방역반에서 근무하고 있었던 이필곤 선생이 나의 안내역으로 대부분의 여정에 같이 다녔고 사이공의 초롱 중국촌에 가서 여러 번 식사도 대접받았다. 그 후 보건대학원장이 되어 하와이에 갔을때 이민 와서 살던 이필곤 선생의 도움을 받아 돌고래쇼도 봤다. 세 번째로는 LA에서 이곳에 이사 온 이 선생과 그 고장 여러 명소에도 같이 다니고 식사도 함께 했다.

그는 매우 고지식하고 정의감에 투철한 사람이다. 불의를 보고 참지 않는 성격 때문에 가정생활은 평탄하지 않았다. 그러나 그는 특별한 사람이다. 내가 두 번째로 미국에 공부하러 떠났을 때 그가 공항에서 준 책을 지금도 가지고 있다. 오래전에 작고한 대선사 경봉스님의 법어집이다. 제목도 특이하다. 「극락에 길이 없는데 어떻게 왔는가」이다. 나는 아직 종교를 가지고 있지 않지만 마음이 심란할 때 이 책을 꺼내본 적이 많다.

김영만 국장도 이필곤 선생과 함께 보건학을 공부한 보건대학원 동기생으로 보사부에 들어가 서울지방식품의약품안전청장을 역임했다. 자녀들의 결혼식 주례는 다 내가 도맡아 봤다. 김국장 역시 불의를 못 보는 성격이다.

공자에게 삼천제자가 있었다고 하지만 그가 가장 사랑하고 아꼈던 제자는 안회(顔回) 즉 안자였다. 안회는 공자의 생전에 죽었다. 그때 공자는 통곡하며 하늘을 원망했다고 나온다. 공자가 가장 아꼈던 안자의 덕목은 가난하고 생활하기 힘들었지만 도를 잃지 않는 구도정신 때문이었다. 나도 나이를 먹어가니 세상사가 반드시 공평하다고는 보지 않는다. 이분들의 성품으로 미루어 보면 세속적인 출세와 영화가 따라왔어야 했지만 그렇지는 않다. 내세가 있다면 반드시 이분들에게 큰 축복이 주어지리라 믿고 싶다.

⟨46⟩ 이희완 박사와 유왕근 교수에게

　내가 봉직했던 의과대학의 예방의학교실에 참여하는 대부분의 대학원생들이 의사이다. 보건대학원은 다양한 전공의 사람들이 공부한다. 그만큼 배경도 다르고 공부를 하는 방법론이 다르다.
　지금 내가 말하고 싶은 이희완 박사는 정치학을 공부하고 보건대학원에 온 사람이다. 워낙 사람이 성실해서 보건학 석사과정을 마친 후 내 주선으로 미국의 하와이대학교 보건대학원에 유학을 갔다. 끈질긴 학구열과 노력에 의해 그는 7년 넘게 공부해서 다시 보건학 석사와 사회복지를 주제로 정치학박사를 받았다.
　유왕근 교수는 농과대학을 나와 보건대학원에서 공부하고 영국의 맨체스터대학에서 보건정책을 공부했다. 두 사람 다 대구에 있는 대학교에서 보건 및 복지 분야의 교수로 재직하고 있다.
　요새 TV를 보면 건강보험에 대한 이야기가 많다. 그중 보험급여를 확대시키고 저소득층의 보험료를 낮춰야 한다는 이야기가 있는가 하면 직장가입자와 자영업자간의 보험료조정이 큰 문제로 등장하고 있다.

건강보험은 사회보험이다. 본인의 의사와 관계없이 우리나라에 사는 모든 사람들은 반드시 가입해야 한다. 재원도 막대하고 그 운영이 모든 사람들의 관심을 끌 수밖에 없다. 툭하면 보험급여의 범위를 놓고 재정에 여유가 있으니 여러 가지 값비싼 진료나 최신 의료를 포함시켜야 한다는 말이 많다. 미국의 의료행정학자 도나베디안이 지적한 바와 같이 사회보험으로서 의료보험이 지켜야 할 첫째 수칙은 빈부나 사회계층에 관계없이 반드시 필요한 의료급여를 제공하되 꼭 필요한 급여로 제한해야 한다는 원칙이다.

호주머니에 들어있는 사탕 같이 위정자들의 선심에 따라 의료급여의 내용이나 범위가 결정돼서는 안 되겠다. 실패한 영국이나 오바마 케어를 보더라도 우리나라는 잘못된 전철을 또 밟아서는 안 된다. 감기나 소화불량에도 푼돈을 나눠주듯 의료급여를 확대시키고 꼭 필요하지도 않은 첨단진료에 따른 추가비용을 감당하는 일은 없어야 한다. 지금부터라도 외국에 가서 제대로 보건정책이나 의료보험의 정책적 연구를 한 이희완 박사나 유왕근 교수 같은 사람들의 활동이 확대돼야 한다.

다시 한 번 강조하면 건강보험의 급여의 성격이나 내용에 대한 정책적인 연구가 더욱 활성화돼야 한다. 주먹구구식 결정이나 정치가들의 입맛에 따라 더 이상 좌우되지 않기를 바란다.

〈47〉 노인들에게 비아그라를 주자

오래 살게 되면서부터 노인들은 삶의 질을 향상시키기 위해 건강관리에 대한 관심이 높아지고 있다. 심장병, 고혈압, 당뇨병이 늘어나고 65세 이상 노인 열 명에 한두 명이 치매거나 파킨슨병의 초기 환자이고 넓게 봐서 세 명 중 한 명은 우울증환자라고 한다.

우리나라도 점차 노인인구가 늘어남에 따라 이런 치매나 노인성우울증에 대한 관심이 높아지고 약을 먹는 사람들도 많다. 효과적이고 부작용이 적은 신약들이 도입돼 이런 문제를 해결하는 데 도움을 주고 있다. 그러나 아직도 노인들의 자살률이 일본을 앞지르고 있다. 세상살이가 귀찮고 외롭고 힘들어서 더 이상 삶을 지속하기 싫다는 노인들이 늘어나고 있는 것이다.

이미 오래된 얘기지만 필자는 여러 가지 모임에서 노인들의 복지와 건강에 대한 강연을 많이 했다. 우선 공통적인 반응을 보면 처음에는 잘 웃지 않고 삶이나 건강에 대한 관심을 나타내지 않는다. 자기 인생에 대한 자신과 업적에 대한 긍정적 평가가 선행되고 나이를 먹어서도 대인관계를 계속하고 남녀관계를 갖는 것이 매우 중요하다는 것을 느꼈다.

다시 말해 사람은 사회적 존재이다. 혼자서 외롭게 살면 누구나 병이 생기고 우울증에 빠진다. 콜라텍에 가보라. 머리에서 비듬이 떨어지고 초라한 어른들은 한사람도 없다. 나이를 먹을수록 수다를 떨고 남녀관계를 가지는 것이 좋다고 느꼈다.

실제로 의료보장제도가 발달된 나라에선 노인들의 성생활에도 관심을 쏟는다. 복지관이나 노인회에서 정기적으로 사교모임을 갖고 이성간의 교제도 권장하고 있다.

우리나라도 점차 의료급여를 확대시키고 있지만 노인들에게 보청기를 제공해주고 우울증이 심한 사람들에게는 항우울제를 직접 투여하는 것보다는 이성관계에 관심을 불러일으켜 건전한 정신생활을 할 수 있도록 비아그라를 처방해주는 나라도 있다. 삶에 대한 긍정적 이해와 이성 간에 관심을 불러일으키는 것도 또 다른 차원의 노인복지라고 믿는다.

이런 이야기를 하면 나의 지나친 편견이라고 보는 사람들이 있겠지만 나이 먹은 사람들의 복지를 증진시키기 위해서는 소일거리를 만들고 사회적으로는 남녀 간의 관심을 불러일으킬 수 있는 종합적인 대책이 필요하다. 그런 의미에서 우리나라도 비아그라를 건강보험에서 마련해 주는 것이 합당하리라 생각한다. 내 의견이 좀 지나쳤다면 양해해주기 바란다.

〈48〉東京留學生病과 새로운 병

　한평생을 되돌아보면 많은 일들이 있었고 격변하는 시대를 살아왔다고 느낀다. 중학교 때 해방되어 전차 꼭대기에 올라타서 만세를 부르는 사람들을 봤는가 하면 정부수립 이후 6.25 사변의 민족적 비극을 거쳐 5.16 이후 무서운 속도의 산업발달이 있었다. 그 연장선상에서 광주사태가 일어나고 진짜로 민주주의 시대에 살게 됐다. 어렸을 때 시골에서 장날에 나가 사각모를 쓰고 망토를 입은 대학생들을 우러러보던 시절을 지나고 보니 나도 운 좋게 미국에 가서 공부할 기회를 갖게 됐다. 그러나 나보다 더 나이가 많은 선배들의 얘기를 들어보면 선망의 대상이었던 일본의 동경유학이 비극으로 끝나는 경우도 많았다고 한다.

　가장 큰 걸림돌은 결핵이나 각기병에 걸려 학업을 중퇴하고 돌아온 분들의 얘기를 많이 들었다. 당시에는 일본사람에 가장 흔했던 것이 결핵이란 국민병이었다. 두 번째로는 당시만 해도 원인을 분명하게 밝혀내지 못했던 각기병 때문에 혼이 난 유학생들이 흔했다. 서양의 역사를 훑어보면 산업혁명 이후 공장 노동자들에게 가장 흔한 병이 결핵이었지만 1920년대 이후 영양상태가 좋아지자 급속하게 줄어들었다.

일부 학자들의 주장 같이 결핵에 잘 듣는 항결핵약이 생겨나 나타난 결과는 아니었다. 잘 먹고 영양상태가 좋아지자 결핵은 유럽에서 점차적으로 줄어들기 시작했다.

또 편식하고 육식을 제대로 하지 못하는 나라 사람들에게 각기병은 끊이지 않는 재앙으로 유행했다. 일본사람들은 원래 쌀밥을 좋아했고 이렇게 완전히 껍질을 벗겨낸 쌀로 밥을 하고 고기를 먹지 못해서 흔했던 것이 각기병이었다.

러일전쟁에서 러시아의 무적함대를 대마도해협에서 전멸시킨 일본해군은 이런 각기병을 막기 위해 밥 대신 빵과 고기로 급식을 바꾸도록 했다. 이 병이 일본에서 점차적으로 줄어들기 시작한 것은 2차 대전 이후 생활이 좋아지면서 나타난 변화였다. 이와 같은 사실은 「疾病史」를 쓴 후지까와(富士川游)교수가 지적한 바 있다.

세월 따라 병은 달라진다. 우리나라도 30년이나 40년 전까지만 해도 여름철에 상한 음식을 먹고 식중독에 걸려 고생하는 사람이 흔했다. 역학조사를 해보면 포도상구균이 부패한 음식 속에서 자라나 배출하는 장독소(腸毒素) 때문에 생겨나는 독소형식중독이었다. 드물게는 콜레라환자가 발견되어 방역당국이 긴장한 적도 많다.

그러나 세월이 흐르자 콜레라에도 여러 가지 종류가 있고 바닷물 속에 살아남을 수 있는 독이 약한 콜레라가 회를 먹은 사람들에게 가끔 발생하고 독소형식중독은 자취를 감춰갔다.

요새는 바이러스 때문에 생겨나는 식중독이 90% 이상을 차지한다. 앞으로도 돌연변이를 쉽게 일으키는 사람과 동물 그리고 토양을 넘나드는 바이러스에 관심을 기울여야겠다. 우리나라도 많이 발전했지만 새로운 병에 또다시 관심을 기울여야 한다.

〈49〉 노인들의 폐렴을 예방하자

우리나라 사람들의 사망원인을 보면 첫째 가는 병이 암이다. 20년 전만해도 남자들은 위암과 간암이 많았고 여자들은 자궁경부암과 위암으로 사망하는 사람이 흔했다. 그러나 생활수준이 올라가고 위생상태가 좋아지면서 남자들의 경우에는 위암대신 폐암이 늘어나고 대장암이 관심을 끌고 있다. 여자들도 자궁경부암은 점차 줄어들고 간암과 폐암으로 사망하는 경우가 늘어나고 있다. 그러나 좀더 시야를 넓혀보면 암도 중요하지만 감기 같은 상기도염증(上氣道炎症) 후에 생기기 쉬운 폐렴이 아직도 많다.

겨울이 없는 더운 나라에선 식품위생이 중요한 과제이고 식품감염으로 사망하는 사람도 흔하다. 그러나 좀 더 깊이 훑어보면 파푸아뉴기니나 솔로몬군도의 가장 많은 사망원인은 상기도염증과 이에 따른 폐렴이다. 일반적인 감기와 인플루엔자는 증상이 좀 다르지만 의료기관에서도 잘 구별하기 힘들다. 이런 상기도염증 후에 노인들이 걸리기 쉬운 치명적인 질병을 꼽는다면 바로 폐렴이다.

폐렴은 두 가지로 나누어 생각할 수 있다. 독감이나 감기 같은 상기도염증 후에 생겨나는 폐렴과 폐렴구균에 의한 폐렴이다. 우리나라에서도 가을이면 해마다 노인들에게 독감 예방주사를 무료로 접종해 주고 있다. 또한 원하는 사람들에게는 폐렴구균(肺炎球菌)에 의한 폐렴을 막기 위해 폐렴구균백신을 접종하고 있다. 그러나 독감 후에 생겨나는 폐렴은 대개 알고 있지만 폐렴구균에 의한 폐렴은 잘 모르는 사람들이 많다.

이런 폐렴구균의 감염이나 인플루엔자 바이러스는 대중교통수단인 버스나 지하철에서도 걸릴 수 있다. 그러나 가장 많은 경우는 감염된 사람이 재채기를 하거나 호흡을 할 때 배출된 세균이나 바이러스를 직접 들이마셔서 생기는 경우가 90% 이상이다. 따라서 나이를 먹으면 감기에 걸린 사람이나 기침을 많이 하는 사람들 옆에서 얘기하는 것은 그리 바람직하지 않다.

특히 노인들은 나이를 먹을수록 생체기능이 떨어진다. 그중 비장에서 이러한 염증을 일으키는 세균과 바이러스에 대한 항체생산이 줄어든다. 우리 몸 안의 모든 장기가 나이를 먹을수록 제 구실을 하지 못한다. 흔히 쓸개라고 말하는 비장이 이러한 항체생산에 중요한 역할을 한다.

65세 이상이 되면 기능이 떨어져서 항체생산이 어려워진다. 나도 나이를 먹어가고 있지만 연세 많은 분들 중에 암에 대한 정기검진에는 신경을 쓰지만 감기나 독감을 대수롭지 않게 여기는 분들이 있다.

앞으로는 폐렴에도 관심을 가져야겠다. 암 다음으로 많은 노인들의 사망원인이 바로 폐렴이기 때문이다. 일 년에 한번 실시하는 독감예방주사는 빠지지 말고 2년이나 3년에 한번쯤 폐렴구균 백신도 맞아두는 것이 좋다. 암에만 신경 쓰지 말고 폐렴예방에도 신경을 써야겠다.

가까운 일본에서도 노인들의 사망원인을 분석해보니 위암과 간암에 이어 세 번째로 폐렴이 남자의 중요한 사망원인임이 밝혀졌다. 우리나라도 더 늦기 전에 노인들의 폐렴예방 캠페인이 벌어져야 한다.

⟨50⟩ 건강보험급여를 더 이상 확대시키지 말라

　미국은 트럼프 대통령이 취임하면서 상상하기 어려웠던 일들이 이른바 '미국 우선주의'의 기치아래 벌어지고 있다. 이미 지적한 바와 같이 오바마 대통령의 가장 훌륭한 치적으로 꼽았던 오바마 케어도 폐기되거나 수정될 운명에 처했다.
　미국은 냉정한 자유민주주의국가이다. 아직도 연방정부 차원에서 모든 국민에 대한 건강권을 인정하지 않는다. 2억이 넘는 인구 중 3000~4000만 명은 제대로 의료혜택을 받지 못하고 산다. 이런 문제점에 손을 댄 것이 바로 오바마 케어이다. 보험료를 거의 내기 힘든 극빈층에게도 의료혜택을 주기로 했다. 그 결과 불과 몇 달이 지나지 않아 연방정부에 엄청난 재정부담을 안겨주어서 중산층의 큰 저항에 부딪쳤다.
　보수적인 사람들은 물론 빌 클린턴 전 대통령 같은 비교적 진보적인 사람들도 '밑 빠진 독에 물 붓기'라고 해서 오바마 케어를 없애자고 했다.
　그 결과 새 대통령은 이 제도를 없애거나 극도로 제한시키는 정책적인 전환을 시도하고 있다. 다행히 우리나라는 모든 사람들이 가입할 수 있는 건강보험 제도를 가지고 있다. 부유하고 소득이 많은 사람들은 아주 많이 내고 가난한 사람들은 분수에 맞게 적게 내도 된다. 어렵게 말해서 사회적 의료보장 제도가 우리나라에선 정착되어 가고 있다.

여기에 파생되는 문제점에도 이제는 관심을 기울여야 한다. 감기에 걸리고 배가 좀 아파도 누구나 종합병원에 가서 제대로 된 진찰을 받기 원한다. 이것은 우리나라 건강보험이 극복해야 할 가장 큰 과제이다. 의료계의 입장에선 더 많은 수요가 창출된다는 의미에서 반대하지 않는다. 오진을 피하기 위해 종합병원은 외래환자에게 많은 검사를 요구하고 그것이 수요를 부추겨서 의료비를 증가시키고 있다. 외국에서도 이런 것을 방어적 의료라고 한다. 오진 때문에 좋지 못한 결과가 생겨났을 때 의료기관이 책임을 면하기 위해서도 이런 수많은 검사는 필요하다고 한다. 일리는 있다. 그러나 대국적인 측면에서 본다면 작은 병의원을 선택하게 해서 일차의료에 대한 비용을 줄여야겠다.

또한 본인이 부담하는 의료비가 줄어들자 건강염려증 환자들이 늘어나 병실 구하기가 하늘의 별 따기로 어려워졌다.

지나간 얘기지만 30년이나 40년 전에는 지역에 큰 종합병원이 들어와도 돈 있는 환자가 많지 않아 병실이 차지 않고 수입이 떨어져서 고생하던 때도 있었다. 이런 의료수요의 증가를 일시적 현상으로 보는 사람도 있다. 그러나 요새 또다시 보험

재정에 여유가 생겼다고 보험급여를 확대시켜야 한다는 여론이 많다.

다시 한 번 강조하지만 건강보험은 사회보험이다. 꼭 필요한 최소의 의료를 제공하면 된다. 나머지는 민간보험에 맡기는 것이 좋을 것이다. 요새 보험재정에 흑자가 계속된다고 위정자들도 더 이상 생색을 내서는 안 될 것이다. 영국 같이 모든 의료요구를 충족시키려 들다간 의료체계가 망가질 수도 있다. 병원에 가서 의사얼굴 한번 보려면 3~4개월씩 기다리는 재앙을 우리나라에선 겪지 말기 바란다.

〈51〉 좀 더러워야 건강하다

요새 예방의학이나 보건학을 공부하는 젊은 사람들에게 첫째가는 건강수칙을 들라고 한다면 주변을 깨끗이 해야 한다고 주저 없이 말하는 사람들이 많다. 유럽의 보건사를 봐도 전염병이 세균이나 미생물 때문에 생겨나기보다는 더러워서 장기(瘴氣)가 퍼지면 큰 질병으로 번져나간다고 했다. 그것이 바로 서양에서 위생개혁운동을 촉발시킨 장기설(瘴氣說)이다.

동양에서도 더러우면 병을 일으킨다고 했다. 동양의 고전

논어에서도 공자는 음식이 쉬거나 고기도 오래 돼서 상한 것은 먹지 않았다고 향당편에 나온다. 단순한 것 같지만 병이 더러우면 생겨나기 쉽다는 고정관념에서 시작한 것이 위생개혁 운동이고 근대 공중보건사업이었다.

가까운 일제시대에는 한 달에 한 번씩 집집마다 주변을 깨끗이 해서 위생검사를 실시하기도 했다. 아직도 더러우면 병이 생겨난다고 하는 사람이 많다. 전염병이 우리 눈에 보이지 않는 작은 미생물 때문에 퍼져나간다는 세균설이 확립된 이후에도 이런 경향은 비슷했다.

그러나 이런 고정관념과 맞지 않는 것도 있다. 첫째로 노인들이 목욕탕에서 자주하는 때밀이나 피부 각질을 지나치게 제거하고 매일 비누질을 하는 경우는 건강에 좋지 않다. 아무리 지질 배출이 많았던 사람들이라도 나이를 먹으면 90% 이상이 건성피부가 된다. 피부의 밖에 있는 표피는 오래 두면 보기 싫게 때로 변한다. 때밀이 수건이나 맨손으로 피부를 불려 때를 밀어내면 기분이야 좋겠지만 표피와 진피의 손상 때문에 건성피부의 증상을 악화시키고 심하면 건강에 해를 끼친다. 60살이 넘으면 목욕법도 달라져야 한다. 때를 밀어내는 습관은 버려야 한다.

세척력이 강한 비누로 온 몸을 매일 목욕하는 것도 좋지 않다. 때밀이 수건도 안 쓰는 게 좋다. 일본사람들의 온천목욕법과 같이 손발과 극히 일부분에만 비누질을 하고 때밀이는 하지 말아야 건강할 수 있다.

30년이나 40년 전 같이 한겨울에 한두 번 목욕하던 시절에는 때밀이도 필요하고 비누질도 하는 것이 좋았다. 하지만 수시로 샤워를 하는 현대인들은 때도 많지 않거니와 오히려 피부보호를 위해 비누질도 하지 않는 것이 좋다.

원래 사람은 무균상태로 살 수는 없다. 넓은 의미에서 생태계의 균형을 맞춰 살려면 좀 더러운 것이 건강에 도움이 되는 수도 있다. 아주 깨끗하게 자라난 사람들은 30대 이후에 A형간염에 걸려 고생을 하기도 한다. 또한 예방주사를 게을리 한 젊은이들은 운 없게 나이 들어 소아마비에 걸릴 수도 있다. 미국에서 4선까지 한 프랑클린 루즈벨트 대통령도 어려서 깨끗한 환경에서 살다가 상원의원이 돼서 소아마비에 걸려 여생을 제대로 걷지 못했다.

요구르트도 바로 이런 생태학적 균형을 지키기 위해 사람의 배설물에서 찾아낸 유익한 세균으로 우유를 발효시킨 것이다.

나이 먹으면 좀 더럽게 사는 것도 좋다.

〈52〉 학림다방의 뒷이야기

만 25세에 의과대학을 졸업하고 조교가 돼서 65세에 정년 했으니 정확하게 말해서 만 40년을 서울대학에서 월급을 받았다. 그 후에도 약 20년 넘게 보건학에 관련된 일들을 했으니 내 인생에서 보건학에 관련된 일에 최소한 60년은 넘겨 일했다. 연금도 20년을 채우고 있다. 겉으로 드러난 얘기도 많지만 뒷얘기도 참 많다. 그중에도 연건동 캠퍼스에 있었던 학림과 대학다방 얘기를 빼놓을 수 없다.

당시의 의과대학은 독립된 교수실이 있었지만 법과대학이나 다른 대학들은 독립된 연구실도 없었고 교무과에 붙어있던 교수휴게실에서 대부분의 교수들이 소일했다. 그런 처지에 대학다방과 학림다방이 1960년대에 생겨나 서울대학에 있는 선생님들의 아지트가 됐다. 일요일이면 빠지지 않고 등산을 했던 이숭령 박사나 이희승 박사는 물론 법과대학의 황산덕 교수나 문리과대학의 많은 교수들이 점심시간에 진아춘에서 식사를 마치고는 서로 회포를 풀기도 했다.

나는 젊은 조교였기 때문에 난로가 있는 좋은 자리에는 앉지 못하고 구석진 곳에서 젊은 선생님들과 어울렸다. 가끔은 김두종 박사나 이영택 선생님과 함께 대학다방에서 연세가 지굿하신 선생님들과 어려운 자리를 갖기도 했다. 그러나 일요일에는 거의 빠지지 않고 등산을 했다. 당시에는 산에 가서 밥을 해먹는 것이 금지되지 않았고 많은 사람들이 식재료를 짊어지고 산에 가서 밥을 해 먹는 것이 유행이었다. 많이 어울린 사람들은 보건의료계 신문의 출입기자들이었다.

그 후 보건대학원에 입학해서 열심히 공부를 하고 석사가 된 이순권 기자는 물론 필자의 고등학교 후배인 강호이 기자도 있었고 이미 고인이 된 후생일보 김완식 편집국장이 있었다. 산에서 식사와 소주를 곁들인 후 하산해선 싸구려 선술집에서 빈대떡과 막걸리를 파는 종로 뒷골목에 자주 갔다. 모두 술이 취하면 세상 얘기도 하고 우리나라 장래에 대한 걱정을 하기도 했다.

그 중 지금도 기억에 남는 것은 당시 후생일보 편집국장으로 자택에 두 번씩이나 초대받아 저녁을 대접받은 김완식 국장 얘기이다. 그는 시인이자 성품이 대쪽 같은 사람이었다. 나와 의기가 투합하면 본인의 이모부인 이병린 변호사회장 댁에 가서 마지막으로 뒤풀이를 했다.

알고 보니 이병린 회장은 반정부활동을 많이 해서 정부의 기피인물이었다. 동대문 밖의 허름한 서민주택에 가서 인사를 드릴 때면 참선비의 기품을 느낄 수 있는 분이었다. 당시 정부의 여러 가지 회유에도 아랑곳하지 않고 반독재활동을 계속하다 불미스러운 일에 엮이게 되어 신문에 대서특필 되면서 망신을 당하기도 했다.

민주회복 국민회의의 대표의원직을 사퇴한다는 각서만 쓰면 무마해주겠다는 정부의 협박과 회유도 거부하다 구속됐다. 그런 일이 있은 후에도 저녁에 들리면 뒤풀이를 하는데 함께 하곤 했다.

지금도 기억이 나지만 내가 자주 드나들었던 대학다방이나 학림다방의 대학교수들에게선 찾아보기 힘든 선비였다. 사람의 한평생은 죽은 후 평가도 중요하다고 한다. 지금도 생각나지만 참 훌륭한 분이다.

〈53〉 건강보험급여 늘리지 말아야

모든 사람은 건강하게 살 수 있는 권리를 가진다고 한다. 그것이 우리나라 헌법에서도 보장되어 있는 건강권이다. 그러나 건강권은 상징적인 표현이어서 나라에 따라 각기 다르다. 미국 같은 경우에는 국가가 국민의 건강을 보장해야 한다는 생각보다는 각 개인의 사생활을 지키기 위해 여러 가지 정부의 간섭을 배제하는 경우도 있다. 이제는 헌법상 합헌이 되었지만 본인이 싫어하는 경우에 예방주사나 우두접종을 거부했던 경우도 있었다.

그 대신 영국을 위시해서 대부분의 유럽에선 '요람으로부터 무덤에 이르기까지' 국가가 보호한다는 생각에서 비롯해서 건강권 내지 정부의 의료보장을 의무화시키는 경우가 많았다. 영국은 제2차 대전 이후 에트리 정권 아래서 영국에 사는 모든 사람들에게 의료보장혜택을 주고자 국민의료보장을 의무화시켰다.

영국은 다시 말하면 국민의 의료보장을 위해 일반 세금으로부터 재원을 받아들여 국민의료보장제도가 실시되고 있다. 다른 나라에선 이런 의료보장제도보다는 한발 뒤처져서 사회보험제도 아래 소득에 따라 거둬들인 보험료로 사회보험으로서 의료보험을 실시하고 있다. 이렇게 소득의 차이에도 관계없이 의료보험을 실시하다보니까 불평도 많고 밑 빠진 독 같이 보험료를 올려도 제대로 의료급여를 베풀지 못하는 경우가 늘어나고 있다. 그것이 바로 트럼프 대통령이 손을 보기 시작한 오바마 케어이다.

의료급여를 늘리다보니 보험재정이 어려워지고 보험료가 계속 늘어나고 있는 것이 전 세계적인 경향이다. 이런 문제를 사전에 방지하기 위해 몇 가지 제언을 하고 싶다.

첫째로 지적하고 싶은 것은 정부의 일반 재정으로 충당되는 의료보장제도와 건강보험은 다르다는 것을 분명하게 지적하고 싶다. 노인들이 늘어나고 새로운 의료기술이 도입되기 시작하면서 우리나라도 계속 노인들의 의료비가 늘어나고 있다. 다시 지적하고 싶지만 의료보험은 사회보험이지 국민의료보장제도는 아니다. 필요한 사람에게 꼭 필요한 의료혜택을 주면 된다.

비슷한 치료효과가 있는 값비싼 의료보다는 오래됐지만 효과가 비슷한 값싼 의료급여에 치중해야겠다. 복강경이나 로봇 시술 같은 의료는 가능한한 자제시켜야 한다. 이런 것을 꼭 원한다면 민간의료보험에 의존해야한다.

두 번째로는 의료급여를 확대시키는 의료보험정책은 정치적인 포퓰리즘에 좌우돼서는 안 된다. 소득에 관계없이 초등학교나 중학생들에게 무료급식을 해주는 것은 어느 모로 보나 바람직하지 않다. 위정자의 기분에 따라 보험급여를 무작정 확대시켜서는 안 된다. 또한 이러한 의료급여의 확대는 공평하고도 재정부담능력을 감안해서 특별한 의결기구를 거쳐 결정해야겠다.

세 번째로는 과잉의료를 막을 수 있는 제도적인 장치를 도입해서 의료기관은 물론 소비자들의 남용을 막을 수 있는 정책이 시행돼야겠다. 필자의 뼈아픈 고언이다.

〈54〉 사람은 자연에 따라 살아야한다

　세월 따라 모든 게 바뀌고 있다. 과학적 의료를 표방하고는 있지만 의료기관에서 주는 대부분의 처방이나 투약도 바뀌고 있다. 내가 어렸을 때는 맹장수술이 꽤 보편화돼 있었다. 외과의사는 최소한 맹장수술을 능숙하게 할 수 있어야 했다. 포도씨나 콩 같은 이물질만 먹어도 잘 생겨난다는 맹장염 때문에 위험을 사전에 막기 위해 군대에 가기 전에 맹장수술을 한다는 사람도 있었다. 목젖이 붓고 괴로운 편도선의 염증을 예방하기 위해 편도선을 떼어내는 편도선적출수술이 유행하기도 했다. 요새는 건강검진때 밝혀진 갑상선에 생겨나는 종양을 제거하기 위해 갑상선적출 수술을 한다는 사람도 늘어났다. 갱년기 이후에 잘 생기는 전립선비대증을 약보다는 수술로 치료한다는 사람들도 많다.

　그러나 이런 수술은 꼭 필요할 때 선택적으로 실시해야 한다. 부작용도 계속 밝혀지고 있다. 과거에 흔했던 맹장수술로 완전히 맹장을 떼어내면 면역기능이 떨어져 우리 건강에 좋지 않고 대장암까지 일으킨다는 연구결과가 나타나 이제는 충수돌기라는 맹장을 떼어내는 수술이 줄어들었다.

편도선도 감기만 걸리면 자꾸 부어오르고 불편한 존재가 아니라 이것 또한 각종 미생물의 침입을 첫 번째로 막아주는 방어기능이 있다는 사실이 밝혀져 여름방학이면 이비인후과에 가서 편도선을 떼어내는 사람들이 줄어들었다.

요도가 거의 막혀서 불가피한 경우를 빼고는 전립선수술도 권하지 않는 경우가 많다. 우리들이 현재 실시하고 있는 외과적인 처치는 좋은 효과도 있지만 부작용도 반드시 알아야 한다.

사람의 몸에 불필요한 것은 없다. 의학적으로 볼 때 완전히 떼어버리는 게 좋은 경우는 드물다. 성형외과에서 교통사고나 화상으로 망가진 얼굴이나 신체기능을 복원하기 위해 큰 수술을 하는 수도 있지만 특별히 부작용이 없는 우리 몸의 일부를 떼어내는 것은 바람직하지 않다.

사람의 몸은 작은 우주와 같다. 나쁜 것은 없다. 대장 속에서 사는 수많은 세균들도 서로 균형을 맞춰 생태학적인 공존을 한다. 맹장수술도 그렇고 편도선수술이 인기를 끌지 못하게 된 것 같이 갑상선 수술도 함부로 해서는 좋지 않다. 수술 후 갑상선 기능을 보충하기 위해 일생동안 약을 먹는 사람들도 늘어나고 있다.

　나이 먹은 보건학자로서 충고하고 싶은 것은 함부로 칼을 대서 몸의 일부를 떼어내는 적출수술은 삼가야한다는 것을 직언하고 싶다. 아무리 과학이 발달해서 AI나 로봇기술이 늘어나도 우리 몸을 완전히 대신할 수 있는 기술은 아직 개발되지 않았다. 옛말에도 부모님이 준 신체발부는 함부로 손대지 말라고 했다. 세상은 계속 바뀌고 있다.

　우리 몸의 일부를 적출하는 의료기술은 반드시 필요한 경우에만 해야 한다. 사람은 자연에 순응해서 가능한 한 자연 그대로 살아나가는 것이 좋다는 것을 말하고 싶다.

〈55〉 결핵과 역학조사

　질병의 역사를 훑어보면 현재는 없는 많은 질병이 역사에 나온다. 물론 지금도 문제되고 있는 질병들 중에 옛날에 있었던 것도 있다. 그 중 첫째로 꼽을 수 있는 것이 결핵이다. 오천 년 전에 만들어진 이집트의 미라에서도 결핵의 흔적을 볼 수 있다. 고생물학이나 고병리학에 따르면 역사 이전부터 사람들에게 흔했던 만성전염병이 바로 결핵이다. 그러나 세월 따라 결핵의 발병이나 유행도 바뀌고 있다.

향약집성방이나 동의보감에 나오는 노채나 폐로는 아마도 오늘날의 결핵이었을 것이다. 글자 그대로 몸이 허해지면 생겨나는 병으로 서양에서도 19세기까지는 기허증(phthisis)이라고 해서 몸이 허하고 영양상태가 좋지 않으면 생기는 병으로 여겼다. 과거에 많이 쓰였던 노채는 그 원인이 과로하고 허약해져서 생기는데 예를 들면 장례를 오래 겪거나 방사과다(房事過多)같은 경우를 꼽았다.

20세기 이후 결핵은 전염병으로 확정됐다. 우리나라는 위생상태가 좋지 않고 잘 못 먹어서 내가 어렸던 시절에는 거의 100%의 사람들이 어렸을 때 결핵에 걸려 1차감염을 겪은 후 나이 들어 2차 감염을 받아 생기는 청년병이었다.

나도 1958년에 미국에 갈 때 1차 감염 사실이 X-ray에 나타나 위생병원에서 재차 X-ray검사를 받고 하와이에서 검역관의 판정으로 입국할 수 있었다.

따라서 40~50년 전까지는 결핵은 흔한 청년병이었고 군에 입대하지 못하는 가장 큰 잠재적인 질병이었다. 이제는 세상이 좋아져 1차감염 없이 나이 먹어 그대로 결핵에 걸려 문제가 생기는 선진국형 결핵으로 바뀌어졌다. 최근 유아원에 맡긴 어린이들에게 집단적으로 결핵 환자가 발생해서 이슈가 되기도 했다.

이런 것들을 밝혀내는 것을 보건학에선 역학조사라고 한다. 전염병이나 많은 사람들에게 집단적으로 발생하는 문제를 추적조사를 통해 발병원인이나 이를 옮긴 사람들과 매개물을 밝혀왔다. 역사적으로 볼 때 가장 오래된 역학조사는 18세기 더러운 수돗물로 인해 콜레라가 발생한 사실을 밝혀낸 조사이다.

그 후 20세기에 접어들어서도 미국의 고급음식점에서 음식을 다루던 식품취급자가 장티푸스 보균자여서 이 사람을 통해 여러 사람의 환자가 발생해서 보균자에 대한 경각심을 울린 적도 있었다. 지금 미국에 가면 미육군병원으로 세계적인 명성을 가진 월터리드 병원의 월터리드는 19세기 말에 미국이 스페인과 전쟁 중 쿠바에 흔한 모기 때문에 보통 현미경으로는 볼 수 없는 바이러스로 황열이 옮겨진다는 사실을 추적해 밝혀냈다.

우리나라에서 결핵의 역학적 조사나 추적조사가 늘어났다는 것은 한편으로 보면 결핵의 발생이나 유행이 선진국형으로 바뀌고 있다는 증거라고도 할 수 있다. 앞으로도 결핵환자는 줄어들겠지만 이런 추적조사가 더욱 필요한 세상이 됐다는 것을 강조하고 싶다.

⟨56⟩ 완전한 무상의료는 환상이다

어느 나라나 정치인들은 새로운 문제점이나 정책으로 국민들의 관심을 끈다. 그중 대표적인 것이 의료문제이다. 의학이 발전하고 의료기술이 더욱 과학화되므로써 질병의 예방과 치료는 계속 선진화되고 있다. 이런 현실에 즈음해서 많은 나라에서 건강권의 보장과 전 국민의 의료보장이 나온다.

누구나 건강하기 바라고 전국민 의료보장이 크게 각광을 받게 됐다. 국가의 기본기능의 일환으로 모든 사람들에게 필요한 의료를 보장해준다는 것은 많은 사람들의 환심을 끌 수밖에 없다. 그러나 우리들의 욕구에는 현실적으로 실현 가능한 것과 바라지만 좀처럼 달성하기 어려운 욕망이 있다. 그것을 흔히 현실주의자들은 건강을 둘러싼 신기루나 환상이라고 한다.

국민개(皆)의료보장을 위한 무상의료는 그 이상이 높은 만큼 실현하기 힘들다. 이런 욕구를 우선 실현하기 위해 많은 나라에서 사회보험으로서 건강보험을 도입한다. 듣기 비슷하지만 무상의료와 사회보험의 형식을 갖춘 건강보험은 그 내용과 성격이 확연히 다르다.

이 지구상에서 정식으로 무상의료를 들고 나와 국민개인의료보장제도를 실시하는 나라는 영국밖에 없다. 유럽의 유명한 복지국가들도 의료에 관한한 전 국민 무상의료가 아니라 여러 가지 조건과 제약을 수반하는 사회보험의 일환으로 건강보험을 실시하고 있다.

의료이용에 관련된 의료비 문제를 해결하기 위해 만들어졌다는 면에선 건강보험은 전 국민 의료보장제도와 비슷하다. 그러나 사회보험인 건강보험은 우선 재원이 일반 재정과는 달리 운영되고 최선의 의료를 모든 사람에게 제공하기보다는 꼭 필요한 사람에게 꼭 필요한 의료로 국한시켜 의료공급을 제한하는 것이 원칙이다. 그렇지 않고서는 늘어나는 의료요구를 억제할 수가 없다.

내가 대학에서 현역으로 있을 당시에 경희대학교와 한양대학교가 다 같이 종합병원을 설립했다. 이들이 가진 가장 큰 고민거리는 제대로 의료비를 낼 수 있는 환자들이 충분하지 않아서 의료비를 낼 수 있는 환자들을 유치하는데 신경을 썼다. 그것이 30년 내지 40년 전 얘기이다.

여러 가지 문제점이 많지만 강제건강보험이 전 국민에게 보편화되고서는 환자들이 의사로부터 진찰을 받고 입원을 하기가 하늘의 별 따기로 어렵게 됐다. 세상은 바뀌고 있다. 김영삼 대통령 시절에 거의 무모하게 늘린 의과대학에서 많은 졸업생이 배출됐지만 이제는 가장 안정적으로 직장에 취업할 수 있는 사람들이 의사이다.

그것은 그만치 의료수요가 늘어났기 때문이다. 많은 사람들이 의료혜택을 받는 것은 바람직하지만 사회보험의 원칙을 지켜서 꼭 필요한 사람에게 의료공급을 해나가는 것이 사회보험의 원칙이다. 계속 늘어날 수밖에 없는 보험료를 일정수준에서 억제하기 위해서는 불필요한 병원의 의료공급증가를 줄이고 늘어나기 쉬운 환자들의 의료요구도 억제시키고 더 필요한 부분은 민간보험에 의존하도록 해야 할 것이다. 나는 과거엔 의료보험 실시를 주장했다. 그러나 이제는 의료공급의 적절한 억제를 주장한다. 세상은 바뀌고 있다.

〈57〉 보건대학원과 박형종 박사

이미 언급한 바와 같이 서울대학교 보건대학원 교수요원으로 선발되어 미국에 공부하러 간 사람은 나와 고응린 박사 말고도 두 명이 더 있었다. 박형종 박사와 최능원 교수이다. 개인적인 사정 때문에 최능원 교수는 미네소타대학에서 공부를 마치고 우리나라에 돌아오지 않고 캐나다로 가서 그 곳 보건학 교수가 됐고 박형종 교수는 나보다 한해 선배였지만 출발이 1

년 늦어져 공부를 마치고 서울대학에 돌아와 함께 교수생활을 오랫동안 했다. 그 후 우리나라에서 최초로 만들어진 보건개발 연구원, 세계은행, 세계보건기구에서 활동하다가 우리나라에 돌아와 인제대학교 부총장으로 재직하다 정년을 맞으셨다.

미네소타에서 공부하고 우리나라에 돌아와 보건교육학을 강의해 왔다. 아들 박도준 교수는 지금 서울대학교 의과대학 내과교수로 재직하고 있다. 돌이켜보면 나는 퍽 인복이 많은 사람이라 생각된다. 고응린 박사가 언제나 정도를 벗어나지 않았던 보건학자라면 박형종 교수는 인간적으로 나무랄 데가 없는 훌륭한 선배였다.

세상에는 참 성격이 다양한 사람들이 많다. 열사람이 모이면 한 두사람은 이상한 행동을 한다. 그런데 박형종 박사는 서울대학에서 보건대학원장 재직 중 단 한 번도 분란을 일으킨 적이 없다. 개인적으로 볼 때 훌륭한 인격자요 사회적으로 볼 때도 성숙한 지도자의 자질을 타고나신 분이다. 누구나 대학교수를 부러워한다. 또한 인격자들이 모인 곳이 대학이라고 한다. 그러나 실제로 대학에 몸 담아 왔지만 그와는 많이 다르다.

일본의 동경대학에 파벌 많고 보이지 않는 암투가 많다는 것은 책으로도 소개된 바 있다. 내가 일년 동안 공부했던 하버드대학에도 파벌과 인맥이 있는 것을 보았다. 소문난 얘기지만 하버드대학의 의과대학과 보건대학원은 당시 태국왕실과 특별한 관계를 맺고 있었다.

국왕도 보스톤에서 태어났고 대부분의 왕립의과대학교수들과 학자들은 하버드대학에서 석사와 박사를 받은 사람이었다. 우리나라에서도 좋아하는 사람들과 싫은 사람들이 함께 살아가는 데가 대학이다. 이런 어려운 대학행정을 맡으면서도 박형종 박사는 잡음을 일으킨 일이 전혀 없다. 참으로 훌륭한 분이다.

가끔 농담을 하지만 이 분이 우리나라 정계에 들어갔다면 세상이 더 좋아졌을 거라고 지금도 말하곤 한다. 나도 4년 동안 보건대학원장을 했지만 힘든 일이 한 두 가지가 아니었다. 박형종 박사는 단 한 번도 불화를 일으킨 일이 없다. 우리나라의 정치가 시끄럽고 말이 많지만 나는 박 박사 같은 분이 정계에 있으면 훨씬 좋아지리라 여긴다.

하긴 정치는 시끄러운 게 당연하고 인간관계란 원래 시끄럽다고 말들을 한다. 사람들이 모두 적재적소에 쓰일 수만 있다면 얼마나 좋을지 생각할 때가 한두 번이 아니다. 세상살이는 훌륭한 사람들이 성공한 경우보다는 그렇지 않은 경우가 더 많은것 같다는 생각이 든다.

⟨58⟩ 보건대학원과 고응린 박사

한마디로 보건학이라고 말하지만 그 범위는 참 넓다. 학문방법도 다양해서 각종 동물실험에서 통용되는 연구방법이 있는가 하면 수리통계 같은 수학적인 기법이 적용되는 경우도 있고 경영학이나 경제학, 행정학에서 통용되는 연구방법이 필요한 분야도 있다. 또한 나 같이 긴 안목에서 역사적으로 질병의 발생소장(發生消長)과 건강관리법에 대한 변천을 따지고 미래의 보건문제에 관심을 갖는 질병사나 보건사를 공부하는 사람들도 있다.

한마디로 보건학을 공부한다지만 산업의학이나 산업보건을 위해 산업장의 환경이나 조건을 물리화학적인 방법으로 공부하는 분들도 있다. 나의 선배인 차철환 교수나 가톨릭대학의 조규상 선생님 같은 경우가 바로 이런 분들에 해당한다.

우리나라에서도 탄광에 많았던 규폐증 환자의 발생과정을 밝혀내고 그 예방책을 알아보기 위해선 이런 분들이 필수적이다. 또한 늘어나는 의료비와 병원 보건소 같은 보건시설의 운영관리와 효율적인 경비절감을 위한 보건경제학 내지 보건경영학도 필요하다. 또한 질병의 발생소장과 관리대책을 마련하기 위해 수리적인 기법이 이용되는 분야도 있다. 그것이 바로 보건통계학이다.

　이미 지적한 바와 같이 6.25 전에 서울의대 예방의학 교수였던 최의영 박사는 우리나라 최초로 생명표를 1940년대에 작성했다. 아직도 그 분이 우리나라에서 최초로 만들어 낸 '조선인의 간이 생명표'는 운 좋게 원본을 내가 가지고 있다. 이미 돌아가신 해부학 교수였던 성기준 선생이 돌아가시기 몇 달 전에 나를 불러 전해주셨다. 몇 해 전 한국지적측량협회에 나가 강의 중 내가 최의영 박사가 만든 최초의 우리나라 간이생명표를 가지고 있다는 얘기를 했더니 통계청사람들과 협회에서 돈을 드릴 테니 기증하라는 얘기를 들었다. 적당한 때가 되면 마땅한 분을 골라 기증하고 싶다.

　그런데 보건통계학 얘기를 하다보면 고응린 박사의 얘기를 빼놓을 수 없다. 그는 나와 함께 서울대학교 보건대학원에 같이 봉직해 있다가 한양대학교 의과대학으로 가서 의료원장까지 하신 분이다. 내가 일생을 통해 보건학자로서 가장 좋아하는 훌륭한 학자로 여기는 사람이 바로 고응린 박사다.

　지나간 얘기지만 한 때 우리나라에서 가족계획이 크게 득세했다. 외국에서도 연구비를 대 주었다. 가족계획에 관련된 공부를 더 하면 여러 가지로 경제적 혜택을 주겠다고 했지만 고 박사는 한마디로 거절하고 거의 고학하다시피 하면서 미네소타주립대학에서 보건통계학으로 우리나라에서는 최초로 박사 학위를 받았다. 최 박사가 최초의 생명표를 만든 것처럼 고 박사는 확실히 우리나라에서 계량의학 내지 보건통계학을 학문적인 차원에서 기초를 닦은 분이다. 글도 잘 쓰고 논리 정연한 강의로 유명하지만 불의에 타협하지 않는 그의 학문적인 구도정신을 높이 평가하고 싶다. 앞으로 그와 같은 훌륭한 보건통계학자가 태어나서 그 뒤를 잇게 되기 바랄 뿐이다.

〈59〉 은사 장기려 박사의 추억

나는 의과대학을 졸업하고 예방의학교실에 들어가 예방의학과 보건학을 공부했다. 그러나 내 일생을 통해 아직도 인간적인 정감과 존경심을 품고 있는 몇 분 중 한사람이 장기려 박사이다. 이제는 고인이 되었지만 민간건강보험운동을 주도했던 채규철 선생에 대한 생각도 날 때가 많다.

구체적으로 말하면 의과대학 본과에서 외과학의 강의를 받았고 임상실습도 직접 지도를 받아서 가까운 친근감을 느끼고 있지만 가난한 사람들의 건강문제를 해결하기 위해 채규철 선생과 나 그리고 당시 복음병원에서 일했던 장 선생님은 여러 번 만난 일도 있었다.

그 분은 일반인에게는 이북에서 김일성의 맹장수술을 해 준 분으로 알려져 있다. 선생님으로부터 직접 들은 바에 따르면 당시 김일성 장군이 맹장염에 걸려 수술을 받게 되자 반동분자인 장 박사를 그 곳 사람들이 완전히 믿지 않아 수술실 옆에서 소련의사들이 하는 수술이 잘못되지 않나 대기한 것이 와전되어 지금도 김일성의 맹장수술을 해주었다고 한단다. 이 얘기는 선생님으로부터 직접 들은 것이다.

사람은 좋아하는 사람만이 아니라 싫어하는 사람들과도 섞여서 살게 된다. 그것이 세상사라 본다. 오래전 얘기지만 장 박사는 1.4 후퇴때 평양에서 남쪽으로 와서 서울대학에서 학생들을 가르친 적이 있다.

그 당시에는 의료기기가 발달하지 못해서 환자진료를 옆에서 지켜보며 교육을 받는 경우가 흔했다. 그 당시 무릎이 많이 부어서 고름이 나올 것이라던 환자에게 큰 바늘이 달린 주사기로 직접 선생님이 찔렀지만 고름이 나오지 않고 피만 나왔다. 그러자 여러 학생들과 수습의사들 앞에서 선생님은 솔직하게 제가 오진을 해서 찌르지 말아야할 곳을 찔렀다며 환자에게 정중하게 사과를 하는 것이었다. 지금도 그렇지만 의사도 사람이라 오진하는 수도 있다.

이런 오진을 환자 앞에서 직접 사과하는 것은 내 기억에 선생님 말고는 없었다. 본인이 직접 만든 부산의 복음병원에서도 수술비가 없어 퇴원하기 어려운 환자들에게는 밤에 도망가라며 야반도주를 사주했다는 얘기도 있다. 누구나 비슷하겠지만 자기의 잘못을 직접 시인하고 받아들이는 선생님의 모습이 유독 기억에 남는다.

40대에 남쪽으로 내려와 혼자 살다보니 유혹이 많았지만 자기는 한번 결혼했었기 때문에 북쪽에 있는 사모님을 만나기만을 기다린다고 말씀하셨다. 말은 쉽지만 이런 분들은 참 만나보기 어렵다. 나 자신이 괴로울 때면 선생님을 생각한다. 사람과 사람의 인간관계는 시작이 있으면 끝이 있다.

그러나 아름다운 인간관계와 추억은 내가 죽을 때까지 잊지 못할 것이다. 남쪽에 같이 내려온 아들인 장가용 박사도 몇 해 전에 작고했다. 사람은 사라지지만 아름다운 추억은 끝없이 이어지는 것 같다. 인간은 추억을 만들기 위해 살아간다는 사람도 있다. 나는 교회에 나가지 않지만 오직 성경에 따라 살다 가신 장기려 박사를 생각할 때마다 세상은 각박하지 않고 살아갈 만하다고 생각한다.

⟨60⟩ 머리를 쓰면 치매가 예방된다

　케이블TV가 집집마다 들어와서 외국의 TV프로그램도 자주 본다. 주로 영국의 BBC와 미국의 CNN 그리고 일본의 NHK방송을 잘 본다. 특히 일본방송은 우리나라와 비슷한 문화권에 속해서 공감을 받을 때가 많다.
　근래 NHK방송을 보면 노인들의 치매환자가 늘어나면서 여러 가지 파생되는 사회적 문제가 자주 보도된다. 전문적인 치료를 받아야할 치매노인들이 늘어나고 이들을 돌보기 위해 직장을 임시 휴직하는 자녀들이 늘어났다는 것이다. 또한 치매를 사전에 예방하기 위해서는 젊어서부터 머리를 많이 써서 정신건강에 힘써야한다는 프로그램도 많았다.
　나도 나이를 먹어가기 때문에 이런 얘기에 공감을 한다. 십여년 전에 작고하신 未堂 서정주 선생의 얘기가 떠오른다. 아직도 일제시대의 친일행각에 초점을 맞추어 부정적으로 평가하는 분들도 있는 것 같지만 20세기에 낳은 우리나라의 가장 영향력 있는 시인은 역시 서정주 선생이라고 생각한다. 작고하기 전에 TV에 나와 본인의 사생활에 대해 얘기한 것을 본 적이 있다. 후배 문인들을 좋아하고 세배를 드리러 오는 분들에게 주안상을 곁들여 덕담을 나눈 얘기도 기억난다. 소련이 붕괴되고 러시아연방이 생겨나자 러시아문학과 말을 배워야겠다며 러시아에 가기도 했다.

70을 넘긴 나이지만 본인은 아직도 두뇌활동이 거의 젊은이와 가까워서 다시 공부를 하더라도 문제가 없을 것이라고 장담하면서 지금도 매일 본인의 기억력을 향상시키기 위해 세계의 명산이나 강 그리고 여러 나라의 인구수까지 줄줄이 외우는 것도 보았다.

맞는 얘기다. 사람의 생체기능은 쓸수록 녹슬지 않는다. 20대에 읽은 논어와 50이나 60을 넘겨 다시 읽은 논어와는 차원이 다른 즐거움을 준다. 논어서문을 쓴 朱子도 늙어서 논어를 읽으면 자기도 모르게 손과 발이 움직여 춤을 추게 된다고 했다. 필자도 같은 생각이다.

머리를 많이 쓸수록 두뇌기능은 퇴화하지 않는다. 나도 근래 옛날 일을 잊어버리는 경우가 많다. 그러나 차분하게 회상해보면 모두 기억이 되돌아온다. 나이를 먹을수록 머리를 많이 써야 한다. 괴롭고 고달팠던 옛 일은 잊어버리는 게 좋다고 한다.

그러나 그런 기억을 되살려 비슷한 과오를 되풀이하지 않기 위해서도 옛일을 기억하고 아물거리는 추억을 더듬어 암기력도 되살려야겠다. 사람의 몸도 마찬가지이다.

일본에선 나이 들어 정신건강을 위해 참선을 권고하고 본인의 과거를 기록하는 個人史집필을 권고하는 사람들이 많다. 나는 80을 넘겨 90을 바라보지만 서정주 선생의 생활방식이 훌륭하다고 본다. 나이에 구애받지 말고 암기력을 향상시키며 본인의 역사를 정리해보는 것도 치매예방에 도움이 되리라 생각한다.

확실히 치매는 머리를 많이 쓰면 생겨나지 않는다는 게 나의 확고한 지론이다.

허정 교수의 인생 90년 보건학 60년

4부

보건신문 칼럼
⟨61~90회⟩

허정 교수의

인생 90년
보건학 60년

4부 보건신문 칼럼 〈61~90회〉

〈61〉 자동차는 생활습관병을 유발한다

많은 업적을 남겨 유능하다는 평을 받지는 못했지만 미국사람들이 좋아했던 대통령으로 아이젠하워를 꼽을 수 있다. 운도 좋아서 2차 대전 초에는 육군준장이었던 그는 나토의 초대사령관으로 5성 장군이 되어 공화당의 지명을 받아 대통령을 두 번씩이나 한 사람이다. 사생활에 관한 스캔들도 있었지만 그는 대통령을 마친 후 조용히 지병인 심장병 때문에 죽었다. 그만치 아이젠하워도 유명했지만 그를 말년까지 돌봐주었던 미국의 심장병의사 화이트 박사도 미국만이 아니라 세계적으로 잘 알려진 인물이다. 특히 화이트 박사는 글도 잘 쓰고 말도 잘 해서 여기저기 돌아다니며 강연도 많이 했다.

내가 미네소타대학에서 보건학을 공부하던 당시 화이트 박사의 특강이 있어서 직접 강연을 들었다. 미네소타대학의 대강당에서 천여 명이 넘는 의사들 앞에서 재치 있고 흥미 넘치는 강의를 한 시간 넘게 했다. 지금도 기억이 남지만 그의 비유가 너무나 생생하고 사실적이었다. 그때가 1959년이었다. 이미 미국은 자동차로 거리가 막힐 정도로 교통체증이 심했다. 주말에 미식축구시합이 미네아폴리스 공설운동장에서 열리면 그 주변에 주차한 자동차만 해도 어림잡아 만대는 넘을 것 같았다. 당시에 우리나라에는 요새 쿠바 같이 고물자동차만 거리에 있을 뿐 교통체증이라는 말은 없었다.

그는 이 강연에서 초점을 자동차에 맞추었다. 차가 많지 않았으면 아이젠하워도 심장병에 걸리지 않았을 것이고 옛날 같이 마차만 탔다면 미국사람들은 오히려 줄잡아 20년은 더 살 수 있었을 것이라고 단언했다. 자동차가 없어서 외국에서 헌차라도 수입하던 시절에 나에겐 충격적인 발언이었다. 자동차가 보편화되지 않았다면 많은 사람들이 걷게 되고 에너지를 소모해서 비만도 없고 당뇨병은 물론 고혈압이나 심장병도 많지 않았을 것이라고 했다. 자동차가 늘어나자 사람들이 게을러지고 요새 우리들이 걱정하는 고혈압 당뇨병 같은 생활습관병과 비만이 실제로 우리나라에서도 문제되고 있다. 또한 자동차 배기가스 때문에 유발되는 폐암 같은 불치병도 늘어났다.

최근 중국에서 몰려오는 먼지와 나쁜 공기에는 중원의 사막에서 생겨난 황사뿐만 아니라 자동차 배기가스의 비중이 늘어나고 있다. 중국이 근래 석탄사용을 줄이기 시작하면서부터 자동차 배기가스는 화이트 박사가 지적한 바와 같이 우리 몸을 제대로 쓰지 않아서 생겨나는 생활습관병과 함께 암 발생에도 근본적인 변화를 가져오고 있다. 근래 우리나라에서는 공공장소나 길거리에서 함부로 담배를 피우는 것을 엄격히 규제하고 있다. 앞으로는 전기자동차나 배기가스를 배출하지 않는 대체에너지로 움직이는 자동차가 보편화돼야 한다. 그래서 화이트 박사의 말 같이 자동차 때문에 잃어버린 수명을 되찾도록 힘써야겠다. 내 솔직한 심정이다.

〈62〉 論語와 생활습관병

나는 세계보건기구의 도움으로 1년에 두세 번씩 여기저기 외국에 돌아다녔다. 우리나라가 서태평양지역에 들어있기 때문에 중국은 물론 대부분의 아시아 여러 나라와 사모아 파푸

아뉴기니 같은 섬나라도 가봤다. 그중 인상에 남는 나라가 싱가포르이다. 싱가포르는 우리나라를 위시해 대만 홍콩과 함께 아시아의 네 마리 용이라고 불린 적도 있다. 말레이시아에서 떨어져 독립한 후 짧은 시일 안에 경제적 기적을 이룩해서 이제는 우리나라보다 훨씬 앞서 국민소득 3만 달러를 넘긴 지 오래다. 그 원동력으로는 몇 해 전 작고한 리광유 수상을 꼽는다.

그는 다른 사람들이 보기에는 거의 인권유린에 가까운 말을 흔히 했다. 지금도 기억나는 것이 공부를 많이 할수록 어린애를 많이 출산하고 저학력자는 어린애를 적게 낳아야 한다고 했다. 언뜻 보면 못 배운 사람들을 멸시하는 정책 같았지만 그것이 통했던 곳이 싱가포르이다. 이웃 말레이시아에선 볼 수 없게 싱가포르는 더운 나라지만 깨끗하다. 길거리에서 껌을 씹다가 거리에 뱉으면 벌금이 그 당시에도 백 달러가 넘었다.

또한 세계화 내지 국제화를 위해 모든 학교에서는 영어로 강의하도록 했다. 그러나 그의 지론은 과거와 완전히 떨어진 미래는 구상하지 않았다. 내가 자주 들렸던 1990년대의 싱가포르대학에선 필수 교양과목으로 논어를 배우는 것을 보았다. 그의 지론에 의하면 80% 이상이 중국계인 싱가포르 사람들에겐 염치와 예의를 갖추기 위해서도 건전한 도덕교육이 필요하고 그래서 논어가 필수과목이 됐다는 논리였다.

우리나라도 한 때 고려대학에서 명심보감을 교양필수과목으로 가르쳐야한다는 시도가 있었다. 일본에서도 논어나 맹자 같은 고전을 포함한 도덕교육이 근래 강조되고 있다. 이유는 간단하다. 불건전한 정신생활과 정신건강에서 오늘날의 현대병은 유발되기 때문이다. 우리나라는 다종교사회이다. 불교도 있고 천주교, 기독교가 고루 퍼져있다.

그러나 수천 년 동안 이어진 유교적인 전통을 완전히 없애버리기는 힘들다. 한 때 일본과 우리나라의 자유경제체제를 유교적 자본주의라고 말한 학자도 있었다. 우리나라의 과거는 부끄러운 역사만이 있는 것은 아니다. 중국과 일본 같은 큰 나라에 끼어 고유전통과 문화를 지켜가며 키워온 우리의 역사에는 자랑스럽고 훌륭한 것들도 많다. 국수주의에 치우쳐서는 안 되겠지만 우리나라 사람의 정체성을 되찾을 수 있는 새로운 역사교육이 시작되어야한다. 덮어놓고 서양의 과학문명을 뒤쫓다가는 정신건강에 문제가 생기고 외국보다 더 빨리 생활습관병이 늘어날 것이다.

일본에선 미국이나 영국 같은 나라에서는 볼 수 없는 공중질서와 예의를 지키는 것을 어릴 때부터 가르친다. 그것이 일본말로 '시쓰께'이다. 우리나라 말로 말하면 예의와 염치를 갖고 다른 사람을 보살피는 생활태도라 하겠다. 외국에서 한다고 덮어놓고 도입해서는 안 되는 것이 많다. 우리 것을 지키고 보존해야만 우리들의 정신건강도 향상돼서 생활습관병도 줄어들 것이다.

〈63〉 즐거우면 健康하다

이미 작고한 국어학자 이희승 박사는 이숭령 박사와 함께 서울대학교 문리과대학의 유명한 교수였다. 그가 쓴 회고록에 따르면 사범학교를 나와 학교선생을 하다가 뒤늦게 대학에 와서 당시 별로 관심을 끌지 못했던 국어학 연구에 일생동안 정진하신 분이다. 신문에 쓴 글에서 보면 그가 본받고 싶은 분들은 북촌에서 가난하게 살았던 딸깍발이 선비였다고 한다. 외출할 때는 반드시 갓까지 쓰고 의관을 바로 했지만 옷도 남루하고 음식을 제대로 먹지 못해 보기에도 퍽 초라한 모습이 뚜렷했다고 한다.

세월이 지나 필자의 대학시절에도 명동에 가면 저녁때 외상술을 마시는 문인들이 은성식당에 모이고 글을 쓰겠다는 젊은 이들은 역시 명동의 성당 옆 돌체다방에서 자신들이 쓴 시나 단편소설을 들고 空超 오상순 선생과 마주앉아 차를 마시곤 했다. 이들은 하나같이 영양상태가 좋지 않아 허리가 휘고 얼굴에는 결핵환자 특유의 붉은 반점이 보였다. 실제로 6.25 전쟁이 끝나고 지금의 보건소 전신인 보건진료소가 힘을 쏟았던 사업은 콜레라나 장티푸스 같은 급성전염병 예방과 결핵치료였다. 그만치 당시에는 결핵환자가 많았고 결핵을 망국병(亡國病)이라 해서 퇴치하는데 힘을 쏟았다.

그러나 나 같은 사람들 눈으로 보면 이들은 하나같이 눈동자가 또렷하고 희망과 미래에 대한 꿈을 버리지 않은 낭만주의자들이었다. 오늘날 같이 나이를 먹은 사람들에게 흔하게 나타나는 우울증이나 치매환자는 찾아보기 힘들었다. 이제는 우리나라도 평균수명이 80세를 넘어 100세 시대에 접어들었다고 한다. 65세 이상 노인들 중 한사람은 치매이고 나머지 사람들도 우울증환자가 많아졌다.

긴 안목으로 세계사의 입장에서 본다면 18세기 이후 급격하게 들어온 아시아의 근대화는 르네상스 이후 유럽의 기계론적 물질문명의 서세동점(西勢東漸)으로 이루어졌다. 좀 객관적인 입장에서 볼 때 우리들이 아직도 쓰는 극동이나 동남아란 말은 서양사를 위주로 해서 만들어진 얘기다.

이제는 '팍스 브리타니카'나 '팍스 아메리카나'가 점차 힘을 잃고 있다. 문명과 문화의 축이 아시아로 옮겨오고 있다. 그 대신 유럽에서 많았던 정신병과 치매나 우울증도 늘어나고 있다. 좀 보수적으로 동양 위주로 세상을 재평가해야 한다는 사람들은 이제 이런 아시아의 문명화를 재평가하고 동도서기(東道西技)의 입장에서 우리들의 정신건강을 되찾아야 한다는 사람들도 있다.

옛날 선비들은 가난했지만 우울증이나 치매에 걸리는 사람은 없었다. 위인지학(爲人之學)의 차원에서 나아가 자기들 내면생활을 충실하게 하는 새로운 기풍이 생겨나야 한다. 세상은 바뀌고 있다. 우리나라의 근대화는 물질적인 차원에서 절대적인 빈곤을 없애는 데는 크게 공헌했다. 그러나 가난한 옛 선비들의 생활태도를 본받아 정신건강과 수양에 힘써야 한다. 그것이 치매나 우울증의 근본대책이 되리라 생각한다.

〈64〉 일본 고기덮밥에 밥이 없어진다

일본에서 사람들이 가장 많이 이용하는 음식점을 꼽으라면 소고기덮밥만을 다루는 요시노야(吉野家)와 마쓰야(松屋)가 있다. 일본의 작은 지방도시에서도 미국의 햄버거를 제치고 제자리를 지키고 있다. 일본뿐만 아니라 미국과 유럽 그리고 중국에서도 먹을 수 있다. 내가 알기론 우리나라에선 장사가 안 돼서 요새 영업을 안 하는 것으로 알고 있다.

일본사람들이 생선을 좋아한다지만 회(사시미)는 값도 비싸고 시골에 가면 없는 곳도 많다. 이 고기덮밥집이 10엔이나 20엔씩 값을 올리면 신문에 대서특필돼서 사회적 문제가 되곤 한다. 그런 요시노야가 앞으로는 고기와 함께 제공되는 밥의 분량을 줄이는 한편, 당질식품의 분량도 줄이기 위해 칼로리가 낮은 한천(寒天)으로 만든 곤약을 넣어 국수로 대체하겠다고 신문에 발표해서 연일 큰 화제가 되고 있다.

식품과 영양도 유행을 탄다. 서양 사람들 얘기지만 육식을 줄이고 채소를 많이 먹어야 건강하다는 말이 있었다. 우리나라도 30년이나 40년 전에는 고기나 기름기를 줄이고 채소를 많이 먹어야 좋다고 했다. 그러나 근래 영양학자들의 연구에 따르면 생활습관병을 유발하고 고혈압이나 당뇨병환자를 양산하는 주범이 바로 밥이나 국수 같은 당질식품이라고 해서 이제는 밥 국수 빵을 제한해야 한다는 얘기가 생겨났다. 그 대신 단백질과 지방을 많이 섭취해서 우리 건강을 향상시켜야 한다는 얘기도 늘어나고 있다.

좀 헷갈린다. 한때는 고기와 지방을 적게 먹으라고 하더니 이제는 밥이나 국수의 섭취량을 줄이라고 한다. 이런 추세는 세계적이다. 유럽에서도 햄버거에 들어가는 빵의 분량을 줄이고 지방이 많은 고기를 더 먹는 것이 건강에 좋다는 학설이 힘을 받고 있다. 우리나라 사람들이 잘 먹어온 삼겹살도 이제는 긍정적으로 보는 견해가 지배적이다. 그 전에는 콜레스테롤 특히 포화지방산이 성인병을 유발하는 가장 큰 위험인자로 꼽혔지만 이제는 밥을 많이 먹는 것이 나쁘다고 한다.

필자는 30~40년 전에 고기를 많이 먹으라고 주장한 바 있다. 당시 우리나라 육류 소비량은 미국 사람들에 비해 반도 되지 않았다. 서양에서 채식이 좋다니까 덮어놓고 우리나라에서도 채식을 권고하는 의사들도 많았다. 나는 지금도 우리나라 육류 소비량이 서양 사람들에 비해 훨씬 적은 입장에서 채식을 권고하지는 않는다. 앞으로도 계속 고기를 많이 먹어서 균형 있는 식사가 돼야 한다. 이제는 밥으로 포만감을 느끼게 했던 옛날 얘기는 버려야겠다. 고루 음식을 먹고 고기나 삼겹살도 피하지 말고 먹어야겠지만 밥의 분량만큼은 좀 줄여나가야겠다.

일본의 요시노야가 밥의 분량을 줄이기로 방침을 정한 것을 보면 일본에서도 계속 밥의 분량을 줄이는 소식운동이 지속될 것이다. 우리나라도 남의 흉내만 내서는 안 되겠지만 생활습관병을 사전에 차단하기 위해선 밥과 국수의 분량을 줄여나갈 수밖에 없을 것이다. 그것이 곧 세계화라 생각한다.

〈65〉 癌환자도 웃으면 좋다

오래전부터 사람의 병은 정신상태 내지 정신적 요인에 따라 좌우된다고 해서 서양에서도 정신신체의학 내지 심신병(心身病)이라는 말이 통용돼 왔다. 미생물에 의해 발생되는 전염병은 물론 비전염병의 경우에 이런 얘기가 많다. 근래 일본 국립암센터에서 발표한 바에 따르면 수술을 받은 후에도 잘 웃는 사람의 평균 생존율이 월등히 높아서 암을 앓는 사람들이나 암수술을 받은 사람 모두 하루에 세 번씩 크게 소리 내 웃는 것이 좋다고 발표한 바 있다.

확실히 노인들의 삶은 즐거움이나 행복감을 유발할 수 있는 웃음거리가 줄어든다. 필자는 오래전부터 노인들을 위한 건강 강의를 많이 했다. 이들은 분위기를 부드럽게 하기 위해 우스갯소리를 해도 좀처럼 웃지 않는다.

농담에 반응해서 웃을 만큼 기분이 좋지 않다는 얘기다. 화제를 돌려서 노인들이 젊은 시절 고생했던 얘기를 되풀이하면서 오늘날 우리가 누리는 풍요는 바로 노인 여러분들의 피땀 어린 노력 때문이라고, 그런 의미에서 우리 노인세대는 국가발전과 근대화에 기여한 役軍으로서 프라이드를 가질 충분한 자격이 있다고 하면 청중들의 박수소리가 나기 시작한다. 굳었던 얼굴도 부드러워진다. 이것이 이른바 노인성 우울증이다.

 잡념이 없는 건강한 정신세계를 만들기 위해 참선 같은 정신수양법이 인기를 끌고 즐거운 사생활이 건강에 좋다고 생각하는 것은 당연한 이치다. 밥도 배불리 먹을 수 없었던 시절을 생각하면 참 많이 발전했다. 시골에선 환갑잔치를 크게 열어 기념했고 칠순이 되면 고희(古稀)라고 해서 오래 사는 노인들을 공경했다. 그러나 이제는 백세시대에 접어들었다. 태어나면 남녀 모두 80 이상의 기대수명을 갖게 됐다. 그러나 일본과 한국 그리고 중국에선 오래 사는 노인들에 대한 구박과 학대가 늘어난다는 얘기도 늘고 있다. 우리나라나 일본 같이 빠르게 고령화되는 경우엔 이에 따른 노인요양문제가 사회적인 문제로 등장하게 된 것이다.

 서양에선 수족을 쓸 수 없고 혼자서 생활주변을 돌볼 수 없게 되면 노인요양시설에 들어가 말년을 보낸다. 그것이 너싱홈(nursing home)이다. 필자는 보건학을 한 관계로 미국에 가서 이런 너싱홈을 많이 둘러보았다. 노인들이 사는 환경은 하나같이 깨끗했다. 크게 눈에 거슬리는 것은 없었다. 단지 마음에 걸리는 것은 그 안에서 사는 노인들이 사람이 그리워 방문객의 손을 붙잡고 놓지 않는 모습이다. 노인의 건강관리는 시설이 문제가 아니다. 사람의 온기가 넘치는 분위기를 만들어 한다.

그것이 노인건강의 기본원칙이다.

〈66〉 지리산에 반달곰은 꼭 필요한가

　근래 일본에서 지역 TV를 보면 일주일에 두세 번씩은 시골 노인들이 산속 고사리를 채취하다 곰에 물려 부상하거나 사망했다는 뉴스가 나온다. 지진이 흔한 동북지방이나 북해도에서는 멧돼지도 극성을 부려 불상사가 자주 생겨나고 시골벽촌에선 사슴이나 노루들 때문에 농사를 지을 수 없는 경우도 많다. 우리나라도 노루들이 농작물을 해치고 멧돼지가 시가지를 헤맨다는 얘기가 자주 들린다. 우리는 물론 일본도 한때는 곰이나 멧돼지, 노루의 개체 수를 늘려서 자연을 풍성하게 되돌려야 하다며 이런 야생동물의 입식을 장려한 일도 있었다.

　태백산맥을 중심으로 옛날에는 호랑이도 있었고 늑대나 표범 같은 맹수들은 물론 지금 우리가 말하는 반달곰도 흔했다. 그러나 사람들이 산속까지 개발하기 시작하면서 야생동물의 개체 수는 줄어들었다. 그 대신 번식력이 강한 멧돼지와 노루가 그 틈을 타서 이제는 사람들의 생활에 위협이 되고 있다. 극단적인 얘기지만 우리나라 생태계를 복원하기 위해서는 사라진 토종호랑이도 시베리아나 중국에서 들여와 방생해야 한다는 사람들도 있다. 그러나 일단 없어진 야생동물을 인위적인 방생을 통해 생태계를 보존한다는 것은 그렇게 단순한 얘기가 아니다.

예로부터 일본사람들은 전나무를 좋아한다. 1940년대 이후 일본에서는 대량의 전나무를 심었다. 하지만 이제는 그 전나무가 봄이면 뿜어대는 꽃가루 때문에 알레르기 환자가 늘어나 전나무를 없애자는 얘기가 나오고 있다. 멧돼지나 곰도 개체 수를 줄이기 위해 국가적으로 이들을 포획해서 가공육으로 만들어 시판하고 있다. 노루도 마찬가지다. 우리나라나 일본에서 산속에 들어가 약초를 기르거나 채소를 가꾸기는 참 힘들다. 가장 큰 이유는 노루와 멧돼지 때문이다. TV에서 보면 반달곰이 방생된 후 지리산에서 월동해 살아남았다고 기뻐한다. 하지만 이들이 지리산에서 살아남아 크게 번식했을 때 생겨날 수 있는 부작용도 생각해봐야 한다. 사라진 동물과 들꽃들의 생태계 복원사업도 현실적인 차원에서 냉정하게 평가돼야 한다.

요즘 시골에서 체험농촌사업이나 관광농업이 인기다. 개구리와 다람쥐, 그리고 아늑한 시골풍경을 그리워하는 사람들이 많기 때문이다. 그러나 최근 일본에서 벌어지고 있는 곰과 사슴, 노루의 포획사업을 보면서 우리나라에서는 그런 일은 벌어지지 않았으면 한다. 생태계 보존도 중요하지만 사람들의 생활에 불편을 끼치고 지장을 줄 수 있는 야생동물의 입식이나 방생은 신중하게 다뤄져야 한다. 덮어놓고 생태계 복원만을 꾀하다가 일본 같은 일이 벌어지지 않는다는 보장이 없다.

〈67〉 싱겁지만 맛있게 먹는 법

요새 식당에 가서 음식을 시켜먹으면 입맛에 맞지 않는 경우가 많다. 아내가 지병 때문에 딸네 집에 가 있어서 거의 매 끼니를 식당에서 사먹다 보니 더 그렇다. 매일 불고기나 갈비를 먹을 수는 없겠지만 그럴 필요도 없다. 그러다 보니 가장 많이 가는 곳이 이른바 '함바식당'이다. 값도 싸거니와 집에서 먹는 '집밥'과 비슷해 마음에 든다. 그런데 최근 들어 점차 음식의 간이 싱거워져서 불평하는 횟수가 많아졌다. 식당에서도 내가 가면 반찬이나 국을 조금 짜게 해 준다.

이처럼 음식이 싱거워지는 가장 큰 원인은 나이 먹을수록 혓바닥에 분포돼 있는 미각세포가 줄기 때문이다. 젊었을 때와 같은 음식 맛을 내려면 훨씬 짜게 먹어야만 한다.

두 번째는 고혈압이나 심장병 같은 생활습관병을 예방하기 위해 소금의 양을 줄이기 때문이다. 특히 이런 염분 섭취량 줄이기 운동은 중국은 물론 일본에서도 한창이다. 일본에서 벌어지고 있는 염분 섭취량 줄이기 운동의 내용을 보면 첫째 국을 통째로 마시지 말라고 한다. 일본사람은 우리나라의 된장찌개와 국의 중간에 해당되는 된장국을 밥과 함께 마시는 습관이 있다. 이때 소금의 섭취량을 줄이려면 국을 아예 마시지 않거나 최대 1/3까지 줄이라는 얘기다.

다음으로는 소금에 절인 반찬의 섭취량을 줄이라고 권고한다. 전통적인 식단에는 입맛을 촉진시키기 위해 우리나라의 김치를 위시해서 장아찌 같은 밑반찬이 많이 쓰인다. 김치의 염분을 줄이는 데는 한계가 있다. 젓갈도 마찬가지다. 한여름에 입맛이 없을 때 젓갈은 밥반찬으로 참 좋다. 그러나 염분 섭취량을 줄이려면 젓갈이나 절임김치를 먹되 그 분량을 줄이는 것이 바람직하다. 그 대신 버섯이나 미역, 다시마 등을 활용해 소금 대용으로 사용하는 것을 권고하고 있다.

이제 우리나라도 나트륨 섭취량을 줄이는데 힘써야 한다. 김치나 라면의 염분을 줄이는 데 앞서 짠 국이나 된장찌개에 밥을 말아먹는 습관부터 버려야 한다.

국과 밥을 따로 먹기만 해도 소금의 섭취량을 꽤 줄일 수 있다. 장아찌나 젓갈도 싱겁게 하는데 주력하기 보다는 매 끼니

먹는 분량을 줄이는 것이 더 바람직하다.

유럽 사람들이 먹는 음식은 일반적으로 짜다. 빵을 곁들여 먹기 때문이다. 미국의 피자에 비한다면 우리나라의 피자는 너무 싱겁다. 그렇다고 한 번에 많은 피자를 먹는 것은 삼가야 한다. 머리를 써서 염분 섭취량을 줄여야겠지만 우리들의 전통적인 입맛에도 맞춰나가도록 힘써야 한다. 나이 먹은 필자의 솔직한 심정이다.

〈68〉 어린이 교통사고가 늘어나고 있다

근래 세계보건기구가 발표한 바에 따르면 십대 청소년들의 첫째가는 사망원인이 교통사고로 바뀌었다고 한다. 물론 오지나 문명의 혜택이 제대로 미치지 않는 후진지역을 뺀다면 전 세계적으로 성인들의 교통사고로 인한 사망자도 늘어났지만 청소년의 경우엔 과거의 家庭事故에 대신해서 대부분의 국가에서 첫째가는 사망원인으로 바뀌었다는 얘기이다.

필자가 미국에서 보건학 석사과정을 거치기 위해 아동보건을 공부하던 시절과는 큰 차이가 난다. 1950년대 후반에 미국에선 어린이들의 첫째가는 사망원인이 집안에서 일어나는 가정사고였다. 어린애들은 어른이 먹는 약을 잘못 먹거나 계단에서 굴러 떨어지고 화상을 입어서 생겨나는 가정사고가 많다고 들었다. 50년이 지난 지금 미국의 어린이들은 가정사고가 아니라 교통사고로 가장 많이 사망한다.

필자가 보건학 석사과정을 공부했던 미네소타대학은 캐나다와 접경한 오대호 남쪽에 있는 '미네아폴리스 세인트폴'에 있다. 추운 겨울에도 미식축구시합이 있으면 공설운동장에 구름같이 사람들이 몰려들고 운동장 주변에 많은 차들이 주차한 것을 보았다. 아마도 이 운동장에 모였던 자동차는 어림잡아 만대는 넘었고 당시 우리나라 자동차 보유 수보다 많았던 것 같았다. 이제는 우리나라가 이런 미국을 뒤따라 웬만한 관광지에선 자동차를 주차하기 힘들다고 한다.

이미 지적한 바와 같이 아이젠하워 대통령의 주치의였던 화이트 박사는 그 당시에 자동차의 폐해를 역설하고 다녔다. 자동차가 없다면 미국사람들이 30년은 더 살 수 있을 거라고 했다. 지금도 기억에 남는다.

이제는 세계보건기구까지 합세해서 어린이들의 교통사고가 가정사고를 앞지른다고 말하고 있다.

미국에선 이미 1950년대부터 교통사고를 보건학자들이 다뤄야할 건강상의 문제점으로 봐서 전염병 유행과 똑같이 교통사고의 발생과 예방을 보건학의 일부분으로 교통사고의 疫學이라고 해서 가르쳤다. 내가 어렸을 때 시골에는 포장도로가 없었다. 자갈길 신작로에는 하루에 두세번씩 자동차가 지나면 동네 아이들이 차를 따라가며 배기가스 냄새를 맡고 좋아했다. 나도 그랬다. 이런 여건에선 교통사고로 다치거나 사망하는 확률은 극히 낮다. 그러나 세상은 바뀌고 차 뒤를 따라가며 맡기를 좋아했던 배기가스 냄새는 무서운 공해로 대기오염의 주범이 돼버렸다.

어느 모로 보나 우리나라는 너무 빨리 바뀌어가고 있다. 이젠 어른들은 물론 아이들도 교통사고에 관심을 가져야겠다. 그러기 위해선 도시중심으로 늘어나는 주거환경에 적합한 교통안전대책도 마련해야겠다.

나의 잘 아는 선생님들 중엔 여름철에 가족이 한 차에 타고 시골에 가다 교통사고로 모두 희생된 분도 있다. 화이트 박사의 말처럼 필요하지도 않은 사람들이 자가용을 갖는 일은 줄여야겠고 미국이나 일본의 대도시에 사는 사람들 같이 대중교통수단을 이용하는 것이 어떨까 생각해본다.

〈69〉 송경섭 박사와 조용무 원장

　나이 먹을수록 옛 생각이 많이 나고 돈독했던 옛 사람들이 그리워진다. 지금은 경희대학교 한의과대학이 됐지만 그 전신은 동양의약대학이었다. 신설동에서 돈암동으로 가는 큰 길을 따라가면 언덕에 학교건물이 있었다. 이곳에서 공부하는 학생들 중에는 나이 먹은 만학도가 많았다.
　지방의 세무서장이나 경찰서장은 물론 군 고위 장교도 있었고 중국 화교들도 많았다. 추석 때면 중국 사람들이 먹는 중추월병을 선물로 받기도 했다.
　나는 예방의학과 보건학을 담당했다. 당시 한의사국가시험에는 예방의학과 보건학이 필수였기 때문에 내 강의는 수강생들이 많았다. 이 대학의 배구팀은 전국적으로 이름을 날렸고 학장은 서울시의사회장도 하신 이종규 박사였다.
　원전강의를 하던 임창순 선생은 한문지식이 매우 높은 분이었다. 일주일에 한두 번씩 출강했지만 여름방학은 물론 겨울에도 거의 고정적으로 강사료가 두둑하게 지급됐다.
　학생들 중에는 산속에서 수양하면서 생식만 고집하던 이도 있었고 고등학교를 나왔는지 의심되는 한학에만 능통한 이들도 있었다. 가끔 출석상황을 알아보기 위해 출석을 불렀는데 그

중 출석률이 좋지 않은 학생들이 자진해서 만나러 오기도 했다. 알고 보니 이 대학에서 발행하는 학보사 학생기자였던 송경섭 박사였다.

그는 다른 학생들과는 달리 영어도 잘하고 제대로 고등학교를 나온 것 같았다. 글도 잘 썼다. 그 후 졸업이 임박해서 나에게 보건학을 공부하겠다고 찾아왔다. 머리도 좋고 영어도 잘해서 당연히 보건대학원에 들어와 우수한 학생이 됐다. 그 후 한의사로서는 유일하게 보건사회부에 들어가 오랫동안 공직에 있다가 국립의료원의 한방진료부가 생겨나자 그 진료부장으로 공직을 마쳤다.

또 조용무 원장도 제대로 고등학교를 나와 한의사가 된 후 보건학을 공부했다. 그는 고향에 과수원을 가지고 있어서 해마다 맛있는 배를 한 상자씩 보내준 기억이 난다. 수원의 동수원병원에 있는 변상현 이사장으로부터 듣기도 했지만 조용무 원장의 형은 독학으로 고시에 합격해 수원 검찰지청장으로 있었다.

나이를 먹을수록 두 사람 생각이 많이 난다. 공통된 특징은 머리도 좋고 무엇을 해도 잘 할 수 있는 재목들이었다. 단지 흠을 든다면 너무 정직하고 고지식하다는 점이다.

이제는 서로 늙어가지만 훌륭한 인생살이의 척도는 돈을 많이 벌거나 출세하는 것과는 관계가 없다고 여겨진다. 몇 해 전에는 송 박사의 아들 결혼에 주례를 맡기도 했다. 부디 건강하고 보람찬 여생을 지내기 바란다. 옛 스승의 간절한 소원이다.

〈70〉 하천오염 막는 장기계획을 실천하자

4대강 녹조가 늘어나서 보를 터야 한다고 한다. 사람이 살아가는 데는 첫째로 공기가 필요하고 두 번째는 물이다. 물은 마시고 생활하는 데는 물론이고 농사짓고 가축을 기르는 데도 필요하다.

예로부터 치수는 나라의 첫째 가는 일이었다. 중국 전설에 따르면 요(堯)임금도 물을 다스리는 데 바빠서 삼년 동안 집에 가지 못했다고 한다. 오늘날에도 선진국이 되려면 무엇보다 치수를 잘 해야 한다. 남해안에 잘 생기는 바다의 적조도 넓은 의미의 치수에 관한 일이다. 생활하수와 사람의 배설물로 뒤범벅이었던 동경의 스미타가와강도 아름다운 관광지가 됐다. 1960년대 후반의 얘기다. 우리나라는 한참 산업화에 힘쓰던 시절이고 기회가 되면 세계보건기구도 보건관계 종사자들에게 외국의 여러 나라를 구경시켜주던 때다. 당시 싱가포르에 가보니 공장과 가정에서 흘러나오는 오폐수 때문에 바다가 오염되기 쉽다고 하수처리장을 대대적으로 짓고 있었다. 당시 우리나라에는 제대로 된 하수처리장이 없었다.

실제로 사람들이 마시는 상수도 취수원이 바로 옆인데 안양천을 위시해서 한강지천에서 물이 처리되지 않고 곧바로 한강으로 유입됐다. 여름철 영등포를 지나 인천으로 가는 전철을 타면 좋지 않은 냄새를 풍기기 일쑤였다. 그러나 폐수를 내보내는 공장을 단속하고 처리시설을 만들기 시작하면서 이제는 물고기가 노닐고 주변은 산책로가 됐다.

4대강 사업 때문에 고인 물이 늘어나고 축산폐수는 물론 산업장에서 나오는 각종 오수 때문에 녹조가 늘어나는 것도 사실이다. 또한 날씨가 더워지면 남해안부터 생겨나기 시작한 적조가 때로는 동해안까지 덮쳐서 물고기 양식장까지 피해를 보는 경우도 늘고 있다. 근본적으로 따진다면 이런 적조는 넓은 의미에서 해양오염 때문에 생겨난다. 날씨가 더우면 산업장의 폐수와 생활하수가 늘어나고 그것을 먹이로 해서 여러 가지 해양식물이 늘어나 적조를 만들어내는 것이다.

이런 문제를 근본적으로 해결하려면 흘러들어오는 오폐수를 없애기 위해 산업장이나 축산농가에 처리시설을 설치하고, 한강 같이 취수원이 많은 곳에는 지천마다 하수처리장을 만드는 것이 좋다. 오염된 물이 마구 들어오는데 보를 만들어 과영양 상태에 빠지면 녹조가 생겨나게 마련이다. 공기에 관련된 대기오염 방지도 중요하지만 이런 물에 대한 수질관리가 지속적으로 추진되길 바랄 뿐이다.

끝으로 깨끗한 수돗물을 만들고자 고도정수장을 만드는데 힘쓰는 것은 바람직하지 않다. 뉴질랜드에 가보면 강물을 거르지 않고 수돗물로 공급하는 경우가 많다. 우리나라도 그렇게 강물이 깨끗해지도록 힘써나가야겠다.

〈71〉 생태계의 변화와 건강

신문과 TV를 보면 새로운 전염병에 대한 얘기가 자주 나온다. 근래 중동지방에 다녀온 사람들이 열병에 걸려 격리됐으나 '메르스'는 아니라는 뉴스도 있고, 닭이나 오리 같은 가금류가 잘 걸리는 '조류인플루엔자(AI)'가 사람에게 옮겨져 꽤 많은 사람이 희생됐다는 소식도 있다.

전염병과 인간의 관계를 역사적으로 훑어보는 疾病史學者의 입장에서 보면 앞으로도 들어보지 못한 전염병이 더욱 늘어나리라 예측된다.

우리 인간은 넓은 의미에서 자연의 일부로서 사람이나 동물 기생충, 세균 그리고 바이러스로 이뤄지는 생태계의 일환으로 살아가고 있다.

사람에서 사람으로 옮겨지는 전염병도 그 역사를 보면 대개 동물을 통해서 옮겨지기 시작했고 교통수단이 발달하고 사람과 문물의 교류가 빈번해지면서 아프리카의 괴질이나 중동의 메르스 같은 전염병이 우리들의 관심을 끌 수밖에 없는 현실에 살고 있다.

19세기 말 일본을 위시한 열강들의 강요에 의해 우리나라가 문을 열기 시작하면서부터 가장 먼저 사람들의 관심을 끈 것은 전염병의 유입이었다. 20세기 이후 효과적인 방역대책과 항생제가 생겨날 때까지 콜레라는 무서운 파괴력을 갖고 많은 사람들을 죽음으로 몰았다.

나이 먹은 사람들은 일생에 한 번은 홍역이나 천연두에 걸리는 것으로 알고 살았다. 구한말 고종의 왕비 민씨도 곰보였다. 의학사를 살펴보면 1879년 지석영 선생에 의해 우두법이 도입되고 일제강점기 종두시행으로 이제 곰보들은 사라졌다. 이런 병도 따지고 본다면 원래 사람의 병이 아니었다. 그 증상도 그렇게 심하지 않은 동물의 병이었다. 사람들이 원시 수렵 사회로부터 발전해서 여러 가지 동물을 가축화하기 시작하면서 이런 병들은 소나 말, 닭이나 오리 같은 동물을 통해 사람에게로 옮겨졌다. 이렇게 동물에서 사람으로 옮겨지는 병을 흔히 인수공통전염병이라고 한다. 근래에 들어서는 국내에도 점차 더 많은 종류의 들어보지도 못한 전염병이 유입되고 있다.

그러나 이런 동물과 인간의 접촉이 부정적인 측면만 있는 것은 아니다. 중국에 가면 특효약으로 소문난 감기약들이 듣도 보도 못한 생약이나 동물로부터 개발돼 이용되기도 한다. 상해나 북경에서는 뱀의 침으로 만든 생약제제가 초기알레르기성 감기약으로 인기를 끌고 있다. 요새는 개구리의 침에서 보기 드문 항생물질을 알아냈다는 얘기도 있다. 우리가 잘 먹는 요구르트도 사람의 배설물에서 유래됐다.

세월이 바뀌면 우리들의 생각과 생활도 바뀌어야 한다. 현기증 나는 변화의 시대에 살고 있다.

〈72〉 혐연권(嫌煙權)과 흡연권(吸煙權)

영국을 찾는 일반 관광객들에게 인기가 있는 것은 대영박물관이나 멋진 의사당 건물이 아니라 부담 없이 일반인들이 드나드는 펍(pub)일 것이다.

이곳에선 술도 팔고 음식도 웬만한 것은 다 먹을 수 있어서 옛날 우리나라의 선술집 같은 역할을 하고 있다. 내가 젊었을 때 명동성당 아래 은성식당에 가면 유명한 예술인이나 작가들을 다 볼 수 있었듯이 펍(pub)에 가면 유명한 사람이나 일반사람들이 어울려 수다를 떠는 광경을 본 일이 있다. 이런 펍은 런던뿐만 아니라 작은 도시에도 있는 것 같았다. 술이나 맥주를 마시고 담배를 피워 자욱한 연기가 한층 분위기를 돋우었다.
　오래 앉아있다고 탓하는 사람도 없고 식사를 끝내면 곧 나가야하는 음식점과는 전혀 다른 분위기였다. 그 역사 깊은 펍에서 담배연기가 사라질 날도 먼 미래는 아닌 듯 싶다.
　우리나라도 여러 사람이 모이는 식당이나 커피숍에서 담배가 사라진지 오래다. 가까운 일본도 음식점에서 담배를 피우지 못하게 하는 법이 발의되자 작은 전통식당과 이를 애용하는 사람들이 반대운동을 벌이고 있다. 확실히 금연운동은 전 세계적인 추세다. 흡연자뿐만 아니라 담배 피우는 사람들 때문에 고통 받는 간접흡연자들의 피해도 막아야겠다며 담뱃값을 올리고 있다.
　예전엔 젊은 시절 지나친 흡연으로 인해 나이 들어 기관지가 확장되고 천식이 악화돼 목숨을 잃는 사람들도 많았다. 이런 피해를 사전에 막기 위해선 담배를 공공장소에서 피우지 못하게 해야 한다는 주장이 압도적이다. 그러나 한발 물러나 사람들이 즐기는 습관이나 기호에는 건강에 좋지 않은 것들이 많다. 첫째로 꼽을 수 있는 것이 술이고 과식과 비만을 유발하는 식습관도 여기에 속한다고 할 수 있다.

WHO까지 가세해서 금연을 세계화시키려 힘쓰고 있지만 공기오염만을 놓고 본다면 미세먼지나 자동차 배기가스가 더 큰 문제일 수도 있다.

사람들의 삶에 건강이 중요하지만 건강에 도움이 안 되는 생활습관도 많다. 일본에서 쾌식, 쾌변, 쾌면의 '3快 생활습관'을 가져야한다고 주장하는 의학자 중에는 담배의 긍정적인 효능을 강조하고 너무 빠져들지만 않는다면 꼭 막을 필요는 없다고 주장하는 사람도 있다.

내 개인적 사견이지만 무턱대고 금연구역을 늘리는 것보다는 크게 불편을 느끼지 않으면서 담배를 피울 수 있는 공간도 마련해줘야겠다. 그리고 자동차 수는 점차 줄여나가고 다른 교통수단을 개발하는 것도 고려해야 한다. 참고로 나는 담배를 피우지 않는다. 그러나 담배를 피우는 사람들에게 흡연권도 보장해주는 것이 도리라 믿는다.

〈73〉 肥滿은 영양실조다

유럽에서도 오래전부터 뚱뚱한 사람은 좋아하지 않았다. 르네상스 이전에도 색욕, 게으름, 분노, 질투, 과욕, 오만과 함께 음식을 많이 먹어서 살이 찌는 것을 '7대 악'이라 했다. 그러나 이제 비만은 개인적인 문제뿐만 아니라 사회적 문제로 인식되고 있다.

마른 사람이 과식하고 뚱뚱해지는 이유에 대해서는 유전자설이 큰 힘을 받고 있다. 인류 진화과정에서 마음대로 먹을 수 있는 포식의 시대는 그리 많지 않았다. 언제나 먹을거리가 부족했고 몸 안에 효율적으로 영양분을 비축하지 못한 사람들은 기근과 기아로 도태됐다. 이런 오랜 경험으로 인한 유전자가 생겨났으며 그 때문에 많은 사람들이 필요이상으로 영양분을 받아들여 비만해졌다는 것이다.

세계보건기구에 따르면 비만인 사람들이 제일 많이 사는 고장은 서태평양의 섬나라다. 피지나 사모아 같이 우리나라 사람들도 많이 찾는 이 지역 사람들은 전통적으로 농사를 짓고 고기잡이에 종사해서 육체노동을 많이 했다. 하지만 힘든 육체노동이 점차 사라지고 외국에서 들여온 통조림이나 고기를 많이 먹게 되면서 이제 이곳의 45~64세 주민 85%가 비만이다. 그 결과 당뇨병이 늘어나고 인구 1/3 이상이 고혈압이 됐다.

우리나라뿐만 아니라 중국에서도 1990년대 이후 도시를 중심으로 비만인 사람이 급격하게 늘고 있다. 미국에서도 맥도날드와 버거킹 같은 햄버거가 처음 나왔을 때는 지금보다 훨씬 적은 사이즈였다. 부족하면 두 개 먹으면 됐다. 그러나 대부분의 소비자가 두 개씩 먹는 것을 싫어하게 되자 빅사이즈의 점보햄버거가 늘어났다.

내가 가끔 가서 쉬고 오는 캄보디아에도 버거킹이 있다. 그러나 그곳에선 점보사이즈는 없다. 우리나라에서는 이렇게 적은 표준사이즈의 햄버거는 거의 자취를 감추고 점보사이즈가 많이 팔리고 있다.

비만 문제를 해결하기 위해 미국에서는 이미 오래전부터 비만치료의 일환으로 위축소 수술을 하고 있다. 위를 없애고 식도와 소장을 직접 연결하는 방법도 쓴다. 불행한 얘기지만 고 신해철 씨의 사망으로 연결된 위 수술도 이런 부류에 해당한다.

끝으로 비만을 예방·치료하는 가장 좋은 방법은 음식의 양을 줄여서 칼로리 섭취를 최대한 줄이는 것이다. 고행에 가까운 자기 절제와 식사관리를 병행해야 한다. 다른 방법이 없다. 개인적으로 볼 때 비만의 외과적 치료는 일반인에게 추천하고 싶지 않다. 물론 체중이 정상인의 두 배가 넘고 생명이 위험하다면 할 수 없겠지만 거의 대부분은 식사량을 조절해서 비만을 극복해 나가는 것이 최선이다. 확실히 비만은 새로운 질병이며 영양실조임을 강조하고 싶다.

〈74〉 숙성된 식품이 좋다

생활수준이 올라가면서 음식문화도 다양해졌다. 일본의 생선회나 서양식 스테이크가 올려 진 식탁도 이제 어색하지 않다.

그러나 아직도 이런 음식은 무조건 신선해야 건강에 좋다고 믿는 사람들이 많다. 언뜻 맞는 얘기 같지만 틀린 부분도 많다. 서양 사람들이 좋아하는 스테이크는 갓 잡은 소고기로 만들지 않는다. 섭씨 2도나 5도로 최소한 20일 이상 숙성해서 먹는다. 생선회도 제대로 맛을 내려면 일본에선 2~3일 동안 냉장고에서 숙성시켜 먹는 경우가 많다.

생물학과 의학이 발달하면서 미생물에 관련된 상식이 보편화되자 갓 잡은 고기나 생선이 세균에 오염되지 않아 좋다고 믿는다. 이것도 올바른 상식이 아니다.

우리 주변에서 먹는 대부분의 먹거리는 숙성시켜 먹는 것이 흡수도 잘되고 몸에 좋은 경우가 많다. 어렵게 말해서 우리들이 먹는 먹거리는 질소순환계의 법칙에 따라 무기물로 변화되는데 그 과정은 산소가 필요한 경우와 산소 없이 이뤄지는 혐기(嫌氣)상태로 구분된다. 대개 산소가 필요한 유기물 분해는 부패가 되고 혐기상태에서 분해되는 먹거리는 숙성의 과정을 거치는 경우가 많다.

혐기성 세균에 의해 분해되는 중간과정이 숙성이라고 볼 수 있다. 사람은 이렇게 숙성된 먹거리를 먹는 것이 건강이나 영양 면에서 바람직하다. 통조림의 유효기간은 대개 1년 반에서 2년이다. 이론적으로 말하면 1년 반이나 2년 안에 먹는 것이 좋다는 얘기다. 과거에는 통조림 기술이 발달하지 못해서 통조림 속에서 자라난 보툴리누스균에 의한 식중독도 있었고 다른 미생물이 들어가 빨리 먹는 것이 바람직했다.

그러나 과학이 발달한 오늘날에 통조림은 2년이 아니라 3년이나 4년 후에도 안전하다. 오히려 오랜 숙성과정을 거쳐 맛도 좋아지고 영양 면에서도 바람직하다.

된장과 고추장이야말로 전형적인 숙성식품이다. 1년이나 2년 동안 숙성과정을 거친 된장이나 간장이 맛도 좋고 영양 면에서도 좋다.

개인적인 의견을 말한다면 나는 통조림을 살 때 최소한 만든 지 1년 이상 넘은 것을 고른다. 위생적인 문제가 있겠지만 생선회도 하루나 이틀쯤 숙성시킨 생선으로 만든 회를 잘 먹는다. 또 우리나라 불고기도 양념을 해서 하루나 이틀쯤 냉장고에 재워뒀다 먹어야 제 맛이 난다.

무턱대고 신선하고 깨끗해야 건강에 좋은 것은 아니다. 너무 깨끗한 것도 병이다. 내키지 않는 사람이 있을지 모르겠지만 신선식품보다는 숙성식품이 소화도 잘되고 영양분도 많아진다는 사실을 알려주고 싶다.

〈75〉 후진국형 전염병에도 관심을 갖자

서양보건사를 훑어보면 전염병에 대한 최초의 역학조사로 19세기 세균설이 확립되기 이전 영국에서 더러운 물 때문에 전파된 콜레라를 밝혀낸 존 스노의 고전적 연구가 있고, 20세기 뉴욕에서 100여명의 환자를 발생시킨 장티푸스 보균자 역학조사가 있다. 후자는 흔히 '장티푸스보균자 메리'로 표현된다. 음식을 다루는 메리라는 여자가 장티푸스 보균자로 그가 조리한 음식을 통해 많은 사람들이 전염됐다는 조사다.

근래 우리나라 한 산부인과 병원 신생아실에서 결핵을 전파시킨 간호사 사건이 있다. 콜레라는 물론 장티푸스와 결핵은 이미 우리나라에서는 지나간 전염병으로 이른바 '후진국형 질병'이라 불린다.

필자는 1959년 미국에서 보건학 석사과정을 마쳤다. 당시만 해도 우리나라에선 결핵은 '국민병'이었다. 거의 모든 사람들이 어렸을 때 1차 감염을 받아 비활동성결핵 환자로 지냈다. 운이 나쁘면 2차 감염돼서 결핵환자가 됐다. 미국을 가려면 청량리 위생병원에서 찍은 엑스레이 필름을 들고 미국 공항에서 검역관의 검사를 받아야 했다. 안전하다고 판정이 나야 입국이 허용됐다. 이제는 옛말이 됐지만 아직도 미국공항에선 방글라데시나 인도에서 들어오는 사람들이 엑스레이 필름을 검역관에게 제출해서 판정을 받는다.

우리나라는 이제 '결핵왕국'의 오명을 벗었으며 이런 엑스레이 필름 지참은 옛말이 됐다. 그리고 식중독도 세균성 감염보다는 바이러스 같은 새로운 미생물에 의해 발생하는 경우가 많다.

아직도 보건학자들은 대부분의 병을 선진국형과 후진국형으로 구분해서 다룬다. 그중 문제되는 것이 결핵이다. 우리나라는 위생 상태나 백신접종 같은 방역체계를 통해 후진국형 질병은 거의 사라지고 있다. 그러나 아직도 위험은 남아있다. 1960년대까지 세계보건기구에서 파견한 말라리아 박멸팀이 정부 안에 있었다. 흔히 학질이라 불러왔던 말라리아는 이제 자취를 감췄다. 그러나 북한에선 아직도 말라리아로 고생하는 사람들이 꽤 있다. 결핵도 완전히 관리되지 못하고 있다.

그런 의미에서 볼 때 우리나라는 완전히 선진국으로 도약한 것은 아니다. 요새는 고혈압이나 당뇨병, 암 같은 선진국형 비전염병에 관심이 쏠리고 있지만 진짜로 우리나라가 선진국이 되려면 언제 발생할지, 그리고 언제 외국에서 유입될지 모르는 콜레라나 장티푸스는 물론 국내에 많은 비활동성결핵 환자가 활동성결핵으로 바뀌어질지 관심을 늦추지 말아야겠다. 우리나라는 그런 의미에서 볼 때 완전히 선진국으로 도약했다고 자만해서는 안 되겠다. 보건학자의 솔직한 충고다.

〈76〉 인생백서와 임한종 박사

사람은 태어나면 언젠가 죽게 마련이다. 누구나 젊었을 때는 죽음의 문제를 절박하게 느끼지 않는다. 염세주의자나 세상살이를 허무하다고 느끼는 사람들을 빼더라도 나이 먹을수록 세상살이가 제한돼 있고 죽음의 문제가 절박한 과제로 등장한다. 특히 장수시대를 맞아 오래 사는 사람이 늘어날수록 이런 얘기는 많은 사람들의 공감을 얻는다.

내가 젊었을 때는 60세까지만 살아도 장수했다고 해서 환갑을 크게 차려먹었다. 하지만 아무리 100세 시대에 접어들었다고는 해도 요즘에도 70~80세를 넘기면 인생을 되돌아보고 매듭짓는다는 의미에서 자서전이나 회고록 등 이른바 인생백서를 내는 사람들이 늘고 있다.

근래 서울대학교 환경대학원의 김안재 명예교수가 「안재백서」란 두툼한 책을 보내왔다. 김안재 박사는 내가 오래 전부터 사귀어온 재미보건경제학자 노공균 교수가 봉직하던 대학에서 박사학위를 받아 익히 잘 아는 처지다. 여러 공직에도 있었고 아직도 지방행정에 관련된 연구소를 가지고 있다. 여러 번 김 박사의 소개로 지방에 나가 강의도 한 일이 있다.

나도 80을 넘겨 90을 바라보게 되니 그전부터 알았던 지인들이 이 비슷한 자서전을 써서 보내오는 경우가 많아졌다. 그중 가장 기억에 남는 친구이자 동료인 임한종 박사의 얘기를 하고 싶다. 그가 보내온 책의 제목은 「중랑천에서 빅토리아호코메섬까지」다. 임 박사는 나와 함께 의과대학을 나와 군의관으로 근무했다. 기생충학을 전공해서 대학의 기초요원으로 나왔다가 나와 함께 미국에 가서 기생충학을 더 연구하고 돌아온 분이다. 그의 아버님은 서울시의 공직에도 계셨고 을지로 4

가에서 작은 의원을 개설해 유복한 가정에서 젊은 시절을 보냈다. 지금 생각해도 임 박사는 거의 흠을 찾기 어려운 훌륭한 인격자다. 경기고등학교를 나와 서울의대에 들어와서도 중학교 때부터 관심을 쏟았던 의용기생충학에 뜻을 둬 훌륭한 학자요, 교수로서 일생을 지냈다. 어릴 때부터 머리도 좋았지만 유복한 가정에서 자라 당당하고도 성품이 모난 데 없는 훌륭한 동료였다.

나는 시골에서 태어나 원래 글쓰기를 좋아했지만 6.25 전란 때문에 의과대학에 들어온 사람이다. 임 박사와는 거리가 있다. 임 박사 책에 보면 거동하기 어렵게 돼서 자서전을 쓰게 됐다고 한다. 솔직하게 말해서 임 박사는 내가 사귀었던 동료 중에서도 가장 정직하고 포용력이 있으며 세상을 바로 사는 사람이었다. 바라건대 건강이 다시 회복돼서 그가 해온 건강관리협회 해외봉사 사업도 계속하고 후학들에게 세상사는 지혜를 넓혀 주었으면 한다. 참으로 훌륭한 친구다.

〈77〉 조선일보 '상식의 허실' 이야기 ①

10월 유신 이후 1년쯤 지났을 때 대학으로 전화가 왔다. 조선일보 편집국장으로 있는 신동호 씨로부터 한번 만나자는 전갈이었다. 당시 동아일보나 조선일보 편집국장이라면 여론 형성 면에서도 큰 영향력이 있었다. 신동호 편집국장은 같은 고향에 뿌리를 둔 사람으로 서울대학교 문리과대학을 나와 조선일보에 공채로 들어온 엘리트였다. 내가 대학시절부터 글을 써서 몇 번 상을 탄 일도 알고 있었고 고향사람들 모임에서도 만난 적이 있는 사이였다.

당시 나는 서울대학교에서 두 번 미국에 보내줘서 3년 동안 공부하고 돌아와 조교수로 열심히 학교 일에 힘을 쏟고 있던 시절이었다. 정한 날짜에 일식집에 가서 점심을 대접받고 나자 신 국장은 나에게 조선일보에 내 단독칼럼을 쓸 의향이 없냐고 제의해왔다. 그의 설명에 따르면 동아일보나 조선일보는 다 같이 정부를 좀 비판해야 발행부수가 올라가는데 10월 유신 이후 발행부수가 오히려 줄어들고 있다는 얘기였다.

그의 제의에 따르면 우리가 상식으로 믿어왔던 지식이 과학적인 차원에서 틀리는 경우가 많아 일반인의 관심이 많은 건강과 의학 편부터 시작하겠다는 얘기였다. 우선 10회나 20회쯤 써달라고 하면서 제목은 '상식의 허실' 건강편으로 잡겠다고 했다.

솔직히 말해서 구미가 당기는 제의였다. 이미 작고한 조선일보 사주 겸 회장이었던 방사장이 일본에 들러 사온 상식의 허실이란 책도 넘겨줬다. 실제로 우리주변에는 잘못 알려진 상식이 너무나 많다.

깨끗이 하면 몸에 좋다고 목욕탕에 가서 비누질을 하고 나서도 두세 번의 때밀이로 피부를 상하게 하는가 하면 농경사회에서 유래된 '일찍 자고 일찍 일어나는' 생활습관을 강조하는 사람들도 많았다. 세상이 복잡해질수록 야근을 해야 하는 사람들도 많고 삼교대로 24시간 근무하는 종합병원의 의사와 간호사가 늘어나는 시대에 맞는 얘기가 아니었다. 또 그 당시만 해도 고기 먹기가 하늘의 별따기로 드물었는데도 일부러 채식을 하고 밥도 생식을 해야 건강하다고 말하는 사람들도 있었다.

만난 지 한 달쯤 있으니 다시 연락이 왔다. 내 칼럼을 담당하는 분으로 지금은 작고한 이규태 고문을 만나라는 얘기였다. 실제로 원고를 나의 연구실에서 가져다가 꼼꼼하게 손질하고 퇴고까지 한 사람은 아마도 생존해 있으리라고 생각되는 유정현 기자였다. 유 기자도 서울대학교 문리과대학을 나와서 서로 의기가 투합했다. 먼저 원고 10회분을 써서 넘겼더니 일주일에 다섯 번씩 두 주가 지나자 다시 30회까지 쓰라고 했다. 이 칼럼은 이후 100회가 넘게 연재됐다.

⟨78⟩ 조선일보 '상식의 허실' 이야기 ②

내 칼럼이 인기를 끌기 시작하자 한 달에 한 번 작고한 이규태 고문과 유정현 기자 그리고 나, 이렇게 세 사람이 저녁을 같이 했다. 말이 많지 않았던 이규태 고문 대신 사람 좋은 유정현 기자의 얘기에 따르면 내 칼럼이 실리면서 조선일보 발행부수가 자꾸 늘어난다는 것이었다. 또 무교동 낙지골목이나 맥주홀에서 한잔 하게 되면 내 칼럼 얘기를 하는 사람들이 많았다.

하지만 일주일에 다섯 번, 매회 원고지 6매씩 쓰는 것은 쉬운 일이 아니었다. 지금도 솔직하게 말하지만 나는 만물박사는 아니다. 그러다 보니 미국과 일본에서 잘못된 의학상식을 다루는 책들을 명동에서 구해다 연재물을 쓰기도 했다.

좀 야한 얘기지만, 당시 젊은 남자들은 개인병원에서 성기를 크게 만드는 수술 등으로 좋지 않은 부작용을 겪는 사람들이 꽤 많았다. 지금 생각해보면 남녀 간의 성관계가 남자의 성기 크기에 좌우하지 않는다는 것은 자명한 얘기였다.

당시에도 인종 간 결혼은 있었고 동·서양인 부부도 많았다. 미국에서 발행된 책에서도 남자 성기의 대소와 부부관계는 관련이 없다는 실제 조사 결과가 나와 있었다. 지금도 부부관계를 둘러싼 이상한 얘기가 많다. 이런 얘기를 쓰다 보니 나에게 전화까지 해가며 격려하는 사람들도 있었다.

이규태 고문과 1년이 넘게 만나다보니 등산도 가게 됐다. 그는 전라도에서 사범학교를 나와 선생으로 있다가 연세대학교에 들어와 당시 흔했던 다방 DJ를 해가며 고학한 분이었다. 등산 고정 멤버로는 후일 동아일보 편집국장도 하고 소설도 썼던 최일남 문화부장 그리고 나의 한 해 후배인 정신과의사 이기동 박사가 거의 빠지지 않고 나왔다. 내 지론대로 산에 가면 채식이 아니라 삼겹살을 가지고 가서 소주와 함께 즐겼다.

그때만 해도 육식은 몸에 해롭고 삼겹살은 포화지방산이 많아서 몸에 나쁘다고 하는 사람들이 꽤 많았다. 다시 말하지만 음식은 고루 먹는 것이 바람직하다.

특히 우리나라와 같이 채식을 주로 해온 사람들에게는 포화지방산도 쓸모 있는 영양소다. 여자들이 신경을 쓰는 피부 건강을 위해서도 필요하고 남자들의 정액 원료도 따지고 본다면 대부분 포화지방산이다. 지금도 기회 있을 때마다 얘기하지만 우리나라에선 80~90% 성인들이 동물성식품이 부족한 상태에서 살고 있다.

하루 세끼 거르지 않고 육식을 즐겨서 혈액검사에서 포화지방산이 너무 많이 나온 경우를 뺀다면, 우리나라 식품에서 지방을 기피할 이유는 없다. 전통적인 소식은 일리가 있지만 채식과 소식을 함께 주장하는 사람들의 말은 잘못된 것이다.

〈79〉 조선일보 '상식의 허실' 이야기 ③

'상식의 허실'이 2년 가까이 연재되면서 조선일보의 가장 인기 있는 개인칼럼이 됐다. 뒷얘기지만 이 칼럼 때문에 신문 발행부수가 두 배로 늘었다는 얘기도 들었다. 200회를 전후로 연재를 끝마치자 한국일보와 중앙일보에서 잇달아 건강칼럼을 요청했다.

한국일보가 100회를 넘겼고 중앙일보도 100회 가까이 썼다. 뒤늦게 제의를 받은 동아일보는 거의 300회 가까이 연재했다. 동아일보 연재를 끝마치고 좀 쉴 수 있을까 했더니 다시 조선일보의 칼럼 제의를 받았다. 조선일보로부터 감사패도 받았다. 당시 신동호 편집국장은 소년조선 사장으로 나와 있었다.

아직도 나의 건강칼럼에 대해 공과를 따지려는 사람들이 많다. 지금 생각해보니 한 사람이 건강전반에 걸쳐 오랜 기간 집필한다는 것은 일정부분 무리가 따를 수도 있겠다 싶다. 그러나 객관적으로 봤을 때 집필자의 취향에 따라 내용을 취사선택해서 균형을 잡을 수 있다는 것은 장점이라 할 수 있다. 지금

세계적인 시사 TV프로그램이 된 CNN도 의사가 건강칼럼을 담당하고 일주일에 두세 번씩 전 세계에 방송하고 있다.

그 후 라디오나 TV에도 출연해서 건강 강연이나 토론을 많이 했다. 요새 젊은 사람들의 표현에 따르면 '탤런트 교수'라 불리기도 했다. 틀린 얘기는 아니다. 그러나 전체적으로 본다면 건강증진을 위한 교육은 보건교육 내지 건강교육으로 이어진다. 이제 와서 생각하니 많은 일을 한 것 같다.

또한 다른 사람들이 하지 않은 영역도 시도해봤다. 나를 추천해준 신동호 사장은 물론 이규태 고문도 현역에서 물러났다. 유정현 기자도 그 후 편집국 부국장까지 지내다 기업에 나가 다른 일을 하고 있다.

때는 필요한 사람을 요구하고 이런 필요에 따라 새로운 영역이 개척돼왔다. 유명을 달리해 다시는 만나볼 수 없게 됐지만 당시 함께 등산을 하며 고기를 구워먹고 술잔을 기울였던 기억이 생생하다. 나이 먹어 생각해보면 인생에서 가장 중요한 것은 추억이다. 땀 흘려 일한 보람도 크지만 사람과 사람의 만남 그 자체가 큰 보람이고 자산이다.

이규태 고문이 '허 박사 말대로 고기는 많이 먹고 있는데, 술은 왜 권하지 않느냐'고 농담하던 것이 기억난다. 훌륭한 인연이고 좋은 추억이다. 순수하고 거리낌 없이 현실을 직시했던 이규태 고문과 유정현 기자의 활달하고도 폭넓은 대화가 아직도 머리에 생생하다. 끝으로 나에게 큰 기회를 줘 조선일보에 매일 연재할 수 있도록 주선해 준 신동호 사장에게도 감사를 드리고 싶다. 나이 먹은 노인의 솔직한 심정이다.

〈80〉 히노하라(日野原)선생의 장수법

지난 7월 18일 일본 NHK 뉴스는 105세의 히노하라(日野原) 선생이 별세했다고 보도했다. 그는 장수한 '백세인'으로 유명했지만 별세할 때까지 환자를 돌본 성누가병원의 명예원장으로도 잘 알려져 있다. 책도 여러 권 집필했으며 TV 인터뷰도 가졌다. 철저한 평화주의자였던 그가 현재 일본의 재무장 시도와 아베 총리를 몹시 비난하는 것을 본 적이 있다.

오늘은 105세까지 생존한 노의사가 평소 주장해온 무병장수론에 대해 살펴보자. 그는 노화를 막을 수 있는 진짜 힘은 각 개인의 마음가짐에 달려있다고 말했다. 만족하고 세상을 살면 만성염증을 막을 수 있다는 것이다. 어느 의미에서 볼 때 고혈압이나 당뇨병도 만성염증이다. 반대로 스트레스를 많이 받게 되면 염증이 늘어나거나 악화되고 여러 가지 만성병이 악화된다고 했다. 따라서 세상을 긍정적으로 살아야만 무병장수 할 수 있다는 것이다. 실제로 나이 먹은 사람들에게 노인성 우울증은 가장 흔한 병이다. 의사는 항우울제나 진정제를 처방해서 도움을 줄 수는 있지만 진짜로 중요한 것은 본인의 마음가짐이다.

지하철에서 무표정한 모습으로 경로석에 앉아있는 대부분의 사람들은 정도의 차는 있지만 노인성 우울증 환자다. 즐겁고 자기의 삶에 보람을 느끼는 사람은 나이 먹어도 무병장수 할 수 있다. 말을 제대로 하지 못했던 김기창 화백 같이 예술활동에 몰두하는 사람들이 나이 먹는 것도 잊고 예술혼을 불태우는 모습을 많이 본다.

두 번째로 그는 죽을 때까지 소일거리를 찾으라고 강조했다. 그가 말한 표현 그대로 쓰면 '일생 동안 현역으로 살라'는 것이다. 자신도 죽을 때까지 병원에서 환자를 진료했다. 나의 은사였던 김응진 박사는 본인도 당뇨병 환자이면서 94세까지 당뇨병 환자를 돌봤다.

요새는 명예퇴직 하는 사람들도 늘어나 60대면 거의 모든 사람이 젊었을 때 하던 일을 그만둔다. 제2의 인생을 살기 위해서는 돈이나 명예와 관련 없이 일거리를 찾아야 한다. 백세시대에 접어들면서 일거리 없이 세상살이를 하는 것 같이 괴로운 일은 없다. 건강만 허락한다면 젊었을 때 배운 재능을 살려 직업을 갖거나 취미생활을 늘리는 것이 장수에 보탬이 될 것이다.

그러나 병 없이 무병장수해야지 병원을 드나들며 여생을 마치는 것처럼 불행한 것은 없다. 히노하라 원장이 말했듯이 세상을 긍정적으로 보고 평생 현역이란 기분으로 일을 한다면 노년기의 불행도 극복할 수 있을 것이다. 나를 포함해 모든 노인들에게 해당되는 말이다. 옛말에도 자기마음을 다스리는 것이 큰 성을 쳐서 빼앗는 것 보다 더 훌륭한 일이라고 했다. 나이 먹어가는 모든 사람에게 당부하고 싶은 말이다.

〈81〉 노인보건의 시각도 달라져야 한다

오늘 아침 신문을 보니 경상도 영양군은 과거 30년간 인구가 4분의 1로 줄었다고 한다. 그나마 국제결혼으로 시집온 신부들이 아이를 낳아서 올해에는 인구감소를 좀 막을 수 있을 거라고 영양군수는 말했다. 실제로 자동차를 타고 농어촌에 가보면 낮에는 전원의 멋진 풍경을 볼 수 있지만 밤에는 사람이 살지 않는 불 꺼진 집들이 많아 을씨년스럽기까지 하다.

이런 도시집중과 이농현상은 우리나라뿐만 아니라 일본이나 중국은 물론 베트남 같은 동남아에서도 생겨나고 있다. 일본은 동경이나 오사카 같은 대도시 도심지역을 뺀다면 빈집 투성이다. 그 대안으로 생겨난 것이 농촌체험 관광사업이고 시골에서 태어난 아이들에게는 많은 보조금을 주고 있다. 우리나라도 농촌재활을 위해 여러 가지 사업을 벌이고 있다. 이런 경향을 부채질하는 사회적 현상의 하나로 시니어타워와 요양원의 증가를 들 수 있다. 나이 먹으면 병이 생기고 외로워서 요양원에 들어가거나 시니어타워에서 여생을 마치는 사람이 많다. 이런 악순환을 극복하기 위해서는 혼자 사는 노인들의 수를 줄이는 대책이 필요하다.

일본에선 독거노인과 젊은 세대를 결연시켜 같이 살게 하는 '클럽하우스'가 늘고 있다. 시골에 살던 처녀총각들은 직장 때문에 도시에 와서 혼자 산다. 나이 먹어 배우자가 없는 노인들도 혼자 산다. 이들을 같이 살게 하는 것이 젊은 사람들은 물론 노인들의 건강과 복지에 도움이 된다고 한다.

세상은 자꾸 바뀌고 있다. 대만에 가보면 2차 대전 이후 대만을 경제강국으로 만들었던 장개석에 대한 평가가 부정적인 측면으로 변하고 있다. 좀 심한 표현이지만 장개석의 흔적을 지우고 일본과 친해져야 한다는 미일거장(眉日去蔣) 바람 때문에 장개석 동상의 목이 잘리는 것을 TV에서 본 적이 있다. 대만에 자주 드나들었던 옛 생각이 되살아나 씁쓸한 느낌이 든다.

그러나 쉼 없이 세상은 바뀌고 노인들의 건강문제가 세계적으로 관심을 끌고 있다. 가족계획을 해야 한다고 법석이던 시절이 엊그제인데 이제는 인구를 늘리기 위해 많은 대책이 논의되고 있다. 보릿고개를 걱정하던 시대에서 비만을 두려워하는 시대로 변했다. 절대빈곤은 사라졌다. 그러나 상대적인 빈곤과 질병에 대한 공포는 더욱 늘어나 병원을 찾는 노인들이 기하급수적으로 늘어나고 있다. 변증법이 말하듯 한 문제가 해결되면 또 다른 문제가 생겨나기 마련이다. 슬기롭게 대책을 세워나가지 않는다면 의료혜택을 잘 받는다는 차원에서 나아가 툭하면 병원에 가고 병원은 과잉진료를 해서 우리나라 장래를 위협할 가능성도 싹트고 있다. 슬기롭게 노인건강문제도 다뤄나가야겠다.

〈82〉 모든 인생은 훌륭하다

유럽의 근대화는 르네상스에서 비롯됐다고 한다. 말 그대로 중세의 획일적인 유일신에 대한 의심을 허용하지 않고 현세는 내세의 준비기간이라 여겼던 플라톤의 생각에서 벗어나 그리스 로마로 되돌아가자는 인본주의 운동이었다고 본다. 따라서 의학도 이러한 영향 아래 생리학과 병리이론이 발전할 수 없었다. 쉽게 말해서 정신이 육체나 물질을 좌우하고 지배하는 시대에서 벗어나 경험과 실험을 통해 新히포크라테스 운동이 벌어져 이른바 유물론적 의학이 발달해 오늘날에 이르렀다.

한 가지 사고나 경향이 영원할 수는 없다. 실험의학과 기계론적 의학은 이제 변화를 겪고 있다. 한편으로는 유전자조작에 의해 생명현상 자체에 영향을 끼칠 수 있는 발판이 마련됐지만 흔히 소우주라고 부르는 인간의 건강은 또다시 아리송하고 파악하기 어려운 마음이나 정신상태와 관련해서 이른바 정신신체의학이란 개념이 떠오르고 있다.

노인들이 걸리는 90% 이상의 병은 마음에 따라 좌우된다고 본다. 고혈압도 그렇고 당뇨병이나 암도 정신건강에 따라 발생하고 예후가 결정되는 경우가 많다. 노인건강에서 큰 위치를 차지하는 우울증이나 치매도 이런 정신건강과 밀접한 관계를 가진다. 더욱이 통계기법이 발달해서 위험인자이론에 따라 대부분의 성인병은 마음에 따라 발생하고 악화된다.

한 인간의 부귀영화는 각기 다를 수 있다. 세속적인 의미에서 입신양명해서 보람된 인생을 살았다고 자처하는 사람보다는 별 볼 일 없는 불행한 인생을 살아왔다고 자탄하는 사람들이 많다. 그 결과 살맛이 없고 의욕이 떨어지고 여러 가지 병이 생겨나 불행한 여생을 살게 되는 것이다.

나는 철학자도 아니고 종교적인 입장에서 인생을 얘기할 능력은 없다. 그러나 돈 많이 벌고 출세했다는 사람보다는 성실하게 하루하루를 살아온 서민들이 그야말로 훌륭한 사람들이라고 생각한다. 출세의 기준을 어디에 두고 부귀를 따지는지 모르지만 아무리 돈 많은 사람이나 성공했다는 사람도 다른 사람과 똑같이 생을 끝마칠 수밖에 없다.

나도 후회되는 일도 많고 불행한 과거를 되새기는 경우도 있다. 그러나 불행한 인생은 없다. 마음먹기에 따라 인생은 달라진다. 내 선배나 은사들을 보더라도 존경하고 싶은 분은 부귀영화를 떠나 인간적이었던 분이다.

스스로 성공적인 인생을 살았다고 되새겨볼 때 인간적인 삶의 진가를 되찾을 수 있다. 스스로 좌절과 자학에 빠지지 말고 즐겁고 행복했던 시절을 회상해보라! 불행은 스스로 느끼는 것이요, 행복 또한 본인이 느끼고 만든다는 것임을 강조하고 싶다.

〈83〉 나라(奈良)의 신록(神鹿)도 잡고 있다

일본 TV와 신문을 보니 예로부터 성스러운 사슴이라고 해서 신록(神鹿)이라 불려왔던 나라(奈良)의 사슴들을 줄이기 위해 정부가 직접 포획을 시작했다고 한다. 노루 멧돼지와 함께 사슴의 개체 수도 늘어나면서 근처의 벼농사까지 망치고 있어 결국 잡아 없애는 방향으로 정책을 바꾼 것이다.

한때 자연의 복원이라 해서 곰도 입식시켰다. 그런데 산속에서 고사리나 산나물을 캐는 사람들은 물론 등산객도 피해를 입어 곰 또한 개체수를 줄이기 위해 포수들을 동원해서 잡고 있다. 일본 목조건축에 주요 자재로 쓰였던 전나무도 꽃가루로 인한 계절성 알레르기 환자가 늘어나 더 이상 심지 않는다고 한다.

우리나라도 식용으로 쓰기 위해 이스라엘 잉어와 식용 개구리를 들여왔더니 재래종 붕어나 잉어가 줄어들고 재래종 개구리 또한 씨가 말라 외래종 입식에 대한 비판이 늘고 있다. 자연의 생태계는 자연적으로 해결하는 것이 바람직하다. 1930년대에 자취를 감춘 우리나라 호랑이나 여우까지 일부러 방생해서 야생동물의 수를 늘리겠다는 사람들도 있다.

자연환경이 바뀌면 생태계에도 피할 수 없는 변화가 생기게 마련이다. 생태계 복원을 위해 없어진 동식물을 다시 입식시키자는 사람들도 많고 이런 방침에 따라 지리산의 반달곰도 방생했다. 하지만 낭만적인 단순논리에 따라 없어진 동식물을 입식시키는 데는 여러 가지 문제점이 뒤따른다. 오랫동안 일본 나라에서는 사슴을 신성시하고 키워왔다. 그러나 더 이상 이들이 끼치는 피해를 막기 어려워 잡아들이고 있다. 곰이나 노루도 마찬가지다. 멧돼지는 10여 년 전부터 동물성 식품으로 가공하는 회사까지 생겨나고 있다.

자연보존을 위해 힘쓰는 것은 바람직하다. 멸종위기에 있는 동식물도 가능한 보호해야 한다. 그러나 사라진 동식물을 인위적으로 입식시키는 것은 많은 문제를 내포하고 있다. 그것이 바로 일본의 경우다. 미국에선 국립공원이 산불로 타버리면 그대로 내버려둔다. 불탄 자리에서 새롭게 나무들이 자라나 또 다른 자연환경을 만들어내기 때문이다.

자연보호나 생태계 복원을 위해 힘쓰는 것도 좋지만 이런 정책이 가져올 문제에 대해서도 관심을 가져야 한다. 우리나라 산골에서도 멧돼지 피해 때문에 더 이상 농사를 짓기 어렵다는 사람들이 늘고 있다. 20~30년 전에는 멧돼지도 보호 동물이었다. 주역에 수시변역(隨時變易)이란 말이 있다. 때에 따라 정책도 바뀌어야 한다. 나이 먹은 지식인의 쓴소리로만 치부하지 말고, 지나친 자연보호도 장래에는 해가 될 수 있다는 점을 염두에 뒀으면 한다.

〈84〉 통문관(通文館)과 개인사(個人史) 쓰기

인사동에 가면 옛날 고서들만 다루는 통문관(通文館)이란 책방이 있었다. 주인은 한문을 배우진 않았지만 고서를 다루다 보니 옛날 책에 대한 일가견을 가진 분이었다. 그분의 얘기를 들으면 조정에서 만들어낸 내각장판(內閣藏板)으로는 오자가 거의 없는 논어나 맹자 같은 책들도 있었지만 지방에서 사사롭게 찍어낸 책들은 잘못된 것도 많았다고 한다. 우리나라에서 고서가 비싼 이유는 보존하는 사람이 거의 없었기 때문이라고도 했다.

우리나라의 전통의학을 역사적으로 펴낸 김두종 박사의 얘기도 이와 비슷하다. 그가 「한국의학사」 외에 말년에 심혈을 기울여 썼던 「한국고인쇄기술사」는 거의 대부분의 자료를 일본에 가서 복사해 왔다는 솔직한 얘기를 들은 적이 있다. 많은 사람들이 족보를 빼고는 옛날부터 내려오는 고서들을 제대로 보존하지 않았던 것도 사실이다. 대부분의 가정에서 벽지를 바르기 전에 초벌로 고서를 뜯어서 썼기 때문에 남은 고서가 없다는 얘기도 있다.

역사는 쓰는 사람들의 생각에 따라 바뀌지만 자료는 기록에 의해 만들어진다. 그런 의미에서 볼 때 개인의 기록이 역사의 주 재료가 되고 주춧돌이 된다.

동서양교섭의 역사를 공부한 사람들은 마르코 폴로의 「동방견문록」을 중요한 것으로 꼽는다. 이것도 따지고 본다면 마르코 폴로의 지난 행적을 기록해서 밀린 봉급을 받기 위한 개인의 기록이다. 연암 박지원의 「열하일기」도 중국사신을 따라가 청나라 문물을 일기같이 쓴 기록이다. 말년에 정신문화연구원장으로 활동하신 이선근 박사의 구한말정치사는 서울대학교 문리과대학에서 소문난 강의로 도강하는 사람들도 많아 언제나 몇백명씩 북적거렸다. 강의의 기초자료는 대부분 우리나라에 들어왔던 선교사들의 개인기록이었다.

이제 와서 생각해보니 모든 사람들의 기록이 훗날 역사의 자료가 된다는 사실을 느끼게 된다. 일본에선 요새 개인사(個人史) 쓰기가 붐이다. 많은 사람들이 본인이 겪었던 일들을 후손들에게 남기기 위해 개인사를 펴내고 있다. 그중에는 어린 나이에 소년항공병으로 자원해 가미가재(神風) 특공대로 생을 마친 사람들의 편지까지 모아서 펴내고 있다.

역사를 되돌아보고 앞날을 설계하기 위해서는 자기가 겪어 온 경험과 시련을 나름대로 기록에 남겨두는 것이 바람직하다. 거창하게 자서전이란 말을 쓰고 싶지 않다. 큰 업적을 남긴 정치인이 아니더라도 한사람의 성실한 서민으로 살다간 사람들의 발자취도 역사 만들기에 크게 도움이 되리라 본다. 나도 그런 의미에서 이런 글을 쓰고 있다. 모든 사람들의 인생은 훌륭하고 값지다. 가능하다면 개인사를 남기는 것도 좋으리라 본다.

〈85〉 의료윤리와 731부대

보건학 관련 외국교재는 미국에서 발간된 로제노우의 「예방의학과 공중보건학」과 경도대학 도다 교수가 감수한 「공중위생학」이 꽤 유명했다. 내가 봉직했던 서울대학교 의과대학의 예방의학 주임교수는 도다 교수 밑에서 실험위생학을 전공한 심상황 교수였다. 경도대학의 실험위생학 교수였던 도다 교수는 731부대의 부대장이었던 이시이 중장의 선생이기도 하다. 얼마 전 방영된 NHK 스페셜 다큐멘터리에서는 생생한 증언을 통해 731부대의 끔찍한 생체실험이 공개됐다. 일부러 동상에 걸리게 해 그 생리적 변화를 조사하거나 발진티푸스나 흑사병 같은 병균을 인위적으로 주입해 마루타가 죽을 때까지 관찰하기도 했다.

이곳에 배속된 일본소년대원들의 증언에 따르면 불쌍한 생각이 들었지만 아무 소리도 할 수 없었다며 지금까지도 죄스럽다고 했다. 생체실험은 전쟁범죄에 해당해 마땅히 처벌받아야 하지만 귀중한 생체실험 자료를 얻기 위해 연합군은 이들을 사면했다. 당시 이시이 중장은 마지막 진술을 통해 사람들에게 인간으로서는 할 수 없는 일을 했지만 아직도 82세인 노모를 봉양하며 여생에는 좋은 일을 위해 힘쓰겠다고 했다.

이들을 통해 얻은 자료는 연합군의 입장에서 봐도 매우 귀중한 자료였다. 동상이 생겨서 죽어가는 과정을 생리실험을 통해 관찰했고 발진티푸스 환자가 겪는 괴로운 과정도 빠짐없이 기록됐다. 어떻게 보면 매우 귀중하고 얻기 어려운 자료다. 옛날 얘기지만 서울대학교 의과대학 예방의학교실에는 일제시대부터 운영해온 항온실도 있었다. 다시 말하면 인공적으로 온도와 습도를 조절해서 인체반응을 조사하기 위한 시설이었다. 외부온도가 떨어지면 가장 먼저 반응을 일으키는 것은 사람의 귀와 코끝이라는 얘기도 들었다.

이렇게 실험위생학적 방법을 통해 옷이나 신발 그리고 구두의 높이는 물론 한겨울에 입는 속옷과 피부 사이의 온도 내지 습도를 측정하기도 했다. 그 결과 속옷을 많이 껴입으면 보온 효과는 높겠지만 의복 내 기류를 차단시켜 건강에는 좋지 않다는 얘기도 들은 바 있다. 이런 옷과 신발에 관한 실험은 당시 가정학과에 있는 교수들도 참가하고 그 결과를 가지고 논문을 쓰는 것도 보았다.

요새는 유전자조작이 화제가 되고 있다. 수정한 난자에 인위적으로 조작을 통해 좋지 않은 유전병이나 그 소인을 제거시키려는 연구가 외국에선 많이 진행되고 있다. 말썽 많았던 황우석 교수의 연구와도 일맥상통한다. 그러나 어디까지 합법적으로 허용해야 할지 의료윤리적인 차원에서 다 같이 고민해 봐야 한다. GMO와 함께 더 논의돼야 할 과제라 여긴다.

〈86〉 남약신효(南藥神效) 이야기

우리나라 한의학(韓醫學)은 일본 한방의학(漢方醫學)과 몽고 몽의학(蒙醫學), 티베트 장의학(藏醫學) 그리고 중앙아시아의 위그루족에 전해내려 온 유의학(維醫學)과 서로 밀접한 관계를 갖는다.

요새도 베트남에 가면 호치민시에 중국계 주민들이 모여 사는 곳이 있다. 그곳에서는 우리나라나 중국의 전통의학과 비슷한 전통의학 의사들을 만날 수 있다. 이들은 대부분 월남통일 이후 공식적인 교육을 받은 사람들이지만, 도제교육에 따라 스승으로부터 의료기술을 전수받은 노의(老醫)들은 더 인기가 있다.

월남은 19세기 말까지 한자문화권에 있었다. 호치민이 책상 위에 올려놓고 애독하던 책 중 하나가 다산선생의 「목민심서」였다는 얘기는 잘 알려진 사실이다. 19세기 말까지 월남에서 발간된 의서는 한문으로 돼있다. 그중 18세기에 출간된 「남약신효(南藥神效)」가 우리나라의 동의보감과 같이 유명한 의서로 손꼽힌다.

티베트와 몽고에서는 우리나라의 「의방유취」와 「향약집성방」을 합친 것 같은 의서로 「사부의전(四部醫典)」을 꼽는다. 일본에선 좀 오래됐지만 「의심방(醫心方)」이 있다. 아시아의 여러 나라들은 각기 특색 있는 전통의학과 고유의서를 가지고 있지만 오늘날 제도상으로 보면 차이점이 있다. 명치유신 이후 서양의학을 받아들였지만 아직도 일본에는 침구술을 따로 가르치는 대학이 있고 이를 바탕으로 침구사가 양성되고 있다. 접골시술소도 성업 중이다. 서양의학 일변도의 미국에서도 카이로프락틱 시술사가 따로 있고 물리치료소를 병원 밖에서 운영하도록 허용하고 있다.

나는 서양의학을 공부하고 보건학과 의학사를 전공한 사람이다. 각 나라의 의료제도나 역사적 배경이나 전통과 밀접한 관계를 가진다. 그러나 모든 사람들이 편하게 각종 의료혜택을 받게 하는 것이 가장 바람직하다고 본다.

최근 구당 김남수 옹의 침과 뜸이 많은 화제를 불러일으켰다. 대법원에서 유죄판결을 받았지만 침구술 내지 침구사 문제는 국민보건 증진이란 관점에서 대국적으로 검토해볼 과제라고 여긴다. 필자가 세계보건기구의 도움을 받아 하노이의 의료기관을 돌아다녀 본 일이 있다. 그곳에서도 용하다고 이름난 침구전문인이 자랑삼아 나에게 자신의 업적을 말한 바 있다. 당시 현대양행을 일으켰던 정주영 회장의 동생 정인영 씨가 중풍으로 쓰러진 후 자신이 직접 치료를 해서 정인영 씨를 걸어 다니게 했다는 것이다.

서양의학도 마찬가지다. 근본치료도 있지만 증상을 줄여주는 치료법도 있다. 앞으로 우리나라에서도 훌륭한 침구 전문인과 함께 이에 맞는 현실적인 제도가 만들어져야 한다고 본다.

⟨87⟩ 그리운 친구 정요한 교수

좀 오래된 얘기지만 전라도 고창에서 강연을 한 적이 있다. 강연 후 고창고등학교 동창회 간부들과 점심을 같이 했다. 여러 가지 얘기가 오가다 당시 동창회장이었던 한갑수 박사 얘기가 나왔다. 한 박사는 이미 작고했지만 한글학회 이사며 유명한 국어학자였다. 그의 고향은 사실 고창이 아니고 평안도다.

내가 고등학교 다닐 때만해도 서울토박이도 있었지만 평안도나 함경도 출신 학생들도 있었고 전라도나 경상도에서 자란 사람들도 흔했다. 6.25 전란을 통해 수원 농과대학과 부산 임시교사(校舍)에서 공부하다 서울로 올라온 동기생들 중에는 팔도사람들이 모두 섞여있었다. 그중 조선대학교 의과대학에서 예방의학을 담당했던 정요한 박사는 내가 일생 잊을 수 없는 훌륭한 전라도 친구다. 이름도 성경 속 요한같이 되라고 아버님이 지어주셨다고 했다.

조선대학교에 처음 의과대학이 생겼을 때 강의는 대부분 서울대학교에서 담당하곤 했다. 지금은 호남고속도로가 4차선이지만 내가 일주일에 한두 번씩 강의를 나가던 시절엔 2차선 고속도로였다. 그 고속도로를 따라 버스로 광주로 갔고 대개는 충장로에 있던 미도장 여관에서 묵었다. 내가 광주에 갈 때면 정 박사는 매번 틈을 내서 충장로 대포집에서 술도 같이 마시고 산수오거리 뒷골목에 있는 나주곰탕집에서 회포를 풀기도 했다. 한때는 대우가 융숭해서 박철웅 총장의 제의에 따라 조선대학교로 옮기고 싶은 생각도 있었다.

아직도 지방색을 따지는 사람이 있지만 당시엔 그런 것은 있지도 않았고 진짜 지방색은 음식에서나 느낄 수 있었다. 부산에 가면 돼지국밥이 맛있고 전라도에선 나주곰탕이 유명했다. 특히 나 같이 혼자 다니는 사람에겐 그야말로 정성이 담긴 한 끼 식사로 넘치는 음식이었다.

정 박사는 5.18 이후 격동기에 의과대학 학장직을 맡아 성실하게 대학에 봉사했다. 그러나 세상이 바뀌자 박철웅 총장을 몰아내야 된다는 주장과 함께 대학을 떠날 수밖에 없었다. 개인적인 몸조심을 위해선 학장직을 맡지 말아야 했지만 대학을 위해 봉직할 수밖에 없었다는 그의 얘기가 지금도 기억난다.

정 박사는 훌륭한 인격자로 올바른 길을 갔던 교수다. 여러 가지 고마운 마음에 대학을 떠난 후, 그가 인천 길병원에 있을 때 찾아간 일이 있다. 그때 그는 지난 일은 전혀 후회하지 않는다고 말하기도 했다.

곧고 올바른 길을 간다고 반드시 순탄한 것은 아니다. 나는 지금도 정 박사가 그립고 그의 올바른 인생살이에 전적으로 찬사를 보낸다. 비록 세상이 바뀌어 대학을 떠났지만 지금도 정 박사를 생각하면 훌륭한 사람이라고 확신한다. 옛 친구를 생각하며 이 글을 쓴다.

〈88〉 平生靑春, 平生現役이 좋다

이제 평균수명도 남녀 모두 80세를 넘겨 가히 '백세시대'를 향해 가고 있다. 우리나라에선 서울대학교 교수였던 박상철 박사가 백세 이상 장수자를 대상으로 생활환경과 건강관리에 대한 면접조사를 실시한 바 있다. 일본에선 백세 이상 전수조사 결과를 매년 발표하고 있다. 그런데 이 사람들이 주장하는 장수의 필수조건은 의료기관에 대한 접근성이나 좋은 약이 아니었다. 오히려 이들은 일거리나 생활환경을 장수의 조건으로 꼽는 경우가 많았다. 일본사람들의 표현 그대로 쓰면 '평생청춘'과 '현역생활'이 가장 좋다는 것이다.

얼마 전에 작고한 일본의 히노하라(日野原) 박사도 자신의 건강비결을 젊은이들과 똑같이 환자들을 진료하는 현역생활에 있다고 말한 바 있다.

요즘 우리나라에선 노인들의 의료이용률이 지나치게 높아

져 건강보험 재정을 압박하고 있다. 쉽게 말해서 일본과 우리나라에서 백세 넘게 산 사람들의 얘기를 종합해보면 자신들이 오래 산 것은 의사와 병원 덕으로 이룩된 것이 아니라 즐거운 마음가짐과 일거리를 첫째로 꼽는다는 얘기다.

서양의학의 시조라 불리고 있는 히포크라테스도 '휴식을 취하고 좋은 음식으로 편안한 생활을 하면 스스로 병이 낫는다'는 자연치유력을 강조했다. 동의보감에서도 '도득기정(道得其精) 의득기조(醫得其粗)'라 했다. 자연의 섭리에 따라 섭생을 바로 하고 마음가짐을 다스리는 것이 질병관리의 첫째가는 원칙이며 약은 보조수단으로 쓰라는 얘기다. 그러나 현실은 이와 다르다.

일본에서도 국민개(皆)건강보험이 도입되자 의술은 산술이라 해서 환자들은 계속해서 무수한 약을 먹고 수많은 검사를 받고 있다. 옛말에도 누이 좋고 매부 좋다는 얘기가 있다. 병원 수입을 올려주고 의료수요를 쓸데없이 높이는 지나친 약 처방과 병원 순례는 줄여나가야 한다.

모든 것은 시작이 있으면 끝이 있게 마련이다. 인생도 마찬가지다. 태어나면 언젠가는 죽을 수밖에 없다. 제한된 기간의 삶을 얼마나 즐겁고 보람차게 사느냐가 중요하다.

그것을 도와주는 것이 병원과 의사의 사명이다. 병원에 자주 가고 약을 많이 먹는다고 즐겁고 보람찬 인생을 사는 것은 아니다. 나이 먹은 노인들의 책상서랍을 열어보면 수많은 약이 발견된다. 불필요한 약은 없애고 의사가 꼭 권하는 약만 복용해야 한다.

미국에서 전문직 종사자들의 평균수명을 보면 의사들이 가장 낮다. 좋은 약을 찾아서 먹고 적절한 치료를 받았을텐데 왜 그럴까. 노인이 될수록 너무 약을 좋아하는 것도 장수를 위한 올바른 생활습관은 아니다. 인생을 멋있게 끝낼 수 있도록 준비하는 마음가짐을 가져야 진짜로 장수하게 된다. 내 지론이다.

〈89〉 대장균 이야기

식중독 얘기만 나오면 빠지지 않고 나오는 것이 대장균이다.

대장균이란 다른 동물이나 토양에서도 발견되지만 흔히 사람의 배설물 속 세균을 말한다. 최근 우리나라에서 잘 팔리는 햄버거에서 대장균이 검출되기도 했고, 미국에선 용혈성요독증을 일으키는 '햄버거병'이 문제가 되기도 했다. 더운 계절이면 흔히 발생하는 콜레라 장티푸스 식중독을 검사할 때, 원인균을 찾기보다는 대장균 검출 여부에 따라 사람이 먹어서 괜

찮은지 아닌지를 판단하기도 한다.

　대장균은 우리가 한번 배설하는 변 속에서 무려 수억 마리씩 나타난다. 대장균의 존재 여부로 인체 배설물에 오염됐는지 손쉽게 판단할 수 있다.

　우리나라와 일본에선 'O157 대장균'에도 관심이 많다. 넓은 의미에서 대장균에 포함되지만 특별히 사람에게 병을 일으키기 쉬운 대장균 중 하나가 O157 대장균이다. 건강한 사람에게는 증상을 일으키지 않지만 식중독이나 장출혈 같은 질병을 유발하는 경우도 있다.

　그러나 이런 부정적인 견해에도 불구하고 인체 배설물과 대장균은 여러모로 쓸모가 있다. 소화불량과 복부비만 변비 같은 증상을 다스리는데 이용되기도 한다. 듣기 좋게 유산균이나 비피더스균이라고 말하지만, 그 근원을 따져보면 모두 인체 배설물에서 분리하고 육성시킨 것들이다.

　2차 세계대전 중 영국의 처칠 수상이 걸린 폐렴을 치료하기 위해 쓰였다는 페니실린도 자연계에 널리 퍼져있는 유기물질의 부패과정에서 생겨난 곰팡이균에서 우연히 찾아낸 산물이다. 세상에는 좋은 것도 있고 나쁜 것도 있으며, 같은 것도 나쁜 면이 있는가 하면 좋은 면도 있게 마련이다.

　18세기 유럽에서 생겨난 위생개혁 운동의 기본이념은 병을 일으키기 쉬운 것을 없애고 깨끗하게 다스려야겠다는 생각에서 비롯됐다. 수많은 세균이 발견되고 이런 병원균을 살균하고 멸균하는데 관심이 쏟아졌다.

그러나 우리가 사는 자연계는 완전 멸균상태로 유지할 수도 없거니와 그렇게 할 이유도 없다. 오히려 우리들이 사는 자연환경은 물론 체내에도 각종 미생물과 상호견제하고 억제하며 조정할 수 있는 힘을 기르는 것이 건강에 도움이 된다. 생태계의 보존이란 차원에서 미생물과 건강 사이의 새로운 균형을 맞춰야 하는 것이다.

앞으로도 인체 배설물에서 몸에 이로운 성분이나 미생물을 찾을 수도 있다. 그런 의미에서 대장균은 혐오의 대상이 아니다. 함께 살아나갈 수밖에 없는 생태계의 일원이다. 쓸모없는 존재는 없다. 인체 배설물에도 건강에 이로운 성분과 미생물도 많다는 것을 지적하고 싶다.

〈90〉 의방유취(醫方類聚)와 백낙준 박사

통문관에 드나들면서 여러 가지를 배웠다. 기왕 한문을 배운 김에 반듯한 내각장판의 사서삼경을 사고 싶었으나 너무 비싸서 복사본을 구입했다. 또한 일부 역사학자들이 평가절하하고 있는 조선사편수회에서 발행한 「조선사」한 질도 복사본으로 구입했다. 이 조선사는 조선총독부에서 돈을 대서 조선사편수회에서 만든 것이다. 물론 일본은 우리나라 역사를 왜곡하고 삼국유사에 나오는 선사시대를 부정한다고 해서 많은 비난을 받아왔다. 그러나 실제로 우리나라 역사를 실증적으로 공부하기에 매우 편한 것이 총독부가 발행한 조선사다. 현존하는 우리나라 역사문헌에 토를 달아 펴내서 읽는 사람에게 아주 편리하다.

이곳에서 의학을 공부한 저자에게 이승만 정부 때 문교부장관을 지낸 백낙준 박사 얘기도 들었다. 아시다시피 백낙준 박사는 오랫동안 연세대 총장으로 있었고 서양 사람들에게는 '조지 백'으로 불렸던 미국에서 박사학위를 받은 분이다.

앞으로도 우리나라가 고유문화를 잘 보존해야 한다는 의미에서 나에게 충고처럼 한 말은 우리나라가 일본과 수교조약을 맺고 부산이나 제물포, 원산 등에 개항했던 시절로 거슬러 올라간다. 일본은 우리나라와의 수교조약을 축하하는 의미에서 「의방유취」세 질을 조정에 선물했다고 한다. 당시 우리나라에는 의방유취가 온전하게 전해져있지 못했다. 이를 안 일본정부가 세종 때 만들어졌던 의방유취 세 질을 조정에 선물로 보낸

것이다.

아는 바와 같이 세종대왕은 의학 분야에서도 많은 업적을 남겼다. 의방유취를 위시해서 동의보감의 기초가 된 「향약집성방」과 「무원록」이 있다. 그러나 불행하게도 의방유취는 온전하게 보존되지 못하고 일본이 가지고 있던 것을 선물로 받은 것이다. 그러나 조정은 이 책들이 얼마나 귀중한지 실감하지 못해 일제시대에 이르자 고서상에 나오게 됐다고 한다. 이때 백낙준 박사가 큰 돈을 들여 의방유취 한 질을 사서 연세대학교 도서관에 기증했고, 현재 연세대학에 보관돼 있다고 한다.

부끄러운 얘기는 이뿐만이 아니다. 많은 역사학자들에게 들은 얘기가 또 있다. 한국사를 공부하려면 일차문헌은 우리나라보다 일본에 가는 것이 더 좋다는 것이다. 과거에 아무리 훌륭한 업적이 있었다 해도 제대로 보존하지 못하면 후세의 사람들은 알 수가 없다. 예전 시골에선 집안 도배를 할 때 대대로 내려오던 고서들을 초벌로 썼다고 한다. 별로 쓸모가 없다고 생각해서였겠지만 안타까운 일이 아닐 수 없다. 앞으로는 이런 일이 더 이상은 없도록 해야 할 것이다. 또한 백낙준 박사가 큰 돈을 들여 의방유취를 도서관에 기증한 업적도 널리 알리고 싶다. 훌륭한 분이다.

허정 교수의 인생 90년 보건학 60년

5부

보건신문 칼럼
〈91~120회〉

허정 교수의
인생 90년
보건학 60년
5부 보건신문 칼럼 〈91~120회〉

〈91〉 건강염려증을 버려야 한다

나이 먹으면 활동범위가 좁아진다. 거동도 어렵고 몸을 움직여 돌아다니기도 어려워진다. 나도 젊었을 때는 영화관에 자주 갔다. 우미관이나 수도극장에서 새로운 외국영화가 들어오면 빠지지 않고 봤다. 근래에는 부산 피난시절을 되살린 '국제시장'을 실감나게 봤고 칼의 노래를 영화로 만든 '성웅 이순신'도 기억에 남는다. 이순신 장군은 생각할수록 훌륭한 분이다. 23전 23승의 전적을 남기고 명량해전에서 전사했다.

러일전쟁의 막바지에서 일본 연합함대 사령관이었던 도고 원수도 세계 역사상 가장 훌륭한 장군은 영국의 넬슨제독이 아니라 이순신 장군이라고 극찬한 바 있다. 그의 권고에 따라 일본 해군은 조선의 장군이었던 이순신 장군을 추모하기 위해 매년 사람들을 보내 제사를 지내게 했다.

원균이 이끈 경상우수사가 일본군에 의해 전멸된 후 남아 있는 13척의 배로 일본군을 대패시킨 이순신 장군의 말이 기억난다. 부하들이 무서워 도망가려 하자 군령을 받들어 죽기를 각오하고 싸우라고 하면서 한 말이다. 필생즉사(必生則死)하고 필사즉생(必死則生)이라 한 것이다. 살고자 도모하면 죽게 될 것이고 죽기를 기약하고 싸우면 살게 된다는 얘기다.

요새는 세상이 좋아졌다. 옛날에 흔했던 식중독이나 왕들도 걸려 죽었다던 종기 같은 후진국형 질병은 거의 옛 얘기가 됐다. 죽기 전에 한번이라도 가보고 싶어 했던 병원도 이제는 모든 사람이 쉽게 이용할 수 있다. 건강보험으로 의사와 병원은 환자들의 주머니 사정을 걱정하지 않게 됐다. 이렇게 의료접근성이 좋아지자 나타난 가장 좋지 않은 현상이 건강염려증과 병원의료의 과소비다.

우리나라뿐만 아니라 대부분의 나라에서 건강보험이 보편화하자 의료이용률이 너무 높아져 국가적인 차원에서 사회발전이나 경제 또한 위태롭다는 얘기가 들려오고 있다.

미국은 GNP에서 의료비가 차지하는 비율이 거의 20%에 육박한다. 병원과 의사에 대한 수요는 경쟁적인 시장기능으로 감소시킬 수 없다. 우리나라도 큰 병이 아니면서 종합병원에 드나들며 세월을 허송하는 나이 먹은 사람들이 너무나 많다. 사람의 건강은 의사가 지켜주지 못한다. 많이 불편하면 검사도 하고 수술도 받아야겠지만 걸핏하면 병원을 드나드는 것은 좋지 않다.

덮어놓고 자연치유를 강조하고 싶지는 않다. 하지만 섭생을 잘해서 건강을 유지하는 것이 무엇보다 중요하고, 꼭 필요한 경우에만 병원을 찾는 것이 바람직하다. 의사는 건강에 도움을 주겠지만 그 책임은 본인의 섭생에 있다는 것을 다시 한 번 강조하고 싶다.

〈92〉 샹그릴라는 마음속에 있다

우리나라에서는 경상도의 지리산 자락과 전라도의 시골 마을을 장수촌으로 꼽는 사람이 많다. 또 제주도의 곽지리도 1960년대 이후 꾸준히 장수촌으로 손꼽혀 왔다. 일본은 북알프스처럼 한적한 시골을 장수촌으로 꼽는다. 평화롭고 한적한 자연환경이 건강에 도움이 된다고 믿기 때문이다. 일본 아끼다에서 관광명소로 유명한 구로베 협곡이나 산간오지의 풍경은 실제 알프스에 못지않다. 그러나 일본에서 전통적으로 살기 좋은 장수촌은 역시 오키나와였고 현재도 그렇게 보는 사람들이 많다.

오키나와에 가보면 나이든 사람들이 살기 좋은 여러 가지 여건이 갖춰져 있다. 날씨도 그리 춥지 않고 심한 더위도 없다. 해산물도 풍부하고 매 끼니마다 거르지 않고 먹는 돼지고기도 유명하다. 그 중에서도 장수식품으로 손꼽히는 것이 일본 본토에서는 거의 먹지 않는 채소 '고야'다. 실제로 고야를 먹어보면 좀 쓴 맛이 나고 구미가 당기지는 않는다. 겉모습은 수세미나 여주를 연상시킨다.

우리나라에서는 수세미를 먹지 않는다. 여주는 씨가 제대로 영글면 먹기도 하지만 오키나와의 고야는 완전히 성숙되기 전에 수확해서 속을 빼고 껍질만 썰어서 여러 가지 요리에 넣어 먹는다.

또한 오키나와에서만 맛볼 수 있는 여러 가지 허브차도 장수에 도움이 된다고 말하는 사람들도 있다. 세계적으로 유명한 지중해 동부 발칸반도에 위치한 불가리아에선 장수식품으로 요구르트를 많이 먹고 있다. 이들은 또 수돗물보다는 산에서 흘러나오는 광천수를 마시고 요리에 이용한다. 제주도에서도 한라산에서 흘러나오는 샘물을 많이 마셔왔다.

최근에도 서울 근교의 산에 가보면 바위틈에서 흘러나오는 샘물을 떠가려고 많은 사람들이 붐비는 모습을 본다. 집에서 우유를 발효시켜 발효유를 만들어 먹기도 하고 건강에 좋다고 하는 특별한 채소를 찾아다니기도 한다.

하지만 건강하게 장수하기 위해 무엇보다 중요한 것은 마음가짐에 있다고 믿는다. 위에 열거한 장수촌들의 가장 큰 장점도 대부분의 사람들이 주변 환경과 어우러져 마음의 평화를 얻고 큰 걱정 없이 살아간다는 데 있기 때문이다.

이와 함께 건강하게 오래 살기 위해서는 적당한 소일거리도 필요하다. 오키나와에선 노인들이 무료하게 시간을 보낼 수가 없다. 우리나라에서 아직도 명맥을 잇고 있는 안동포 같은 모시가 시골 노인들의 소일거리가 되듯이, 오키나와 노인들도 여러 가지 토산품이나 베옷 같은 것을 만들며 소일한다. 도원경이나 샹그릴라(Shangri-La)는 결코 주변 환경이나 건강식품에 있지 않다. 즐겁고 평화로운 마음가짐 속에 있는 것이다. 나는 그렇게 생각한다.

⟨93⟩ 노인성 치매 예방법

유럽 르네상스 이후 기독교적인 정교일치에서 벗어나 히포크라테스로 되돌아가자는 그리스로마의학의 복권은 과학적 의학의 탄생을 촉진했다. 근대적인 의미의 해부학과 생리학이 싹트기 시작하고 경험의학과 실험의학이 빛을 발휘하게 돼 역사 이래 우리 인류를 괴롭혀왔던 전염병이 박멸되기 시작했다. 19세기 말까지 종교적인 색채가 짙은 정신병 치료도 새 전기를 맞게 됐다. 제정신이 아닌 사람은 동서양을 막론하고 마귀가 씌었다고 해서 쇠사슬에 묶어 격리시켰다. 근대 정신과학은 정신병자들을 쇠사슬로부터 해방시키는 데서부터 시작됐다.

로버트 코흐가 말한 바와 같이 모든 과학적 지식은 실험을 통해 확인될 수 있어야 했다. 그러나 이런 단일병인론(單一病因論)적인 역사는 오래가지 못했다. 20세기 후반부터 늘어난 정신병이나 정신신체의학적 질병은 기존의 과학적 의학의 테두리에서 다루기에는 이색적인 요소가 많았다. 따라서 원인과 결과를 연결하는 획일적인 입장에서 물러나 복수병인론 내지 위험인자설(危險因子說)이 대부분의 질병에서 위세를 떨치게 됐다.

따지고 본다면 아무리 과학적 의학이 발달했어도 원인, 발생 및 질병과정을 밝혀낸 경우는 많지 않다. 전염병의 경우 면역학의 힘을 빌려 예방주사나 감염경로 차단으로 어느 정도 예방 효과를 거두고는 있지만 정신보건 분야에선 그렇지 못한 경우가 더 많다.

그중 대표적인 것이 치매와 알츠하이머병이다. 이들은 원인을 분명하게 밝혀내지 못했다. 흔히 노인에게 많이 생겨난다고 해서 노인성치매 내지 퇴행성질환으로 분류된다. 치료약들은 개발되고 있지만 예방할 수 있는 좋은 약은 별로 없다. 생리학자들의 실험을 통해 뇌세포와 뇌조직에 이상이 생기는 과정을 밝혀냈을 뿐이다.

문제는 예방이다. 최근 미국 애틀랜타에 있는 질병연구센터와 일본의 뇌생리 학자들이 제시한 치매 예방법을 소개하고자 한다. 첫째로 잠을 충분히 자는 것이 좋다. 나이 먹을수록 7~8시간씩 양질의 수면을 취하는 것이 중요하다.

두 번째로는 다른 사람들과 대화를 자주해서 뇌활동을 활성화 시켜야 한다. 쉽게 말하면 수다를 떠는 것이 좋다는 얘기다. 세 번째로는 나이를 먹어서도 지적인 활동을 계속하는 것이 바람직하다. 나이를 먹으면 잊어버리는 것이 많다. 그럴수록 다양한 취미생활이나 책을 많이 읽도록 권고하고 있다. 끝으로 영양섭취를 제대로 잘 해야 한다. 잘 먹어야 한다는 얘기다. 특히 우리나라와 같이 채식을 많이 하는 사람들은 나이 먹어서도 균형 있는 육식에 신경을 써야 한다. 단 과식은 바람직하지 않다. 참고하기 바란다.

〈94〉 DDT의 추억

언제 어느 때나 몸에 좋은 먹거리는 모든 사람들의 관심사가 된다. 요새는 계란에서 살충제가 검출돼 우리나라는 물론 여러 나라에서 문제를 일으켰다. 여러 가지 살충제를 썼지만 그 중에는 우리들의 기억 속에 아직도 생생히 남아있는 DDT도 있었다. 이 뿐만이 아니다. 덜 익힌 햄버거의 대장균도 문제가 됐고 심지어 소시지 속 유해 세균이 식중독을 일으켰다는 얘기도 나왔다. 특히 이런 햄버거나 소시지를 제대로 익혀먹지 않아 심각한 E형간염을 일으킨 사례도 보고됐다. 모든 음식은 제대로 조리하고 익혀 먹는 것이 원칙이다.

물론 생산과정도 우리들의 건강을 해치지 않는 선에서 적절하게 살충제를 써야한다. 그중 우리의 눈길을 끄는 것이 바로 DDT다. 해방되던 해 나는 중학생이었다. 전차를 타고 학교를 오갔다. 해방 후 발진티푸스가 돈다고 해서 전차 정거장마다 미군과 방역요원들이 모든 사람들에게 DDT를 뿌려댄 기억도 있다. 온몸이 밀가루를 뿌린 것처럼 DDT범벅이 됐었다.

2차 세계대전은 미국과 연합군의 월등한 무기와 원자탄으로 끝난 전쟁이다. 그러나 의학적인 측면에서 연합군의 승전을 DDT와 말라리아 특효약인 아타브린의 공으로 보는 사람들도 있다. 어느 때나 열대지방에서 전쟁을 벌이려면 말라리아 때문에 많은 사람들이 희생됐다. 2차 대전이 일어난 후 세계 주요 키니네 생산지였던 동남아지역이 일본 손안에 넘어갔고, 이때 다행히 키니네를 대신할 아타브린이 개발돼 말라리아 걱정을 잊게 한 것이다.

1차 세계대전에서도 실제 총알에 맞아 죽은 전사자보다 발진티푸스로 인한 전사자 수가 훨씬 더 많았다. 겨울철 작전에서 늘어난 이가 발진티푸스로 이어졌고 수많은 병사자를 양산했기 때문이다. 발진티푸스 문제를 해결한 것이 바로 DDT였다. 이 DDT가 다른 여러 살충제와 함께 양계장의 닭들에게도 사용됐다.

현대적인 농업에서 살충제와 비료는 불가결하다. 수확을 제대로 하려면 비료를 써야 하고 해충이나 가축에 기생하는 좋지 않은 병충을 억제하기 위해서도 살충제는 필수다. 그러나 살충제나 DDT를 쓰려면 계속적인 모니터링이 필요하다. 병충

해를 없애려다 사람에게까지 피해를 줘서는 안 된다. 2차 대전을 승리로 이끌었던 DDT도 이제 그 부작용을 심각하게 받아들여야한다. 세상이 바뀌면 또 다른 문제가 생겨나게 된다. 특히 DDT는 우리 몸 안에서 밖으로 배출되려면 오랜 시일이 걸린다. 한번 축적되면 그만큼 배출하기도 어려운 것이다.

아무리 2차 대전을 승리로 이끌었던 훌륭한 살충제라도 이제는 그 사용을 엄격하게 규제해야 한다. 그것이 오늘날의 현실이다.

〈95〉 피터대제와 건강보험

1959년 운 좋게 미네소타대학교 보건대학원에서 공부하게 됐다. 문교부 장관의 결재도 늦어지고 비자 발급에도 시간이 걸려서 미네소타에 도착하니 늦가을이었다. 가을학기가 이미 시작됐기 때문에 정신없이 수업을 따라가야 했다.

그때 미국은 토요일과 일요일은 강의가 없었고 선생과 학생들도 모두 학교에 나오지 않았다. 단지 도서관만은 토요일과 일요일에도 문을 열었다. 주말이면 미국학생들에게 빌린 노트를 복사하다시피 하면서 도서관에 파묻혀 공부했다. 교수가 무슨 얘기를 하는지 거의 알아듣지 못했다. 특히 민망한 것은 선생님이 농담을 해서 모든 학생들이 웃는데 나만 가만히 앉아 있을 때였다.

기숙사 옆에는 작은 영화관이 있었다. 많은 사람들이 드나드는 것을 보고 의아했는데, 당시 방영됐던 소련영화가 많은 사람들의 관심을 끌고 있다고 했다. 알고 보니 '피터대제'라는 영화였다. 며칠을 기다려 영화를 봤다. 영어로 번역돼 완전히 이해하지는 못했지만 러시아 개혁군주인 피터대제를 여러 각도에서 묘사한 영화였다. 자식들과 사이가 좋지 않아 박해를 하고 죽이기도 한 스토리도 나왔다.

다 아는 바와 같이 얼마 전까지 레닌그라드라고 불렸던 오늘날 상트페테르부르크가 그의 이름을 딴 옛날 러시아 수도다. 볼셰비키 혁명도 이곳에서 시작됐으며 옛날 왕궁은 이제 미술관으로 바뀌었다. 이 도시에서 멀지 않은 여름궁전 또한 많은 관광객들이 모이고 있다.

피터대제는 훌륭한 업적을 쌓았지만 반항하는 기존세력과의 잔인한 투쟁 등 평탄하지 않은 삶을 살았다. 가까운 중국이나 일본의 근대화를 이끈 수많은 지도자들이 대개 양면성을 지녔다. 훌륭한 업적을 쌓았지만 그 대신 희생도 뒤따랐다.

나는 보건학을 공부한 평범한 사람으로서 큰 개혁에는 희생이 뒤따른다는 점을 새삼 느꼈다. 가장 바람직한 개혁과 변화는 모든 사람들이 자발적으로 참여해서 이뤄지는 것이 제일 좋다. 건강보험도 이제는 정착돼서 많은 신생국가들이 우리나라 제도를 부러워한다.

시작은 좋았지만 앞으로는 여러 가지 문제들도 생겨날 것이다. 늘어나는 의료수요를 어떻게 합리적으로 감당할 것인지 대책도 마련해야 한다. 영국의 경우를 타산지석으로 삼기를 바란다. 돈이 안 든다고 모두 의사를 찾는다면 이를 감당할 건강보험은 어느 나라에도 없다. 좀 저항이 있더라도 의료수요를 억제하고 공급 면에서도 규제를 가하는 조치가 있어야 될 것이다. 새로운 제도나 개혁은 언제나 새로운 문제를 만들기 쉽다.

나는 건강보험의 도입을 지지한 사람이지만 이제는 내실을 기해서 부작용을 최소한으로 막아야겠다는 생각이 든다.

〈96〉 진아춘의 추억

서울대학을 나온 사람들 중에 연건동 진아춘을 모르는 사람은 없을 것이다. 예전에는 공과대학과 농과대학이 각기 불암산과 수원에 있었고 대학본부는 동숭동에 있었다. 서울대 강당이 동숭동 문리과대학 안에 있어서 본부에 왔다가 진아춘을 찾는 사람들도 적지 않았다. 의과대학이나 문리과대학에선 점심때 짜장면을 시켜 먹거나 저녁때면 진아춘에 자리를 잡고 앉아 술을 마시기도 했다.

조교 생활을 마치고 교수가 되고 나서도 학생들과 저녁을 먹을 때면 진아춘을 찾았다.

이미 고인이 된 진아춘 송 사장으로부터 들은 얘기로는 신현확 총리가 학창시절 추억을 더듬어 진아춘에 자주 드나들었고 대학이 관악캠퍼스로 이전하자 당시 쉽지 않았던 은행 융자까지 제안하며 관악캠퍼스로 옮기라 했다고 한다.

'미스터 송'으로 불렸던 송 사장을 우리 또래들은 다 기억할 것이다. 월급날이면 외상 짜장면 값을 받으러 온 사람도 미스터 송이었다. 진아춘의 주인은 원래 미스터 송이 아니었다. 종업원으로 들어와 열심히 일을 했고 가게를 물려받아 사장이 됐다. 그만치 그는 부지런한 사람이었다.

한국화교협회 회장으로 대만에 가서 장계석 총통과 악수한 사진을 자랑삼아 나에게 보여주기도 했다. 화교들의 구정 잔치에 초대받아 그들의 잔치음식을 먹어본 일도 있다. 그러나 박정희 대통령까지 이어온 화교억제정책 때문에 그는 미국으로 이민을 갔다. 당시 중국화교는 땅이나 집을 소유할 수 없었다.

짜장면 값도 정부의 통제를 받았던 시절이었다.

지금의 플라자호텔 뒤에 있었던 소공동 차이나타운도 이때 없어졌다. 이제는 중국 관광객이 늘어나서 인천에 있었던 차이나타운을 정책적으로 키운다고 한다. 격세지감이 느껴진다.

이렇게 사라진 진아춘의 맥은 서울대학교 총장공관이 있었던 낙산기슭에 도일처란 중국집으로 이어졌다. 진아춘에서 일했던 사람들이 모였다고 해서 가본 일도 있다. 사람의 추억은 참 오래가는 것 같다. 흥사단에서 있었던 대산선생의 주역강의가 끝나면 이 곳을 찾기도 했다.

요새 다시 진아춘이 영업을 한다고 해서 찾아가보니 옛 자리가 아니라 좀 더 골목 안으로 들어가 있었다. 간판은 옛날식 진아춘이었다. 30여년이 훌쩍 지나 진아춘의 옛 종업원들을 만나보니 기분이 좋았다. 인생은 추억을 되씹으며 살아가는 것 같다. 또 기회가 닿으면 서울대학과 인연이 있었던 사람들과 진아춘 짜장면을 먹고 싶다. 추억을 더듬을 수 있는 곳이 되살아나 참 반갑다.

〈97〉 꼿꼿하셨던 함범석 교수님

　의과대학 본과 4학년 1학기에 특히 기억에 남는 것이 함범석 선생님의 강의였다. 생명표를 중심으로 재미있게 강의를 하셨다. 강의가 끝나고 선생님 연구실에서 열 명씩 구두시험을 치렀다. 심지를 뽑아 나오는 질문에 대답하는 시험이었다. 나에게 주어진 질문은 우리나라가 본받아야 할 의료제도였고 나는 우리나라는 영국의 국민개의료보장제도를 본받아야 한다고 대답했다. 약간 놀라신 선생님이 왜 미국이 아니냐고 되물었다. 내가 알기에 미국은 사회보험으로서 건강보험이 도입되지 않아 의료수준은 높지만 서민들은 의료혜택을 받지 못해서 바람직한 의료제도가 아니라고 대답했다. 나중에 알고 보니 다른 학생들은 거의 대부분 80~90점밖에 받지 못했는데 나만 유독 100점을 주셨다.

　당시 영국은 '요람으로부터 무덤까지'란 캐치프레이즈 아래 전 국민을 대상으로 하는 의료보장제도를 실시하고 있었다. 이런 사정을 어렴풋이 알고 있었던 나의 대답이 선생님의 생각과 일치했던 것 같다.

　원래 선생님은 생리학으로 박사학위를 받으시고 해방 후 종이 한 장으로 된 여권을 들고 미국에 가서 보건학을 공부하신 분이다. 6.25 사변이 나자 미8군의 대민구호사업 책임자로서 큰일을 하셨고 1950년대 이후에는 미국의 보건대학원을 우리나라에 도입하고자 민간 보건연구원을 만들었다. 미국정부의 원조를 받아 영어로 된 많은 책은 물론 도서관도 있었다. 그 후 서울대학교에도 보건대학원을 만들었고 아직 생존해 계시리라 생각되는 김명호, 구용철 박사 등 5~6명과 서울대학교 대우 부교수로 우리 동기생에게 마지막 강의를 하고 이듬해 미국에 가셨다.

그 후 나는 1980년대에 미국AID 지원으로 우리나라 원로 보건관계 교수들과 두 달에 걸쳐 미국을 두루 관광했다. 그 때 워싱턴DC 근교에 살고 계신 함범석 선생님을 만나 뵌 적이 있다. 반갑게 여러 사람들과 함께 회포를 푼 다음 각별히 나에게 선생님 사무실에 혼자 찾아오라고 해서 찾아갔다. 선생님은 미국 병원에서 인턴생활 하신 것을 자랑삼아 말씀하시면서 자네는 훌륭한 한국의 보건학 교수가 되라고 하셨다. 당돌하게 그 자리에서 왜 한국에서 계속 교수를 하지 않았냐고 여쭸더니 우리나라의 대학이 본인의 생각과는 거리가 있어서 미국으로 오셨다고 말씀하셨다. 쉽게 말해서 아니꼬운 꼴은 보기 싫었다는 뜻인 것 같았다. 지금도 생각해보지만 세상살이는 아니꼬워도 참아야한다. 우리나라의 유능한 1세대 보건학자가 이렇게 우리나라를 등졌다는 것에 많은 생각이 들었다. 그러나 꼿꼿하신 함범석 선생님을 나는 지금도 존경한다.

〈98〉 프놈펜의 이상범 사장

80을 넘기면서부터 개인적인 관광과 휴양을 위해 외국여행을 하는 경우가 늘어났다. 미국에서 공부했지만 미국이나 유럽을 찾아 휴가를 즐기고 싶지는 않다. 또 WHO 업무 관계로 자주 드나들었던 마닐라는 먹을거리가 많고 물가도 싸지만 근래에는 치안이 좋지 않다고 해서 가지 않는다.

그러다보니 동남아 중에서도 비교적 물가가 싼 캄보디아와 라오스를 자주 찾는다. 캄보디아의 수도 프놈펜에는 많은 한국 사람들이 살고 있다. 음식점도 많지만 물가도 싸서 특급호텔이 100달러를 크게 넘지 않는다. 특히 프놈펜에는 이상범 사장이 살고 있어서 호텔 예약이나 외식 정보에 많은 도움을 받고 있다.

50대 초반 중년 사업가인 그는 1980년대 프놈펜에 진출해서 빌라형 호텔인 '임페리얼 가든 호텔'을 운영해 왔다. 그 후 경기가 좋지 않아 호텔을 그만두고 이제는 '임페리얼 클리닝'

이란 작은 회사를 운영하며 여러 가지 자재를 납품하고 있다. 사람이 중후하고 정직하며 성실해서 참으로 믿을 만하다.

  6남매의 막내인 나와 비슷하게 그도 7남매의 막내로 태어나 부모의 혜택을 크게 받지는 못한 것 같다. 어린 시절 큰 형이 아버지 대신 키워줬기 때문에 여러 가지 콤플렉스가 많다는 얘기도 들은 일이 있다. 그는 여행 내내 나를 배려해주고 챙겨줬다. 처지가 비슷해서인지 우리는 서로 의기투합하는 경우가 많았다. 건강관리를 위해 저녁 술자리는 잘 하지 않지만, 점심때면 북한식당에 가서 서울에서는 먹어보기 어려운 진짜 평양식 배추김치와 냉면 그리고 신선로를 같이 먹었다. 일본음식점 '스시 바'도 생각난다. 우리나라 일식집 도시락과 같은 '오벤또'를 같이 먹으며 여러 가지 얘기를 나눈 추억도 있다. 참 좋은 사람이다. 몸이 회복되고 건강이 좋아지면 다시 그를 만나고 싶다.

  한때 그 곳에서 아파트 투자 붐이 일었었다. 당시 600만원이면 살 수 있었던 아파트 값이 점점 올라가서 1000만원을 넘긴 것이다. 나도 마음이 있었지만 그가 극구 만류해서 발을 담지는 않았다. 그 후 천정부지로 오르던 아파트 값은 이제 본전도 찾기 어려운 실정이 됐다. 경기변동이 우리나라와 비슷하다. 그의 말을 들었던 나는 손해를 보지 않았다. 고마운 일이다.

어쨌든 앞으로도 살아있는 한 자주 만날 수 있길 바라며 부디 사업도 잘 돼서 그곳에서 대성하기를 바란다. 몸은 늙어가지만 마음에 맞는 젊은 기업인의 성공을 진심으로 기원한다. 오늘날 많이 읽히고 있는 두보의 시에도 가까운 친구와 서로 만나 회포를 푸는 장면이 나온다. 그렇게 그와의 재회를 기대한다.

〈99〉 나이 먹어선 고전을 읽자

양주동 박사는 해방 이후 우리나라에서 이름만 대면 모르는 사람이 없었다. 일본에서 영문학을 공부한 그는 영어를 잘 했으며 강의도 재미있었다. 특히 일제 말 아무도 관심 갖지 않았던 우리나라 옛 노래를 연구한 '고가연구(古歌研究)'와 '여요전주(麗謠箋注)'란 책을 내서 많은 사람들의 존경도 받았다.

양주동 박사는 황해도에서 태어나 어린 나이에 어머니를 여의고 한문공부를 시작했다. 머리가 좋았던 그는 보통학교에 들어가기도 전에 이미 사서를 다 외웠다고 한다. 말년에 그가 감수한 고전강의에서 논어 독후감을 썼는데 그 중 필자의 기억에 남는 것은 '어릴 때는 멋모르고 논어나 맹자를 배웠는데 40

이 되어 다시 읽으니 감흥이 새롭고, 60을 넘겨 다시 읽으니 그 맛이 참으로 비유할 데 없이 좋았다'고 한 것이었다.

1960년대 성균관대학에서는 사서를 교양과목으로 지정해 경서란 책을 냈다. 그 책의 논어집주서를 보면 여러 사람들의 독후감이 나오는데, 그중 정자에는 '처음에는 단지 그 뜻을 알 수 있었지만 나이 먹어 다시 읽으니 손과 발이 본인도 모르게 흥이 나서 뛰고 노닐게 됐다'고 하는 대목이 나온다.

동서양을 막론하고 대부분의 고전은 어렸을 때 교양을 넓히기 위해 읽도록 권고된다. 그러나 나도 나이를 먹으니 그 감흥이 어렸을 때와는 사뭇 다르다. 고루한 생각에 빠졌는지는 모르지만 감히 나는 나이 먹을수록 고전을 가까이해야 정신건강에 좋다고 본다.

특별히 종교를 가지고 있지는 않지만 성경의 잠언은 나이 먹은 사람에게 또 다른 감흥을 불러일으킨다. 참으로 어느 구절하나 빼놓을 수 없이 좋다. 일본과 우리나라에서 가장 많이 암송되는 불교의 반야심경도 다시 소리 내어 읽어보니 그 느낌이 다르다.

나는 개인적으로 호치민이 생전에 책상에 두고 늘 읽었다는 다산의 목민심서(牧民心書)보다는 조선조 때 중국에 가서 여러 가지 새로운 문물을 보고 쓴 박지원의 열하일기(熱河日記)

가 더 마음에 든다.

　나이가 들어 늘 하던 일을 잃게 되면 많은 사람들이 무료함과 좌절감에 빠져 세상 모든 것을 원망하기 쉽다. 일거리가 없으면 찾아야 한다. 마음이 쓸쓸하고 외로울 때 젊은 시절 읽었던 고전을 다시 읽어보는 것도 그 중 하나의 방편이 될 것이다. 이 얘기는 내가 말한 것이 아니라 이미 작고하신 양주동 박사의 얘기다. 나이 먹어서는 육체적인 노화나 질병을 넘어 정신적인 만족과 행복을 찾아야 한다. 그 방법으로 고전 다시읽기를 강력하게 추천한다.

⟨100⟩ 신히포크라테스 운동을 제창한다

　절에 가면 부처님의 탱화를 볼 수 있다. 전생과 현세, 내세를 아우르는 그림이 바로 탱화다. 티베트에선 이 탱화를 탕카라고 하고 몽고에선 탱카라 부른다. 발음은 조금씩 다르지만 그 뿌리는 같다. 옛날부터 국경을 넘어 여러 가지 문물이 오갔던 것을 짐작할 수 있다.

　유럽 의학사에서도 히포크라테스라는 말이 수없이 나온다. 원래 히포크라테스는 에게해에 있는 코스섬의 전통의학에서 유래된다. 그리스 의학은 코스섬과 크레도스에서 뿌리를 내린 코스학파와 크레도스학파로 이뤄진다. 크레도스학파가 갈렌에 이어졌지만 코스학파와는 달리 약물치료와 외과적인 처치에 관심을 더 가졌다.

어느 시대나 의술은 종교나 토속신앙과 함께 발전돼 왔다. 일본의 고전 의심방이나 우리나라의 백제신집방은 모두 당대의 지배적인 종교였던 불교나 무속과 관계가 깊었다. 이런 외과술이나 약물의존은 물론 종교적인 영향도 받지 않고 환자의 저항력을 길러주고 휴양을 중심으로 하는 자연치유를 실전에 옮긴 사람이 바로 히포크라테스다.

근대 유럽에서 기계론적 의학사조가 극에 이르자, 화학요법과 물리요법을 지나치게 강조하는 폐단을 고치고 히포크라테스로 되돌아가자는 '신히포크라테스 운동'이 유럽을 휩쓸었다. 우리나라도 열하일기에서 보듯 많은 물건들을 마차나 배로 실어 나르는 중국에 비해 등짐이나 지는 보부상들에 의해 물자가 유통됐던 낙후된 현실을 바로 잡고자 실학운동이 일어났다.

조선조에 들어와선 주기적으로 흉년이 들고 전염병이 도는 기역(飢疫)의 악순환이 계속되면서 종기가 흔해지자 치종술이 관심을 끌게 됐다.

그러나 이것도 이미 옛날 얘기다. 서양의학의 상징이었던 청진기도 이제는 거의 쓰지 않는다. X-ray나 MRI 그리고 수없이 늘어난 각종 검사에 의해 질병을 진단하고 치료한다. 확실히 의학은 많이 발전했다. 의사와 환자 그리고 병원의 관계는 점점 비인간화 되고 기계가 그 자리를 차지하고 있다.

얼마 전 필자도 허리가 아파서 병원을 찾았다. 여러 가지 혈액검사는 물론 MRI까지 동원돼 진료를 받았다. 의학을 공부한 나도 너무 기계화된 의사와 환자간의 간격을 느끼지 않을 수 없었다. 옛날 같으면 의사는 환자와 따뜻한 인간관계를 가지고 건강문제를 의논했다. 그러나 이제는 각종 검사와 기계에 의해 나타난 소견으로 진료하고 처치하게 된 것이다.

세상이 바뀌면 의료 환경도 바뀌는 게 당연하다. 그러나 나이 먹어서 그런지 인간적이고도 따뜻한 느낌이 그립다. 우리나라에서도 이제 인간화된 의료를 되찾기 위한 신히포크라테스 운동이 필요하다고 느껴진다.

〈101〉 환자비밀 보호의 의무

우리나라 의료법뿐만 아니라 가까운 일본과 유럽의 관계법규를 보면 좀 진부하지만 의사가 진료 시 지켜야 할 의무와 권리가 명시돼 있다. 의료법이 명시한 범위 내의 의료 활동은 타 법에 저촉되지 않는다는 배타적인 권리도 인정되지만 의무조항 또한 많다.

그 중 첫째로 꼽는 것이 진료 상 알아낸 환자의 비밀은 다른 사람에게 알리지 않는다는 규정이다.

얼마 전 판문점을 통해 귀순한 북한병사의 진료내용을 브리핑하면서 환자 장내에서 회충이 나오고 옥수수 찌꺼기가 발견됐다고 해서 화제가 되기도 했다. 좁은 의미에서 본다면 이는 전통적인 히포크라테스 정신에 어긋난다고 볼 수 있다. 진료 과정에서 알아낸 수치스러운 환자의 비밀은 밝히지 않는 것이 마땅하다. 그러나 세상이 바뀌고 의료가 현대화되면서 사회적 문제로 등장한 환자들의 진료 성과와 내용은 외국에서도 시시각각 밝히는 경우가 많다. 물론 이런 공표가 환자의 개인적인 비밀과 저촉될 때는 얘기가 다르다. 과거 우리나라에서도 진료 상 알아낸 환자의 비밀 중 결핵이나 성병, 또 여자들의 낙태경험 등을 놓고 여러 가지 얘기가 오간 바 있다.

원칙적으로만 본다면 환자의 비밀은 밝히지 않는 것이 옳다. 그러나 사회적 관심이 크고 공익이 우선하는 경우에는 이런 원칙에서 벗어날 수 있다. 다른 사람에게 전염시켜 피해를 주기 쉬운 성병이나 결핵 같은 경우가 이에 해당되며 많은 사람들이 관심을 갖는 환자의 진료내용에 대해서도 구체적으로 밝히는 것이 좋다.

이미 제시된 바와 같이 귀순병사의 장내에서 회충과 옥수수 찌꺼기가 나온 것을 밝히는 것이 사회적 관심과 공익에 부합 되는지, 환자의 숨기고 싶은 비밀에 해당 되는지가 초점이다.

나는 이 사태를 보면서 의료법이 예로부터 내려오는 전통을 가지고 있다는 데 대한 감회가 컸다. 이번 일이 전례가 돼서 올바른 방향으로 사회적 공론이 형성돼야 하리라 여겨진다. 이번 발표를 두고 다른 생각을 가질 수도 있다. 북한의 입장에서 본다면 알리고 싶지 않은 병사들의 열악한 건강·영양 실태에 초점이 모아지는 것이 당연히 불쾌할 수도 있다.

그러나 귀순병을 받아들인 입장에서는 사실대로 알리는 것이 좋다고 여겼을 것이다. 더 나아가 북한과의 체제경쟁에서 우리의 우월한 위치를 과시했다고도 볼 수 있다. 내 개인적인 입장을 물어본다면, 진료 상 얻어낸 정보를 체제경쟁에 이용하는 것이 바람직하다고는 보지 않는다. 그렇다고 그러한 내용을 솔직하게 밝힌 의사를 매도하고 싶지는 않다. 의료문제를 정치에 이용하는 것도 결코 바람직한 얘기는 아닐 것이다.

〈102〉 가족계획은 옛말이 됐다

나이 먹을수록 건망증이 심해져 잊어버리는 게 많다. 그러나 인상 깊었던 지난 추억들은 더 또렷해진다. 20년 전까지만 하더라도 WHO에서 진행하는 모임에 자주 출석했다. 특히 인도에서 열리는 모임에는 거의 빠지지 않고 참석했다. 다 합하면 6~7회는 넘을 것이다.

뉴델리부터 뭄바이 캘커타 등 여러 곳을 가보았다. 솔직히 말해서 한여름에 시내에 나가면 더울뿐만 아니라 사람들도 많아서 고생하기 일쑤였다. 그러나 일류 호텔들은 시설이 좋아서 지내기 불편하지 않았다. 당시 행사에 참석한 인도 의사들은 영어를 꽤 잘 해서 회의가 퍽 매끄럽게 진행됐던 기억이 있다. 만날 때마다 비슷한 사람들이지만 그들은 한결같이 인도 인구가 너무 많아서 경제발전도 안 되고 최빈국의 자리에서 벗어나지 못한다고 한탄했다. 실제로 '캘커타化'라는 영어가 있다. 거리에서 태어나 거리에서 살다가 죽는, 비참한 도시 빈민상태를 지칭하는 말이다.

예전에는 외국에서도 이런 빈곤과 질병을 해결하기 위해 가족계획을 권고하고 활발하게 가족계획사업도 했다. 그러나 세상은 바뀌고 있다. 과거 십년간 중국은 넘치는 인구와 농한기에 값싸게 고용할 수 있는 농민공(農民工)에 힘입어 수출을 늘렸고 세계 제2의 경제대국이 됐다. 인도도 중국에 이어 싼 노동력을 앞세워 세계시장에 진출하고 있다.

우리나라는 저임금 가발·봉제업을 주축으로 수출에 매진한 결과 오늘날과 같은 경제대국이 됐다. 세상은 돌고 돈다. 과거 30~40년간 우리나라는 가족계획사업으로 인구증가를 억제했다. 그러나 이제 젊은이들은 여러 가지 이유로 자녀 갖기를 꺼려한다. 정부는 이제 출산을 장려하기 위해 양육비 등 각종 혜택을 주고 있다. 한발 더 나아가 농어촌 총각들은 시집오려는 처녀들이 없어 외국인 신부를 맞고 있다.

이제 인도도 많은 인구 때문에 오히려 경제성장을 기대하는 나라가 됐다. 20년 전까지만 해도 이태원에 가면 수출용 보세로 만든 옷들이 흘러나와 싼값에 살 수가 있었다. 이제는 그것도 옛말이고 이태원에서 살 수 있는 싼 물건들은 모두 외제품이다. 백화점에서 팔리는 유명 브랜드의 신발들도 만든 곳은 방글라데시나 베트남이다.

세상은 너무 빨리 변하는 것 같다. 농촌은 인구가 줄어 황폐해졌지만 도시인구는 계속 늘어나고 있다.

'방 얻기가 하늘의 별 따기'라고 하는 일본 동경에서도 전철을 타고 30분만 나가면 사람이 살지 않는 폐가가 즐비하다. 이제 가족계획 대신 출산장려에 힘쓰는 시대가 됐다. 참 감회가 깊다.

〈103〉김정순, 임재은, 이선자 교수와의 추억

내가 일생동안 몸담았던 서울대학교 보건대학원은 여러모로 다른 대학과는 다르다. 이제는 많은 대학에서 보건대학원을 운영하고 있지만 우리나라 최초로 생겨난 곳이 서울대학교 보건대학원이다. 주로 미국을 본떠서 의사와 약사 간호사를 위시해서 보건의료분야에 종사할 사람들을 교육한다. 학생들도 다양하다. 의사나 약사는 물론 많은 간호사들이 이 곳에 와서 교육을 받는다. 자연히 교수들의 배경이나 전공도 다르게 마련이다. 의학을 공부한 나 같은 사람이 있는가 하면 약학·간호학은 물론 사회학이나 경제학을 공부한 분들도 다 함께 학생들을 가르치고 있다.

이미 지난 얘기지만 내가 봉직하고 있었던 시기에는 여교수들이 퍽 많았다. 그중 내가 좋아하는 선생님은 첫째로 김정순 교수다. 학문적으로도 뛰어났지만 부지런하고 적극적인 성격을 가지고 있었다. 의과대학을 나와 미국에서 예방의학전문의가 되고 역학(疫學)을 공부하고 돌아와 나와 함께 보건대학원에서 일생을 보낸 분이다.

임재은 박사는 생물학을 공부하고 보건학으로 석사가 된 후 다시 미국에서 보건교육을 학문적으로 공부하신 분이다. 성격이 부드럽고 세상살이를 양보와 타협을 통해 살아온 분이다. 좋은 집안에서 태어나 유복한 가정에서 자라난 사람답게 너그럽고 심성이 착해서 자주 만나왔다.

이선자 박사는 간호학을 공부한 후 서울대학교에서 보건학 석사를 받은 후 다시 미국에서 간호학을 본격적으로 공부하신 분이다. 남자 못지않게 스케일도 크고 일하는 것도 담대해서 여러모로 훌륭한 분이다. 또한 서울대학교 보건대학원을 중간에 그만두고 WHO에 간 이경식 박사도 언제나 내 머릿속에서 떠나지 않는 동료다. 지금 내가 얘기한 분들은 모두 현직에서 은퇴했다. 세월이 지나 보건학을 가르치는 교수진도 많이 바뀌는 것 같다.

그러나 내 머릿속에는 이 분들이 활동했던 그 시절이 아직도 생생히 남아있다. 사람이 살아가면서 좋은 일도 있고 나쁜 일도 있다고 한다. 이분들과 지내면서 의견이 달라 대립하는 경우도 있었지만 근본적으로 따져본다면 언제나 화합할 수 있는 그런 분들이었다. 나는 인복이 많은 것 같다. 그러나 현재 보건대학원에 재직 중인 교수님들 중에는 별로 개인적인 관계를 가져본 기억이 없다. 세월이 약이란 말도 있다. 애틋한 감정과 따뜻한 정감을 가지고 이 세 분의 추억을 되새기는 경우가 있다.

그중 임재은 선생은 나이 들어 노인주거시설인 실버타운에 들어가 살게 됐다는 얘기를 들었다. 섭섭하지만 누구나 그렇게 될 수밖에 없으리라 여기며 착잡한 심정에 빠진다. 쓸쓸한 얘기다.

〈104〉 '전염병 세계화' 대책 세우자

겨울이 오면 북쪽에 살던 철새들이 우리나라를 찾아온다. 10여 년 전까지만 하더라도 을숙도는 이런 철새들의 보금자리였고 천수만도 철새들로 장관을 이뤘다. 자연친화적인 생태계 보존을 위해서도 바람직한 현상이다.

그러나 질병관리의 관점에서 본다면 '전염병의 세계화'를 유발할 가능성이 크다. 가까운 일본의 오리나 닭 농장에서는 몇 해 전부터 철새들의 접촉을 막기 위해 이중 삼중으로 망을 치고 있다. 조류인플루엔자 같은 전염병의 전파를 막기 위해서

다. AI라고도 하는 조류인플루엔자는 새들만의 병이 아니다. 새들 사이의 전염병으로 양계장을 황폐화시키는 동시에 사람에게도 전염돼 희생자를 내는 경우도 있다.

우리나라도 예전에는 닭이나 오리를 사서 즉석에서 도축하기도 했다. 성남의 모란시장에서는 아직도 토종닭이나 오리를 즉석에서 잡아준다. 중국을 위시해 대부분의 동남아 국가에선 이런 방법의 도축법이 아직도 이용되고 있다. 즉석에서 잡은 고기는 냉장고가 없어도 일정 기간 신선도를 유지시킬 수 있어 아직도 여러 나라에서 선호한다.

이러다 보니 닭이나 오리에서 발병한 AI가 사람으로 전염되는 경우가 꽤 있다. 모든 전염병이 사람에서 사람으로만 전염되는 것은 아니다. 병을 매개하는 동물들이 있는가 하면 동물의 질병이었다가 사람에게로 옮겨와 전형적인 인수공통전염병(人獸共通傳染病)이 되기도 한다. 우리들이 걱정하는 대부분의 전염병들은 이런 복잡한 감염경로를 갖는다. 사람에서 사람으로 옮겨지다가 때로는 동물에 전염되고 그런 동물을 접촉한 사람들에게 옮겨지는 경우가 늘어나고 있다.

과거에는 사람에서 사람으로 옮겨져 많은 희생자를 냈던 경우가 많았다. 국가 간의 교역이 흔하지 않았던 100~200년 전에는 이렇게 외국에서 들어온 수입병의 형태로 많은 역질이 돌았다. 그 대표적인 경우가 콜레라다. 콜레라는 우리나라의 토착 전염병이 아니다. 근대화의 물결을 타고 어쩌다 외국에서 들어와 많은 희생자를 냈다. 그러나 이런 전염병의 감염경로는 단순하다. 최대 잠복기가 5일로 알려지면서 콜레라 오염지역을 거쳐 온 사람들을 닷새 동안 격리시키는 초보적인 검역활동이 효과를 보기도 했다.

이제 세상에 후미진 곳이 없다. 진짜로 세계화가 이뤄졌다. 이런 세계화 과정에서 AI는 물론 메르스, 사스 등이 우리나라에 들어와 큰 파문을 일으키기도 했다. 이제 세계화는 피할 수 없다. 하지만 세계화는 좋은 면도 있지만 질병문제를 야기시킬 수도 있다. 앞으로도 새로운 전염병이 사람과 동물을 오가며 늘어날 것이기 때문이다. 이제는 무엇보다 이런 문제에 관심을 갖고 대책을 세워야만 한다.

〈105〉 기용숙 교수님과의 추억

의과대학 6년 동안 나에게 특별한 추억을 남기신 분 중에 기용숙 선생님이 계셨다. 성(姓)에서 풍기는 느낌과 같이 몹시 특이한 성격이었다. 본과에 올라오니 가장 힘든 학과목이 해부학이었다. 일주일에 두 세 번씩 실제 시체를 놓고 공부했다. 부산 감포 실습실은 제대로 고정되지 않은 시체를 실습용으로 써서 좋지 않은 환경이었다. 1~2주 간격으로 실시하는 '땡시험'이라고 일컫는 즉석 시험도 골치 아팠다.

서울 수복 후에는 서울여자의과대학 해부실습실에서 계속 공부했다. 부끄러운 얘기지만 재시험을 네 번이나 치르고 간신히 본과 1학년을 마쳤다. 본과 2학년이 되니 공부하기에 비교적 수월한 병리학이나 미생물학을 배웠다. 시간적으로 여유가 생겨 명동의 돌체다방에도 가끔 갔다.

그러다보니 출석률이 좋을 리 없었지만 대부분의 시험이 주관식이어서 꽤 후한 점수를 받았다. 운이 좋으면 1~2등도 바라볼 수 있는 처지였다. 그러나 이와 같은 희망에 찬물을 끼얹은 분이 기용숙 교수였다. 구두시험을 보는데 결석이 많아서 아무리 대답을 잘해도 60점밖에 주지 못한다고 말씀하셨다. 후일 고려대학교에서 부총장까지 지내신 이호왕 박사가 조교로 있을 때 세균배지를 만들라는 엄명에 따라 저녁 10시가 넘도록 미생물학 실습실에서 고생했던 적도 있다.

기 선생님은 언제나 연구실에서 살았다. 내가 조교가 된 후 의과대학 서무과장으로부터 들은 얘기가 있다. 밤중에 경비원이 순찰을 돌다 물받이 통을 타고 내려오는 수상한 사람을 붙잡았는데 알고 보니 기 박사였다는 것이다. 강의와 연구 외에는 관심이 없었지만 과학사에 대한 이해도 많아서 원서로 된 여러 가지 과학개론 내지 과학사책을 가지고 계셨다.

나도 그중 하나를 빌려서 번역을 한 다음 의과대학 학생잡지에 실었던 기억도 있다. 정년퇴직하고도 학교에 나오셔서 연구를 계속했다. 한번은 내가 주제발표를 했던 보건관계 모임에 참석하셔서 농담처럼 선생님께 내 기억을 털어놓았다. 선생님이 구두시험에서 60점을 주는 바람에 좋은 성적의 꿈이 깨졌다고 말씀드렸더니 사람은 역경을 겪어야 성숙된다는 농담으로 되받아 주셨다.

그 후 얼마 있다 돌아가셨다는 말을 듣고 다른 조교들과 함께 선생님 댁을 찾으니 일제시대부터 관사로 써온 오래된 집에서 사셨다. 장식품은 없고 '텔레풍켄'이란 라디오만이 덩그렇게 있는 다다미방이었다.

연구실에서만 살았던 선생님은 이렇게 청빈하게 사셨구나, 새삼 느꼈다. 나의 학창시절을 통틀어 그렇게 청빈하면서도 공부만 하신 선생님은 없었다. 이제 나이 들어 생각하니 정말 훌륭하신 교수님이다. 이제 서울대학교에도 이런 교수님이 있었다는 걸 알리고 싶다.

〈106〉 문명비평가 르네 듀보를 좋아한다

1957년 의과대학을 나와 예방의학과 보건학 전공 조교가 된 후, 기용숙 교수님으로부터 학문하는 자세와 과학사에 대한 가르침을 받았다. 당시 선생님이 아끼던 책인 제임스 B. 코넌트의 「과학이란 무엇인가」를 정독했다. 솔직히 말하면 깊은 감명을 받지는 못했다. 오히려 그 후 우연한 기회에 얻은 르네 듀보의 「건강이라는 환상」을 보고 느낀 바가 많았다. 1980년에 건강이라는 환상을 번역해 삼성문화문고에서 발행하기도 했다.

알고 보니 이 책은 미국 보건대학원에서 석사과정 권장도서로 지정돼 있었다. 르네 듀보는 원래 프랑스 사람이다. 1901년 프랑스에서 태어난 그는 인문과학을 공부했다. 미국으로 건너와선 미생물학 연구에 관여했으며 항생제연구에 탁월한 업적을 남겼다. 땅속에서 사는 토양균은 물론 결핵균 연구를 거듭해서 스트렙토마이신 발견에도 결정적인 성과를 거두기도 했다.

그러나 그의 진면목은 이 책에서 나오듯 역사적인 안목과 생태학적 입장에서 건강과 질병 그리고 의학에 대한 특유의 견해를 피력한 것이다. 그는 인간의 건강과 질병을 생물계의 투쟁과 협력관계로 파악했다. 환경과 질병의 관계를 1820년대 아일랜드 감자 흉년을 예로 들면서 인간의 질병이란 주변의 여러 환경요인과 관계를 갖고 발생한다는 사실을 밝혀냈다.

미국이나 유럽 어디에서도 생태학적 입장에서 이렇게 역사적인 고려와 환경과의 관계를 분명하게 밝혀낸 사람은 없었다. 인간의 건강을 추구하는 태도에는 한계가 있을 수밖에 없다. 따라서 역사적인 변천이나 환경요인도 고려해야만 한다.

일본 북해도 관광업계는 온천을 즐기는 원숭이를 볼거리로 내세웠었다. 하지만 최근 무나 양파 등의 농가 피해부터 원숭이가 매개인 전염병까지 폭넓게 논의되기 시작했다. 이 같은 피해를 줄이기 위해 원숭이 수를 줄이고 이들이 가까이 오지 못하도록 개들을 키운다는 얘기가 NHK방송에서 보도된 것도 보았다.

세상은 참 많이 바뀌었다. 세월이 흐름에 따라 우리가 사는 환경도 바뀌고 먹거리도 변했다. 나도 나이 들어 허리에 문제가 생기기 시작했지만, 예전에는 당연하다고 여겼던 퇴행성질병들이 판을 치고 그에 대한 대책들도 강조되고 있다. 르네 듀보가 말했듯이 완전한 건강은 인간이 추구하는 환상에 불과한 것인가. 그가 인용한 바와 같이 노자의 '무위이화(無爲而化)야말로 상덕(上德)'이란 얘기가 새로운 감흥을 일으키고 있다. 생태계의 먹이사슬에서 절대적인 우위를 차지하던 인간은 앞으로 더 많은 도전과 시련을 겪게 될 것이다. 나이 들면서 르네 듀보의 생각에 더욱 가까워짐을 느낀다.

〈107〉 병원감염과 다제내성균 문제

 누구나 아프면 병원에서 치료를 받는다. 그러나 유럽의 역사를 훑어보면 19세기에도 돈 많고 권력 있는 사람들은 병원을 찾지 않았다. 병원은 가난하고 오갈 데 없는 병든 사람들을 수용해서 돌봐주는 곳이었다. 전쟁에서 부상을 당해도 돈 있는 사람들은 대개 자기 집에서 치료를 받았다. 우리나라 역사를 봐도 광혜원이나 제중원엔 입원실이 없었고 그곳을 찾는 사람들은 빈민들이었다. 권력가나 돈 있는 사람들은 의사를 집으로 불러 치료를 받았다. 글줄이나 보고 쓸 수 있는 이른바 유자(儒者)들은 의학서적을 읽고 터득해서 부모의 병에 약을 처방하고 직접 제공하는 시탕(侍湯)을 당연한 일이라 여겼다.

 병원이 진짜로 병든 사람들을 고쳐주게 된 것은 얼마 되지 않는다. 구한말에도 전염병이 돌면 피병막(避病幕)을 만들어 전염을 차단하고자 했고 그것이 순화병원의 전신이다. 그러나 이제는 아프면 누구나 병원에 가서 치료를 받는다. 이렇게 많은 환자들이 모이다보니 병원에서 오히려 병을 얻게 되는 일이 늘어나고 있다. 그것이 바로 병원감염이다. 나이 먹은 사람들은 기억할 것이다. 서울의 유명한 종합병원에서 원인을 알 수 없는 호흡기질환으로 여러 사람이 희생됐다. 들어보지 못한 '레지오넬라菌 감염'으로 여름철 냉방장치에서 생겨난 불상사였다. 최근에는 이대 목동병원 신생아 연쇄사망 사건이 있었다. 감염경로를 역학조사를 통해 분명하게 특정할 수 있을지는 모르겠지만 슈퍼박테리아에 의한 감염으로 추정된다.

슈퍼박테리아는 보통의 항생제로서는 없앨 수 없는 병균을 말한다. 다제내성균(多劑耐性菌)이라고도 쓴다. 여러 가지 항생제를 써도 내성이 생겨나서 살아남는 병균이란 뜻이다.

미국은 오래전부터 병원감염의 대책 마련에 힘쓰고 있다. 대부분의 종합병원에선 병원감염 예방을 위한 위원회가 설치돼 공기는 물론 병원 안에서 쓰이는 각종 집기와 의료기기의 위생상태를 계속 주시하고 관리한다.

우리나라도 큰 종합병원이 많이 생겨났다. 3차 의료기관이라 불리는 대학병원은 입원환자가 평균 1000명을 넘는다. 외래환자도 많다. 병원의 급격한 증가로 병원감염은 이미 예견된 문제였다. 병원들은 그동안 병원감염을 예방하기 위해 얼마나 많은 관심을 기울여왔는지 스스로 묻게 된다.

지금이라도 늦지 않다. 병원의 외형적인 발전에서 내실을 기해야할 때가 왔다고 본다. 병원감염이나 슈퍼박테리아 얘기가 다시는 나오지 않도록 대책을 세워야 한다. 그러기 위해선 정부도 강력하게 규제를 해나가기 바란다.

〈108〉 '미나마타병'에서 배우자

공해문제가 얼마나 심각한지 일본의 '미나마타병'을 보면 알 수 있다. 미나마타란 일본의 작은 소도시다. 그곳 사람들은 다른 지역과 마찬가지로 생선을 많이 먹었다. 그런데 갑자기 의학사전에도 나오지 않는 이상한 병에 걸리기 시작했다. 팔다리가 마비되고 선천성 기형을 가진 아이들도 태어났다.

조사해보니 이 지역 공장에서 나오는 유기수은(有機水銀)이 바다로 흘러들어가 생선 속에 축적됐고, 그것을 먹은 사람들에게 생겨난 증상이었다. 유기수은은 사람 몸 안에 들어가면 제대로 배출되지 않고 여러 가지 중독증상을 일으킨다. 이런 유기수은 중독 얘기는 아직도 일본 TV에서 심심치 않게 방영되고 있으며 사회적 관심을 불러일으키고 있다.

환경오염은 대기와 하천오염으로 구분된다. 우리나라는 중국과 가까워서 중국의 오염된 공기가 편서풍을 타고 들어온다.

서울만 해도 계절과 상관없이 미세먼지가 극성이고 유독성 부유물질도 검출된다. 중국 쪽에서 들어오는 먼지와 대기오염은 우리나라뿐만 아니라 일본까지 영향을 끼쳐 동아시아의 중요한 환경문제로 떠오르고 있다. 최근에는 우리나라도 이런 대기오염을 최소화하기 위해 나무심기 등 다양한 대책을 마련하고 있다.

하천오염도 심각하다. 예전에는 한강은 물론 낙동강과 금강 지류에서 깨끗한 담수어가 많이 잡혔다. 하지만 이런 얘기는 그야말로 옛말이 됐다. 상류에선 썩은 냄새가 나고 물고기를 잡아도 먹지 못한다. 농업용수로도 적합지 않은 경우가 많다. 무분별하게 늘어난 축산농가와 양계장에서 나오는 가축분뇨가 강으로 흘러 들어오거나 중소도시의 하수처리가 제대로 되지 않아 생겨난 현상이다. 아직 우리나라는 화학폐기물 때문에 미나마타병 같은 공해는 발생하지 않고 있다. 그 대신 이런 오염된 냇물이 결과적으로는 하천을 오염시키고 녹조를 만드는 근본적인 원인이 된다.

연근해의 적조도 날씨가 더워서 생겨나는 것만은 아니다. 오염된 강물이 바다에 들어가 해수면의 온도를 올리는 것도 한 원인이다. 가까운 일본을 보라. 사면이 바다인 일본에서 오염된 강과 바닷물 때문에 적조가 발생했다는 얘기는 못 들었다. 강물의 흐름이 줄어들었다거나 날씨 탓만을 해서는 안 되겠다. 머지않아 우리나라에도 전형적인 공해병이라 할 수 있는 미나마타병이 생겨나지 않는다고 장담하기 어렵다. 한번 발생하면 수십 년씩 후유증이 계속되는 환경오염 문제는 우리나라가 선진국이 되려면 반드시 넘어서야 할 과제임을 상기해야 한다. 노파심에서 강조하는 것만은 아니다.

〈109회〉 한달선 박사와 문옥륜 교수를 추천한다

옛말에도 새가 죽을 때는 우는 소리가 슬프고 사람이 죽을 때에는 그 소리가 착하다고 했다(鳥之將死 其鳴也悲 人之將死 其言也善). 나도 이제는 나이 먹어서 이 글을 쓴다. 첫째는 나를 지금까지 이끌어주신 선생님들과 동료들에 대한 고마움을 표한다. 두 번째로는 내가 가르치고 도와주며 일해 온 후배들에 대한 얘기를 쓰고 싶다. 특히 예방의학과 보건학은 순수한 학문 분야가 아니다. 의학이 그렇듯이 대중과 호흡을 같이 하고 국민 건강을 향상시키기 위해 인재를 양성하는 것이 큰 목적이다.

정치적인 얘기가 되겠지만 감히 이 분야에 평생 일해 온 사람으로 한달선 박사와 문옥륜 교수의 아까운 재주가 실제로 쓰일 수 있는 기회가 있었으면 좋겠다. 한달선 교수는 서울대학교 의과대학과 보건대학원을 거쳐 미국의 노스캐롤라이나 대학교 보건대학원에서 보건정책을 공부해서 박사가 되고 보건대학원에서 같이 교직생활을 하다가 한림대학교로 옮겨 그곳에서 총장까지 하신 분이다. 머리가 명석하고 판단력이 정확하며 공사 구분이 뚜렷해서 다른 사람들의 비교가 되지 않았다.

문옥륜 교수는 서울대학교 의과대학을 나와 보건대학원을 거쳐 미국의 미시간대학교 보건대학원과 런던대학교에서 후생경제학을 공부하고 나와 함께 보건대학원에서 일해 왔다. 성격이 온화하고 나무랄 데 없이 연구에 투철해서 높은 평가를 받아왔다.

두 분 다 보건학자로서 아직도 높은 평가를 받는다. 욕심 같아서는 이런 재주가 실제로 보건정책에 참여해서 활용될 수 있었으면 좋겠다. 물론 정치가 한 인간의 자질과 인격에 따라 좌우되는 경우는 많지 않다.

일본 같이 학벌을 따지는 나라에서도 정치적인 이유 때문에 조산사를 후생부 대신으로 기용한 적도 있다. 우리나라도 보건복지부장관을 위시해서 보건정책 입안자로 반드시 그 분야에 정통한 사람을 쓰라는 법은 없다.

그러나 가능하다면 앞으로는 정치도 원칙에서 크게 벗어나지 않는 것이 좋겠다. 그 분야에서 두각을 나타내고 업적을 남긴 사람이 더 나아가 나라를 위해 일할 수 있는 기회가 많아졌으면 좋겠다. 그런 의미에서 아직도 대학에서 정년을 했지만 활동하고 있는 두 분을 다시 한 번 추천하고 싶다.

우리나라에서도 경제학이나 노동문제를 전공한 분들을 많이 기용하는 경우가 있었다. 보건의료는 재화를 생산하는 분야는 아니다. 오히려 국가적인 일을 위해 돈을 쓰는 분야이다. 고용을 창출하고 경제를 일으키지는 않지만 국민복지와 건강향상을 위해서는 참 절실한 영역이다.

정치하는 분들도 이런 점에 유의했으면 좋겠다. 앞으로는 가용자원을 가지고 얼마나 쓸모 있게 사업을 펼쳐나갈 수 있는 지에 관심을 가졌으면 좋겠다. 그런 의미에서 두 분을 강력하게 추천한다. 나이 먹은 전문가의 권고이다.

〈110〉 이영춘 박사와 씨블리 박사의 추억

전라북도 군산에 가려면 옥구군 개정면에 농촌위생연구소가 있었다. 일제시대 얘기를 들어보면 이 개정면은 거의 간척사업으로 생겨난 농토로 지주는 일본인이었다. 생활수준도 낮았고 위생상태가 좋지 않은 수많은 소작인들의 의료문제를 해결해 주기 위해 구마모토(熊本) 농장에 의무실이 생겨나 그곳에 의사로 오신 분이 바로 이영춘 박사였다. 뒤이어 그의 후배로 세브란스의학전문학교를 나온 김경식 박사가 같이 활동해서 부속병원과 간호학교를 운영했다. 얼마 전까지만 해도 전라북도에서는 보건의료문제를 해결하기 위해 일생동안 시골에서 일한 이영춘 박사를 '한국의 슈바이처'라고 부르기도 했다.

그 후 씨그레이브 재단에서 병원을 새로 지어 시골에서는 보기 드문 현대식병원을 가지게 되었다. 그러나 영리적인 목적을 위해 만들어진 기관이 아니어서 매년 많은 적자가 나면 정부예산으로 메꿔지는 경우가 늘어났다.

나는 이 개정농촌위생연구소에 새로운 병원을 지어주기 위해 씨그레이브 재단에서 전문가를 파견할 때부터 자주 갔다. 이 고장의 명물로서 많은 사람들이 자랑거리로 여겼다. 그러나 십 년 넘게 적자로 허덕이다가 결국 1990년대에 문을 닫았다. 참 애석한 일이다.

또한 대구의 예수병원외과의사로 일하던 씨블리 박사도 거제도에 일차보건의료사업을 시범적으로 전개하고자 세계기독교협의회의 지원을 받아 씨블리 박사의 진료소와 작은 살림집이 생겨난 것도 잘 안다. 이미 작고하신 장기려 박사가 부산에 계셨기 때문에 함께 여러 번 가본 적이 있다. 이 사업도 지역주민의 호응을 받지 못하고 거제시내에 생겨난 의료시설에 밀려 문을 닫았다.

나는 우연하게도 개정병원과 씨그레이브 사업에 정도의 차이는 있지만 관여했다. 모두 훌륭한 분들이고 순수한 마음으로 사업을 추진했지만 결과는 실패로 돌아갔다. 이제와 생각하니 사람의 선의만으로는 사업이 성공한다는 보장이 없다는 사실을 알게 되었다.

1980년대부터 세계보건기구는 의료혜택을 제대로 받지 못하는 농촌사람들을 위해 1차 보건의료사업을 추진하도록 제창하고 중국의 이른바 '맨발의 의사'가 국제적으로 큰 유행을 탔지만 이것 또한 20여년이 지난 오늘날 실패하고 말았다.

이제 우리나라도 국민건강보험제도가 뿌리를 내리고 있다. 정부는 언제나 의료혜택을 제대로 받지 못해왔던 저소득층의 의료접근성을 높여줘야 한다며 여러 가지 의료를 보험급여 항목에 포함시키고자 힘쓰고 있다. 좋은 얘기다. 새로운 사업을 제대로 성공하게 만들려면 여러 가지 조건이 갖추어져야 한다. 그중에서도 건강보험의 경우에는 재정지원이 확실하게 보장돼야 한다. 아직도 고맙게 생각하지만 씨블리 박사의 선의나 이영춘 박사의 일생을 통한 희생이 값진 결과를 맺지 못했다는 것을 새삼 지적하고 싶다. 세상사는 남을 도와주려는 단순한 선의만으로는 성공하기 힘들다. 아직도 활동하고 있으리라 기대되는 씨블리 박사에게도 다시 한 번 고마운 경의를 표하고 싶다.

〈111회〉 보직교수 이야기

좀 오래된 얘기다. 이제는 고인이 됐지만 윤천주 박사가 지방의 국립대학 총장에서 서울대학교 총장으로 와서 근무했다. 내가 오랫동안 근무해온 보건대학원 원장이 되어서 일주일에 한 번씩 대학본부에서 개최하는 정기 학장회의에 다니던 때 얘기다. 가끔 학장회의가 끝나면 회식도 했다.

그때 이미 고인이 되신 윤천주 총장이 농담 삼아 말한 내용이 아직도 생생하다. 지방의 국립대학에 있을 때는 학장들의 보직임기가 끝날 무렵이면 많은 교수들의 경합이 있었고 서로 경쟁적으로 학장이 되려고 로비도 많이 받았는데 서울대학에 오니 그런 일이 별로 없어 한편으로는 좋지만 섭섭하기도 했다는 것이다.

학장이나 전문대학원의 원장이 되면 비서도 있고 전용차도 제공된다. 그 대신 다른 공무원들과 똑같이 9시에 출근해서 5시나 6시까지 대학이나 대학원의 행정업무를 보살펴야 한다. 별도로 판공비도 나오고 학장이나 원장실은 일반 교수실보다 훨씬 좋다. 보직을 맡은 기간은 필수 강의시간도 줄어들어 교수라기보다는 행정관리가 된 느낌이 많다. 또한 정부에서 발탁해서 장관이나 차관이 되면 그 기간 동안 휴직이 허용되어 관직이 끝나면 다시 교수로 되돌아오도록 되어있다.

법적으로도 교수는 정치가 허용되고 관직으로 나가는 서울대학교 교수들이 많았다. 미국에서도 키신저는 원래 교수였다. 그 후 국무장관이 돼서 미중 외교관계를 수립하고 월남전을 종식시키는데 크게 이바지했다. 교수도 다른 사람들과 똑같이 정치도 할 수 있고 정부 요직에 나갈 수도 있다. 실제로 그렇게 해서 전직교수로서 정부의 정무직을 맡은 사람들이 많았다. 외국도 비슷하다. 그러나 정부의 요직을 맡으면 교수직에서 완전히 떠나게 하는 경우도 있다.

특히 서울대학교 교수들 중에는 공직을 맡아 정치가로 활동한 분들이 많았다. 지금도 꽤 있는 것 같다. 미국에 가보면 학장이나 총장은 별정직으로 그 임기가 우리나라보다 훨씬 길어서 5~7년씩 대학행정을 맡는 것도 보았다. 그러니까 미국의 학장이나 총장이 한 번 더 연임하게 되면 최소한 15~20년 동안 행정을 다루도록 하고 있었다. 우리나라는 거의 한 임기가 대개 2년이어서 중임을 하면 4년으로 끝내고 교수직으로 되돌아가도록 되어있다.

솔직히 말해서 한평생 아무런 보직 없이 봉직하는 일반 교수들에게 이런 보직교수들에 대한 평가는 좋지 않은 경우가 많다. 특히 한번 하면 두 번하게 되고 두 번이 끝나면 정부의 요직으로 나가는 사람들이 참 많았다. 솔직히 말해서 이런 거부반응을 잠재우기 위해선 총장은 별정직으로 해서 문호를 개방하고 학장이나 대학원장도 한번 임명하면 최소한 5~10년 동안 일할 수 있는 제도적인 보완이 있었으면 좋겠다. 그렇게 된다면 평교수와 보직교수의 위화감은 줄어들지 않을까 생각된다. 내 사견이다.

〈112회〉 자국우선주의와 건강보험

미국의 트럼프 대통령은 솔직하다는 평을 받기도 하지만 대통령으로선 품위가 없는 얘기를 해서 많은 나라에서 비난을 받기도 한다. 그중 심한 것은 '시트홀(shithole) 국가로부터 더 이상 이민을 받지 말아야 한다'는 것이다. 시트홀이란 미국에서도 점잖은 사람들은 잘 쓰지 않는 말이다. 시트란 사람이 배설하는 대변이고 홀은 구멍이기 때문에 직설적으로 번역하면 똥통국가로부터 이민을 받지 않겠다는 얘기다.

세계적으로 가난한 나라에서 잘 사는 나라로 이민을 가려는 것이 일반적인 조류이다. 자기나라가 편안하고 경제적으로 풍족한데 누가 외국으로 이민하려 하겠는가. 또한 트럼프 대통령이 없애버린 '오바마 케어' 때문에 미국에서 2천만 명의 사람이 아무런 건강보험이나 의료혜택을 국가로부터 받지 못하게 됐다. 그러나 대기업의 법인세를 놀라울 정도로 낮추어서 전체적으로 볼 때 미국의 경제나 경기는 붐을 타고 있다. 우리나라 같이 아직도 선진국을 따라가야 할 입장에서 봤을 때 참으로 곤혹스럽다.

미국 우선주의로 집약되는 트럼프 대통령의 정치는 더 두고 봐야 알겠지만 무턱대고 국가가 의료보호나 건강보험을 통해 모든 의료요구를 충족시켜줘야 한다는 보편주의적 사고방식도 다시 원점부터 생각해봐야 한다는 것이다. 돈이 있어야 모든 사람들에게 고른 의료혜택을 제공할 수 있다. 한정된 예산을 가지고 건강보험이나 국민의료를 해결하려면 우선순위를 분명하게 결정해야 한다.

보편적 건강보험으로 모든 국민에게 똑같이 의료요구를 충족시켜 주려고 한다면 국가의 재정능력이나 건강보험료만으로는 감당하기 어렵다. 내가 여러 번 지적한 바와 같이 건강보험은 사회보험이다. 꼭 필요한 의료요구를 꼭 필요한 사람들에게 필요한 만큼 제공해 주면 된다. 너무 욕심을 내서 의료급여를 확대하게 되면 영국과 같은 꼴이 날 수 밖에 없을 것이다.

'국경 없는 의사모임'이 경제적으로 어려운 나라나 아프리카에 가서 의료구호를 하고 있지만 자신들의 의료문제를 어느 정도 해결했기 때문에 할 수 있는 일이다. 아직은 우리나라 건강보험 재정이 나쁘지 않다고 들었다. 적립금이 꽤 된다고 한다. 건강보험의 성격상 남은 적립금을 오래 가지고 있는 것도 바람직하지 않다. 아직도 혜택을 받지 못한 사람들을 찾아 급여를 해주는 것이 옳다.

그러나 정부가 바뀌고 정책이 바뀐다고 해서 의료급여의 대상이 자의적으로 확대되는 것을 나는 확실하게 반대한다. 지금부터라도 의료급여의 확대 대상과 범위를 좀 더 과학적으로 연구해서 정책에 참고했으면 좋겠다. 위정자가 바뀌면서 즉흥적으로 의료급여나 대상을 확대시키는 것은 바람직하다고 보기 힘들다. 나의 솔직한 심정이다.

〈113회〉 이제 열탕목욕은 피하자

　로마 귀족들은 목욕을 즐겼다고 한다. 로마나 그리스 얘기를 다룬 영화를 봐도 귀족들은 대부분의 여가에 운동을 하고 목욕을 즐긴다. 추운 핀란드나 아이슬란드, 노르웨이에서는 한겨울에 손님을 초대할 때 반드시 사우나를 한다. 더운 나라에서는 땀이 많이 나기 때문에 일하고 나서는 샤워를 하지 않을 수 없다. 우리나라와 일본도 목욕을 즐긴다.

　특히 일본은 한겨울에도 습도가 높고 우리나라와 같은 온돌식 난방이 없기 때문에 집에서도 저녁에는 반드시 목욕을 한다. 그런데 일본 후생성은 65세 이상 노인들의 경우 목욕을 즐기되 너무 더운 탕 속에 오랫동안 몸을 담그는 것은 건강에 좋지 않다고 발표했다.

　후생성 통계를 보니 65세 이상 노인들의 경우에 40도가 넘는 열탕을 즐기는 사람들 중 최소한 1만 명 내지 1만 오천 명이 열탕을 지나치게 즐겨서 사망한다는 결과가 나왔다. 나이를 먹어 따뜻한 목욕탕을 즐기는 습관은 옛날에도 있었다. 다 지나간 얘기지만 명동에 가면 중국목욕탕이 있었다. 중국 사람이 진짜로 운영하는지는 알 수 없었지만 그곳의 더운 열탕은 많은 노인들의 즐길거리가 됐던 일이 있다. 아직도 일부 노인들은 더운 목욕을 해야 기분이 좋아진다고 한다. 그러나 세월 따라 우리들의 목욕법도 바뀌어야 한다.

북유럽에서 많이 즐기는 사우나는 물론 더운 찜질방이나 40도가 넘는 열탕은 나이 먹은 사람들에게 추천할만한 생활습관이 될 수 없다. 정도의 차이는 있지만 나이가 들면 여러 가지 지병이 늘어난다. 당뇨병 고혈압 동맥경화증 같은 병은 정도의 차이는 있지만 65세가 넘은 노인들을 환자가 될 가능성이 있는 잠재적 위험군에 포함시킨다면 60%가 훨씬 넘는다. 기분은 좋겠지만 뜨거운 찜질방에서 땀을 흘리거나 40도가 넘는 열탕에서 피부가 빨개지도록 목욕을 하는 것은 좋지 않다.

일본은 세계에서 가장 오래 사는 장수국가로 손꼽힌다. 일본의 어디를 가나 온천이 없는 곳에선 전탕(錢湯)이 있다. 하루의 일과를 마치면 누구나 마을에 있는 전탕에서 목욕을 즐겼다. 그러나 최근 70~80대 노인들이 늘어나자 전탕의 온도를 낮추자는 운동이 벌어지고 있다. 농사 일을 마치고 전탕에 가서 목욕을 한 후 뇌출혈이나 중풍으로 쓰러지는 환자가 늘어나고 있다는 얘기다.

나도 목욕을 좋아한다. 가까운 온양에 전철을 타고 가서 옛날부터 유명하다는 원탕 물을 쓰는 온천에 자주 간다. 매일 단골로 오는 노인들은 탕 물이 뜨겁지 않으면 더운 물을 더 넣어 보통 사람들은 들어가기도 어려운 뜨거운 탕 속에 들어갔다 나온다. 아마 그런 것이 습관이 된 것 같다. 우리도 장수시대에 접어들었다. 세상이 변하면 생활습관도 바뀌어야 한다. 너무 뜨겁지 않은 목욕이 건강에 좋다.

〈114회〉 선우 휘 선생의 추억

솔직하게 말해서 정년퇴직한 후 소일거리는 외부에서 청탁하는 원고 쓰는 일도 있었지만 기업이나 단체에서 의뢰하는 건강에 관련된 강의가 많았다. 삼성은 물론 현대 대우 등 여러 기업체는 물론 정부기관의 수련회에도 많이 나갔다. 그러다보니 신문이나 TV에서 널리 알려진 당대의 유명한 분들과 숙소도 같이 쓰고 식사를 함께 하는 경우가 많았다.

아직도 활동하고 계시는 김동길 박사는 물론 세계여행을 다녀와서 책으로 낸 김찬삼 선생도 만났다. 또한 육군 현역장군들의 수련회에서도 8~9회 정도 강의를 한 적이 있다. 군사기밀이 아니리라 짐작해서 이 자리에서 밝히지만 그 당시 현역 장군 수가 3백 명이 넘고 한꺼번에 모임을 가질 수 없어서 30명씩 나누어서 육군회관에서 강의를 했는데 그때도 빠지지 않고 나갔다. 이미 작고한 한갑수 선생과도 자주 만났고 지금은 돌아가신 유명인사들과도 알게 됐다.

그중에서도 아직까지 기억에 남는 분이 바로 조선일보 편집국장을 역임하고 어려운 여건에서도 바른 말을 많이 하고 정부시책을 비판했던 선우 휘 선생이다. 그전에도 두세 번 같이 식사를 한 일은 있었지만 기업체에서 직원연수를 한다고 도고에서 만나 하룻밤을 같이 지낸 기억은 유독 생생하다. 조선일보에 입사해서 근무하다가 6.25때 정훈장교로 나가 일했고 다시 예편해서는 조선일보 편집국장을 하신 분이다.

매끄러운 필체로 당시의 반민주적인 정부 시책을 신랄하게 비판해서 젊은이들의 많은 호응을 받았던 분이다.

그러나 정작 이런 반정부 운동이 이상한 방향으로 나가 거의 좌파에 가까운 활동으로 들어서자 그는 결연하게 정부의 잘못된 비민주적 시책에는 반대하지만 애매한 용공적 운동에는 가담할 수 없다고 분명하게 선을 그었다. 이 때문에 그를 존경하고 추종하던 많은 젊은이들이 그를 매도하고 공격하는 상황까지 벌어졌다.

이런 와중에서 그와 도고에서 하룻밤을 지내게 된 것이다. 나이가 드니 건강이 좋지 않아 하룻밤 온천을 즐기고 이튿날 뒤늦게 서울로 올라가겠다는 선생님과 여러 가지 얘기를 나누었다. 본인의 겸손한 말씀이지만 당시 젊은이들 특히 대학생과는 생각하는 것이 다르다고 했다.

본인의 말을 빌리면 사범학교 밖에 나오지 않아서 대학의 분위기나 대학생의 생각을 잘 알지 못하겠지만 군에 입대해서 정훈장교로 근무했던 경험이 있기 때문에 남남갈등을 부추기는 북한의 의도나 전술을 잘 알고 있다고 했다. 따라서 그는 당시 젊은이들에게 널리 퍼져갔던 이상한 기류에 동조할 수 없다고 분명하게 말했다.

요즘은 시류에 따라 여기에 붙었다가 또 다른 쪽으로 옮겨가는 지식인이 너무 많은 것 같다. 오늘날과 같은 어려운 때일수록 선우 휘 선생 같이 본인의 의사를 분명히 밝히는 지식인이 많았으면 좋겠다.

〈115회〉 스트레스를 즐기자

요새는 온통 스트레스 때문에 살기 힘들다는 사람들이 늘어나고 있다. 심지어 국내외 유명 연예인들도 본인의 연예활동과 관련한 스트레스를 감당하기 어려워서 자살하는 경우가 많다고 한다. 좀 오래된 얘기지만 엘비스 프레슬리나 마이클 잭슨의 안타까운 얘기가 기억에서 사라지지도 않았는데, 우리나라 젊은 연예인들도 스트레스 때문에 자살했다는 얘기가 종종 들린다.

영국에선 이런 스트레스를 사회적으로 관리하기 위해 정부 안에 독립된 부처로 스트레스관리부가 생겨났다고 한다. 그러나 넓은 의미에서 볼 때 세상살이는 스트레스 때문에 마음편한 날이 없는 苦海일 수 있지만 또 다른 편에서 보면 일종의 자극제가 돼서 삶의 질을 높이는데 도움을 줄 수도 있다.

과장된 얘기도 있겠지만 원로배우나 연예인들이 겪었던 지난날의 스트레스를 허심탄회하게 털어놓는 모임에 따르면 배우들의 가장 큰 스트레스는 대본을 외우는 것이라고 했다. 기억력을 높이기 위해 강이나 역대 왕들을 외우기도 하고, 실제 드라마에서 대본을 잊어버려 다른 대사를 말하기도 했다는 얘기들도 나온다.

생각해보면 세상살이는 스트레스를 유발할 수 있는 충분한 조건을 갖추고 있다. 지금 내가 쓰고 있는 원고도 어떻게 보면 스트레스를 유발하는 일이다. 어떻게 하면 내 아이디어를 호소력 있고 진솔하게 써 나갈지 근심되는 경우가 많다. 써놓고 다시 읽어보면 마음에 들지 않아 다시 쓰거나 퇴고를 거듭하는 경우도 있다. 그러나 이 어려운 작업을 끝마치고 완성된 원고를 읽어보면 가슴 속이 후련해지는 경우가 많다. 스트레스도 사라진다. 정년퇴직하고 나서 소일거리가 없어 심심해서 잠이 안 오고 삶의 즐거움이 없어져 스트레스에 빠진다는 사람들도 있다. 다시 말하면 일거리가 없어도 너무 심심해서 스트레스에 빠진다고 한다.

스트레스는 결국 주관적인 얘기지 객관화시켜서 계량화 하기는 참 힘들다. 생로병사가 어찌 보면 모두 스트레스로 얼룩진 얘기이다. 그러나 한편 생각하면 사람으로 태어나 늙고 병들어 이 세상을 떠나기 때문에 그런 절박한 압박에서 더 좋은 일을 하고 그것이 훌륭한 업적이 되는 경우도 많다.

성경에서도 자기 마음을 제대로 다스리는 사람이 적을 물리치고 큰 성을 빼앗은 사람보다 훌륭하다고 하지 않았던가. 가까운 일본에서도 스트레스를 이기는 가장 좋은 방법은 스트레스를 즐기는 마음가짐이라고 얘기하고 있다. 맞는 얘기다. 스트레스에 괴로워하지 말고 즐기는 마음가짐을 가져야겠다. 나도 이 글을 쓰면서 글 쓰는 스트레스를 즐기려 한다. 산에 오를 때 숨차고 힘들수록 정상에 오르면 마음이 후련하고 기분이 좋다. 그런 마음가짐으로 나도 이 글을 쓴다. 모름지기 스트레스는 즐기는 마음가짐이 크게 도움을 줄 것이다.

〈116회〉 동물보호와 동물학대

나이를 먹으니 TV를 자주 보게 된다. 유선방송도 그렇고 내가 어렸을 때 배운 일본어 탓도 있겠지만 일본의 NHK를 위시해서 여러 방송을 기회가 되면 본다. 100% 이해할 수 없는 경우도 있지만 미국과 영국 그리고 싱가포르 방송도 본다. 특히 야생동물을 잘 보호하고 원숭이까지 온천욕을 즐긴다는 일본 프로그램도 봤다. 나라(奈良)의 사슴은 국제적으로도 이름나서 관광객들이 먹이를 주는 모습이 이채롭다.

그러나 일본의 이런 자연보호와 야생동물 보존사업을 깊숙이 살펴보면 어두운 그림자도 많다. 일본의 경치 좋은 시골에 가면 우리나라에도 많은 고라니나 산양 그리고 멧돼지 때문에 농사를 지을 수 없다는 사람들을 본 적이 있다. 밭은 물론 논에도 전기가 통하는 철조망을 치고 있다. 솔직히 말해서 눈이 막 쏟아지는 한겨울에 원숭이가 온천욕하고 나무껍질만 먹지는 않는다. 인근의 마을에 가서 농부들이 애써 가꾸어놓은 호박이나 말린 무 배추를 훔쳐 먹고 사람들에게도 겁을 주고 있다. 그래도 일본은 아직 이런 야생동물의 보호에 힘쓰고 있다.

얼마 전에 미국에 간 일이 있다. 오랜만에 만난 교포 중 성공한 사람들의 집에 초청을 받은 일이 있다. 우리나라와는 달리 개들이 하나같이 사람을 보고 크게 짖지 않고 퍽 순해보였다. 털을 깔끔하게 깎고 옷도 입혀놔서 지나친 과보호가 아닌 가 느끼기도 했다. 동행한 사람들에게 물어보니 개가 크게 짖지 않도록 성대수술을 했고 거세도 해서 더욱 순해졌다고 한다.

우리나라도 전라도나 경상도의 산골에선 농사를 짓기 힘들다는 말이 오래전부터 전해지고 있다. 채소밭은 고라니들이 내려와 먹고 감자나 고구마는 멧돼지들이 판을 치고 벼농사까지 망쳐놓기 일쑤다. 우리나라 산골에선 일본 같이 전기철조망을 치고 농사를 짓는다는 사람들이 늘어나고 있다. 산림녹화를 부르짖으며 민둥산을 없애고 숲이 우거지고 야생동물이 늘어나자 우리나라도 일본을 따라 가는것 같다.

세상은 한 문제가 해결되면 또 다른 문제가 생겨나기 쉽다. 산에 나무가 우거지고 야생동물을 보호하자 산골에서 농사짓기가 어려워져 전기철조망을 치고 있다. 미국에선 수의사가 멀쩡한 애완견의 성대수술이나 거세를 해서 돈을 많이 번다고 한다.

세상은 부족한 것도 탈이지만 너무 지나친 것도 좋지 않다. 요즘 우리나라에서 애완동물 키우기가 유행이지만 자칫하면 이런 애완동물 때문에 들어보지도 못한 인수공통전염병이 생길 수도 있다는 것을 경고하고 싶다. 철새들에게 인위적으로 모이를 주는 것도 다시 재고해야겠다.

　야생동물은 자연이 받아들이고 자연 속에서 살아남을 수 있게 하면 된다. 더 이상 과보호를 하는 것은 생태계에 위배되고 결과적으로는 동물학대로 이어지기 쉽다. 세상은 참 빠르게 변하고 있다. 지나친 동물보호를 나는 반대한다. 자연에 맡겨두는 것이 순리라 여긴다. 솔직한 심정이다.

〈117회〉 현대의료의 어두운 그림자

　1879년에 지석영 선생이 일본에 가서 구해온 두묘(痘苗)를 써서 부산에서 최초로 우두를 접종했다. 그게 우두접종의 공식적인 기록이다. 그 이전에도 다산선생이 인두접종이나 우두를 써서 천연두 예방에 힘썼다는 기록이 남아있다.

　그러나 일본사람을 통해 도입됐다는 근대적인 우두접종이 오늘날에도 공식적인 최초의 우두접종으로 남겨져 있다. 병인양요에서 제물포조약에 이르는 구한말 19세기의 가장 중요한 사회적 현상은 전염병의 계속적인 도입으로 역질이 돌고 피병막이 생겨나 일제시대의 순화병원으로 이어져왔다. 이제 와서 되돌아보면 정치적인 격변보다도 전국을 휩쓴 역질(疫疾)의

대유행이 더 큰 상처를 입혔다. 그것이 우리나라의 뼈아픈 근대화의 시작이었다.

일본도 우리보다 좀 앞서서 막부(幕府)가 끝나고 대정봉환(大政奉還)에 의해 명치유신으로 이어졌고 근대화를 빨리 이룩해 우리나라와 중국을 넘보게 됐다.

일본은 1920년대부터 공장이 늘어나고 중화공업이 본격적으로 발전해서 오사카(大阪)는 한낮에도 햇볕을 보기 어렵게 됐다. 이런 공해는 오늘날의 관점에서 본다면 심한 환경파괴였지만 당시에는 산업화의 상징이었다. 1920년 중반이 되자 일본은 이미 평균수명이 남자 42세 여자 43세로, 1940년대 우리나라 평균수명인 남녀 40세를 넘어섰다.

5.16 이후 경제발전에 힘쓰자 우리나라도 평균수명이 늘어나서 60세를 넘어서게 됐다. 그러나 1970년대까지는 환갑이 되면 크게 잔치를 해서 많은 사람들이 축하했고 70세가 되면 예로부터 오래 살게 됐다고 해서 고희(古稀)라고 했다. 그 후 평균수명은 계속 늘어나서 일본은 이제 남자나 여자나 80대 중반까지 살 수 있게 됐고 우리나라도 80세의 벽을 넘어서고 있다.

이런 이면에는 근대의료의 역할이 컸다. 내가 어렸을 때는 모성사망의 비중이 커서 1940년대까지는 여자들의 평균수명이 남자들보다 낮았다. 식량사정도 좋아졌다. 대부분의 후진국가에서 같은 과정을 겪어왔지만 우리나라도 여자들의 영양실조가 남자들보다 훨씬 많았다. 가정분만이 압도적으로 많아 90% 이상이었다.

그러나 1980년대 이후 집에서 아이를 분만하는 경우는 거의 사라졌다. 병원에서 안전하게 아이를 분만했다. 이 과정에서 근대의료는 가장 큰 공헌을 했다.

사회보험인 건강보험이 시작되면서 이런 경향은 더욱 가속화되고 있다. 유전자연구를 위시해서 不死人間을 만들려고 현대의료는 애쓰고 있다. 하지만 사람이 백년을 넘어 백오십세를 산다는 것이 좋은 일일까? 나는 끔찍하다고 본다.

사람들은 더욱 탐욕스러워지고 다른 사람들에게 거침없이 폐를 끼치게 될 것이다. 나는 고루한 사람인지 모르지만 현대의료가 더 이상 인간 수명을 연장하지 않았으면 좋겠다. 때가 되면 자연스럽게 생을 끝마치는 것이 순리다. 현대의료는 유전자연구에 신중해야겠다. 오래 사는 것이 좋기만 한 것은 아니라는 것을 말하고 싶다.

〈118〉 과학에는 국경이 없지만 과학자에게는 조국이 있다.

유럽의 18세기 의학사를 보면 독일의 코호와 프랑스의 파스퇴르가 나온다. 둘 다 그 전에는 전혀 알지 못했던 미생물에 대한 관심을 불러일으키고 전염병 예방에 결정적인 공헌을 했다. 아직도 의학의 과학적 연구에 기본 원칙을 들라면 코호의 기본원칙을 말하는 경우가 많다. 또한 파스퇴르는 그의 학문적인 연구 외에도 퍽 좋은 말을 했다. '과학에는 국경이 없으나 과학자에게는 조국이 있다'는 말이 그것이다.

내가 질병이나 보건문제의 역사적인 연구에 관심을 가져왔고 돌아가신 김두종 박사와 이영택 선생님을 좋아하는 이유도 이 말과 관계가 있다. 지금은 모두 고인이 됐지만 일본인으로 경성제대에 몸담고 있다가 수원도립병원 원장을 지낸 미끼 사까에(三木榮) 박사를 말하지 않을 수 없다.

그는 김두종 박사와 거의 때를 같이 해서 조선의학사 및 질병사를 펴내서 일본학술원에서 상도 받았다. 그 내용을 좀 훑어보면 문헌정리도 잘 됐고 서술이 매우 논리정연해서 김두종 박사가 쓰신 한국의학사와 쌍벽을 이룬다. 이 책의 서문은 우리나라 국사학계의 태두였던 이병도 박사가 쓰고 추천했다. 나도 이 책을 정독한 바 있다.

명치시대의 오래된 일본말과 동양공통의 어려운 한문을 많이 써서 아시아전통의학에 능통한 한의학자의 도움까지 받아 거의 완벽하게 읽었다. 참 훌륭하신 분이다. 다른 분야도 그렇지만 일본사람들이 우리나라 역사에 관심을 갖고 책을 낸 경우가 많았고 지금도 많다.

자칭 국보라고 말하고 다녔던 양주동 박사의 고가연구(古歌硏究)나 여요전주(麗謠箋注)도 마찬가지다. 양 박사의 말씀에 따르면 평양의 숭실전문학교에서 편안한 교수생활을 하다가 우연히 일본인 교수가 쓴 고려시대의 고가연구에 관련된 논문을 보고 분개해서 교수직에서 물러나 책을 만들었다고 했다. 서울의 값싼 여관에서 기거하며 출판사를 찾아다녔으나 일제말기라 일본말로 출판하게 됐다는 것이다. 참으로 훌륭하신 분이다. 국보라고 할만하다.

내가 미끼 박사의 조선의학사보다는 김두종 박사의 책을 더 좋아하는 것은 여러 가지 이유가 있지만 첫째로 내가 한국 사람이기 때문이다. 미끼 박사는 조선조의 연호를 쓸 때 중국의 공식적인 연호를 썼다.

솔직히 말해서 조선에는 당시 연호가 없었다. 명이나 청나라 연호를 쓰는 것을 트집잡을 수는 없을 것이다. 하지만 나는 한국 사람이다. 굳이 중국의 연호로 우리나라 질병사나 의학사를 쓰는 것이 마음에 들지 않았다.

파스퇴르의 말과 같이 과학에는 국경이 없다. 그러나 과학자에게는 조국이 있다. 똑같은 학술적인 서술이라고 해도 중국의 연호를 쓴 미끼 박사에게 적지 않은 저항감을 느낀 이유이다.

아직도 동경의 큰 책방에 있는 한국사 관련 책들 중에는 일본학자들에 의해 객관적이지만 한국 사람들의 비위를 건드리는 내용들이 수록된 경우가 많다. 거부감을 느끼지 않을 수 없다. 편협하다고 할지는 모르지만 솔직한 내 심정이다.

〈119회〉 노병의 교수와 남철현 교수에게 바란다

이미 고인이 됐지만 진북대학교 의과대학 예방의학 조교수와 충청도에 있는 교원대학교 교수로 있다가 작고한 박영수 박사 생각이 가끔 난다. 그는 서울토박이로 수의과대학을 나와 보건대학원에서 석사, 박사를 마쳤다. 또한 하와이대학에 가서는 우리나라 보건통계학에 큰 업적을 남긴 박재빈 교수 밑에서 보건통계학을 연구하기도 했다.

박 박사와 절친한 친구가 노병의 교수이다. 노 교수도 역시 수의과대학을 나와 보건대학원에서 석사와 박사를 마쳤다. 이 두 사람을 한꺼번에 화제로 올리는 것은 나와 모임을 갖게 되면 반드시 두 사람이 함께 참석하곤 했기 때문이다. 이중 노 박사는 미8군에서 식품위생을 오랫동안 담당했기 때문에 툭하면 당시로서는 귀한 미국음식을 미군식당에서 대접받곤 했다.

알고 보니 노 박사는 수의과대학을 수석으로 졸업한 수재였다. 두 분 다 나이를 들어서도 너무 예의를 잘 지켜서 모임에서 미안한 마음이 들 정도였다. 그 후 미8군에서 근무를 마치고 미국에 이민을 갔다가 돌아온 것으로 알고 있다. 머리도 좋고 인간성이 좋아서 대구에 있는 대학에 추천해서 교수를 거쳐 아직도 명예교수로 있는 것으로 알고 있다.

노병의 박사와 함께 보건대학원에서 석사와 박사를 마친 남철현 박사도 잊을 수 없다. 그는 경상도 태생으로 약학대학을 나오고 보건대학원에서 보건학을 전공해 전국보건대학원장협의회장, 복지부 의료보장개혁위원회 위원과 건강증진기금확보대책위원으로 활동했다. 현재는 서울특별시 보건협회장을 맡고 있다. 역시 머리도 좋고 사교능력도 갖춘 분이다. 아직도 나를 잊지 않고 가끔 선물을 보내오는 것도 남 박사이다.

살다보니 여러 가지 유형의 사람을 만난 기억이 난다. 머리가 좋고 공부를 열심히 해서 대학을 수석으로 졸업한 분들이 있는가 하면 대학시절에는 공부를 안 하다가 뒤늦게 마음잡아 자기분야에서 특출한 업적을 내는 분들도 보았다. 일반화시켜서 말할 수는 없지만 대학에서 일등을 하고 공부를 잘했다고 사회활동이 보장되는 것은 아닌 것 같다. 나를 퍽 아끼고 좋아했던 선배 김태룡 박사 생각이 난다. 경기고등학교를 수석으로 졸업하고 서울의대를 나왔지만 사회생활에 적응하지 못해서 크게 빛을 보지 못하고 미국에 이민 간 것이 안타깝다. 공부는 차라리 남들보다 처지더라도 다른 사람들과 어울려 잘 일하고 맡은 바 업무를 제대로 해내는 분이 여러모로 남에게 도움을 줄 수 있는 삶을 사는 것 같았다.

나도 이제 80세가 지나 90세에 가까워지고 있다. 생각할수록 내 지나간 옹졸한 처세에 후회하는 경우가 많다. 그리고 나와 인연을 맺었던 분들이 지금도 잘 되기를 바라고 있다. 옛말에도 새가 죽을 때는 그 소리가 슬프고 노인들의 말들은 다 착하다고 했다(鳥之將死 其聲也悲 人之將死 其言也善). 바라건대 노병의 박사도 그렇고 남철현 교수도 업적을 더 내고 훌륭한 교수로 활동하기 바란다.

석사와 박사 과정을 통틀어 거의 10년 가까이 인연을 맺었던 사람으로 솔직한 심정이다. 나이 먹은 사람의 후학을 위한 바람이기도 하다.

〈120회〉 唯物論적 醫學은 마음에 관심을 쏟고 있다

서양의 문명사를 크게 두 시기로 나누어서 얘기하는 경우가 많다. 르네상스 이전의 시기를 종교가 지배하던 유심론적 암흑기라고 한다면, 레오나르도 다빈치의 인체해부학과 윌리엄 하비의 혈액순환설로 집약되는 생리학적 업적이 두드러지고 세균학과 예방주사로 대표되는 면역학의 태두로 이어지는 근대의학의 전성기는 단순화시켜보면 단일병인론(單一病因論)을 주축으로 이루어지는 유물론적 세계관에 기초해 발달해왔다. 또한 질병이나 건강현상을 원인과 결과로 이어서 실험의학이 발달해 오늘날에 이르렀다.

쉽게 말하면 중세기에는 기독교에 기초를 둔 스콜라철학이 모든 현상을 종교적인 관점에서 다루어 큰 발전을 보지 못했다. 그 후 과학적 의학은 기계론(機械論)적인 경향이 너무 심해져 히포크라테스로 되돌아가자는 신히포크라테스 운동이 제창되기도 했다. 그러나 그 뿌리는 원인과 결과를 연결시켜 근본원인을 파헤치기 위한 단일병인론적 시도가 지배했다. 옛날에는 기독교적 세계관의 태두리에서 벗어나지 못한 마음의 의학이 주축을 이루었다고 한다면 근대이후 종교를 부정하고 유물론적 세계관에 입각한 과학적 의학은 마음에서 벗어나 육체의 질병에 온힘을 쏟았다.

그 결과 유사 이래 한 번도 근본적인 해결을 보지 못했던 기역(飢疫)에 대한 집중연구는 우리 인류의 숙명과 같았던 영양실조와 전염병 관리에 성공했다.

서양의 문물과 과학을 재빨리 받아들여 청일전쟁은 물론 러일전쟁에서 러시아의 무적함대를 대마도해협에서 섬멸시킨 일본해군은 당시 오랫동안 배를 타는 해군들에게 언제나 생겨났던 각기병과 구루병을 막기 위해 급식에 밥을 없애고 빵과 고기로 대체하기도 했다. 우리나라도 마찬가지지만 콜레라는 유럽의 열강들이 식민지를 넓히기 위해 아시아와 아프리카에 진출하면 언제나 문제가 됐던 병이었다.

세균학과 면역학의 눈부신 발전에 따라 오랜 항해에 언제나 뒤따라 발생했던 구루병과 각기병을 고기를 먹이고 오렌지를 급식함으로써 극복하고 엄격한 검역체계를 통해 콜레라 장티푸스 같은 후진국병을 막아낼 수 있었다.

그러나 콜레라나 장티푸스 그리고 전형적인 각기병이나 구루병 같은 영양실조의 해결에 실마리를 찾게 되자 과학적 의학은 새로운 도전에 직면하게 됐다.

인과율의 법칙에 따라 모든 질병은 근본원인이 있는 것으로 믿었지만 근본원인도 없고 수많은 복수요인에 따라 발생하고 늘어나는 이른바 생활습관병에 직면하게 됐다. 고혈압과 당뇨병의 근본원인을 찾기 어렵게 되고 복수병인론의 차원에서 마음의 건강에 관심을 두고 있다. 결국 마음을 떠나 육체에 관심을 가졌던 의학은 또다시 마음의 건강에 관심을 쏟고 있다.

세상은 참 빠르게 변하고 있다. 가족계획을 외쳐대며 산아제한을 한 정부가 이제는 더 많은 아이를 낳도록 권장하고 있다. 마음의 평화와 정신적 안정을 위해 피정(避靜)이나 안거(安居) 내지 참선(參禪) 같은 종교적 얘기가 의학계의 화두가 됐다. 참 세상이 많이 변하고 있다.

허정 교수의 인생 90년 보건학 60년

6부

보건신문 칼럼
〈121~150회〉

허정 교수의
인생 90년
보건학 60년
6부 보건신문 칼럼 〈121~150회〉

〈121〉 나는 洪文和 박사를 좋아한다

　나는 의과대학을 나와 같은 대학 교수가 되어 만 65세까지 봉직했기 때문에 이력서를 써도 참 단순하다. 그 대신 서울대학교에 오래 있었기 때문에 의과대학이나 보건대학원 외에 다른 대학 교수들과도 많이 친분을 유지해왔다. 특히 미네소타 플랜으로 보건대학원과 행정대학원 교수요원 그리고 농과대학, 수의과대학, 공과대학 선생들이 함께 가 있었기 때문에 아는 분들이 꽤 많다. 그 중에서도 연건동 캠퍼스에 계속 자리잡고 있었던 천연물과학연구소에 계시다 정년하신 홍문화 교수님을 잊을 수 없다.

홍 박사님은 일제시대에 생약연구소에 계시다가 검정시험을 통해 의사가 되셔서 서울대학병원에도 있었던 것으로 알고 있다. 해방 후 서울대학교 약학대학이 과거의 약학전문학교를 이어받아 생겨나자 그 곳에서 교수로 오랫동안 봉직하셨다. 그 후 국립보건원에서 잠시 원장을 하시다 서울대학교에 되돌아와 천연물과학연구소에 계시다 정년 하셨다. 미국에 가셔서 다시 공부를 하셨고 한문에도 조예가 깊어서 우리나라 약학사를 고려대학교에서 펴낸 일도 있다.

예로부터 신언서판으로 사람을 평가한다는 얘기가 있지만 홍 박사님은 이 모든 조건에 충족하신 훌륭한 학자요, 선비인 동시에 용모도 단정하고 글도 잘 쓰셨다.

한참 후학인 나와도 절친한 관계를 유지해서 가끔 약사회가 개최하는 세미나 집회에 초청 연사로 주선해 주셨다. 말씀도 잘 하셔서 명주례로 소문나기도 했다. 글도 잘 쓰셔서 홍 박사님이 쓰신 글이 우리나라 국어 교과서에 실린 것도 알고 있다. 특히 내가 좋아하는 것은 국립보건원장으로 동분서주하던 시절이다.

이제는 많이 달라져서 교수가 공직을 갖게 되면 휴직할 수 있었지만 당시에는 그런 규정이 없어서 교수직을 버리고 보건원 원장이 되셨다.

원래 국립보건원은 해방 이후 독자적으로 출발했던 방역연구소와 보건훈련원을 미국의 국립보건원을 본받아 합쳐야 된다는 중론 때문에 생겨난 기관이었다. 그 후 의사나 약사의 국가시험도 정부로부터 위임받아 고시과가 생겨났다. 이 방대한 조직에 수장이 되었지만 실무적인 일에는 많이 간섭하지 않으셨다. 그 결과 고시과의 말단 직원들이 국가시험에서 부정을 일으켜 문제가 커지자 보건원장직에서 물러나셨다.

일반적으로 이런 불상사가 생겨나면 고시과 직원들이 책임을 지면 되는 것이었지만 홍 박사님은 조직과 부하직원을 위해 본인이 사표를 내셨다. 대학에 돌아오고자 했지만 약학대학에 자리가 마땅치 않아 천연물과학연구소 교수로 계시다 정년하셨다. 지금 생각해도 깨끗한 처신이었다. 모든 누를 본인이 떠안고 원장직에서 물러난 홍 박사님이야말로 진짜로 우리나라 고유의 선비라고 느꼈다.

이미 작고하셨지만 말씀도 잘하고 글도 잘 쓰고 학문에도 도통하신 홍 박사님은 훌륭한 서울대학 교수셨다. 지금 생각해도 서울대학교에서 보기 드문 훌륭한 교수요, 사표라 여긴다. 지금도 선생님을 존경하고 있다.

〈122〉 삶은 奇蹟과 祝福이다

　내가 대학에 있으면서 가장 큰 감명을 받은 분은 부산 복음병원에서 일하신 장기려 박사이다. 조규상 선생님 주선으로 카톨릭의대에 자주 출강했던 관계로 알게 된 신부님 소개로 평화방송 고정출연자로 2년 동안 라디오프로그램을 맡은 일도 있고 크리스찬아카데미에서 개최하는 모임에 자주 가서 강원룡 목사님도 잘 알고 있다. 한경직 목사님이 영락교회에 계실 때 설교도 여러 번 직접 들은 일이 있다.

　그러나 솔직히 말해서 나는 아직도 기독교인이 아니다. 최남선 선생이 돌아가시기 임박해서 천주교에 귀의한 것을 잘 알고 있지만 아직도 종교가 뭐냐고 물어보면 자신 있게 말할 수 있는 종교가 없다. 얼마 전에 작고한 빌리 그레함 목사님의 부흥회에는 실제로 참석하지는 못했지만 TV를 통해 여의도 특설집회장에서 구름같이 모여든 사람들에게 김장환 목사님의 통역으로 설교하는 것을 감명 깊게 보았고 지금도 기억이 새롭다.

　그렇다고 무신론자는 아니다. 과학적인 의학을 공부하고 보건학을 미국에 가서 공부한 사람으로 느끼는 것이지만 현대의학은 그 사명을 다하고 눈부신 업적에 찬사를 보내도 되겠지만 이제는 과거 어느 시대에도 겪어보지 못한 마음의 건강문제에 직면하고 있다. 일본 후쿠시마 원전사고로 인해 일본의료계가 떠맡은 과제는 과거의 방사능 누출 때문에 생겨나는 원자병이 아니라 이런 충격 때문에 생겨난 우울증 환자이다. IS가 저지르고 있는 테러와 살상은 물론 미국의 총기난사 때문에 생겨난 문제 또한 증오와 공포 그리고 불신에 따른 마음의 병으로 보는 사람들이 많다.

방황하고 갈 길을 잡지 못하는 현대인들의 마음의 병은 과학적 의학의 범위를 훨씬 벗어나 범사회적 과제가 되고 그 해결방안 또한 의학 밖에서 찾고 있다. 달라이 라마에 서양 사람들이 열광하고 정신신경안정제보다는 종교에서 해답을 찾으려는 사람들이 늘어나고 있다.

생각을 좀 넓혀서 우리들의 삶을 본다면 그것은 기적과 축복의 연속이라고 볼 수 있다. 나는 시골에서 태어나 대학을 마치면 시골에 내려가 개업을 하려고 했다. 미국유학은 꿈도 꾸지 않았다. 그것은 기적이요 나에게 주어진 축복이었다. 특히 미네소타플랜을 다루고 계셨던 권이혁 교수님의 도움으로 보건대학원 교수요원으로 선발되어 미네소다에 가서 공부를 시작했다.

또한 이미 작고한 김완태 박사의 도움으로 어렵게 여권을 만들어 공부를 시작한 것이 1959년이다. 미국행을 주선해 주신 권이혁 선생님께 다시 한 번 감사하고 싶다.

생각을 달리 해보면 세상은 축복과 기적으로 연결되어 있다. 빌리 그레함 목사는 99세에 돌아가시면서 하늘나라에 이사 간다고 기쁘게 임종했다. 불만과 좌절에 빠진 사람들은 세상을 보는 눈을 달리하라. 우리의 삶은 기적과 축복의 연속이다.

〈123〉 담배 다음에는 자동차를 줄이자

오래간만에 역삼역에 있는 북어찜 백반집에 가느라고 큰 빌딩을 가로질러 갔다. 1층 벽에 붙어있는 큰 게시판을 보니 금연빌딩이라고 써있다. 꽤 큰 건물인데 이 건물 안에선 어디서나 담배를 피울 수 없단다. 금연운동은 우리나라만의 얘기가 아니다. 거의 모든 나라에서 금연운동이 벌어지고 있다. 일본의 큰 도시에 가면 점심이나 저녁때 많이 모이는 선술집(居酒屋)에서도 담배 피우는 사람들이 줄어들고 영국의 유명한 펍(pub)에서도 머지않아 담배 피우는 풍경이 사라지리라 여겨진다. 나는 담배를 피우지 않는다. 그러나 옛말에도 도망갈 길을 터주고 적을 몰아내야 한다는 얘기가 생각난다. 건물이나 옥외에 흡연실이 마련됐으면 좋겠다.

 섭섭한 얘기지만 담배를 피우지 않았다고 폐암에 걸리지 않는 것도 아니다. 현재 전 세계적으로 발생하는 폐암환자의 1/3은 담배를 피우지 않는 사람들이다.

 현대사회에서 폐암이 도시인들에게 잘 발생한다는 것은 어느 나라에서나 마찬가지이다. 내가 어렸을 때 자랐던 시골에선 횟배에 좋다고 여자들도 담배를 피웠다. 평균수명도 원래 낮았지만 담배를 피워서 폐암에 걸리는 경우는 많지 않았다. 신작로에는 하루에 한두 번 자동차가 먼지를 내뿜고 지나갔고, 그러면 자동차에서 배출되는 가스냄새를 맡으려고 아이들이 달려갔다. 나도 그랬다.

 폐암을 일으키는 좋지 못한 독성 부유물질은 한두 가지가 아니다. 담배도 나쁘지만 자동차에서 뿜어 나오는 매연은 폐암 유발물질을 다 기지고 있다. 특히 디젤차는 이런 유독물질이 아주 많아서 유럽에선 20년대 후반부터는 디젤차 운행을 못하게 계획하고 있다. 그러나 유독물질을 뿜어내기는 휘발유로 가는 일반 자동차도 마찬가지다. 바이오에너지를 쓰는 자동차도 마찬가지다. 이에 착안해서 우리나라는 물론 외국에서도 전기차를 생산하고 이를 보급하고자 힘쓰고 있다. 좋은 일이다.

 우리나라와 국교를 맺기 전인 1970년대 북경을 방문한 사람들은 시내가 자전거로 넘쳐나는 것을 기억할 것이다. 이제는 자동차 때문에 교통이 마비될 정도여서 선진국이나 후진국도 교통체증은 마찬가지고 자동차 홍수 속에 살고 있다.

우리나라 일기예보에 보면 중국의 황토고원으로부터 날아오는 황사 때문에 대기가 오염된다고 한다. 그러나 요새는 여기에 곁들여 중국의 산업화에 따라 공장에서 뿜어 나오는 매연이 우리나라를 덮치고 있다. 그러나 중국의 매연에 더해 우리나라 대기오염의 주범은 바로 큰 도시에서 늘어만 가고 있는 자동차다. 우리가 가지고 있는 휘발유 차를 모두 전기차로 바꾸지 않는 한 대기오염은 줄어들기 힘들 것이다. 따라서 우리는 전기차를 더 많이 생산하고 석유차를 지속적으로 줄여 나가야겠다. 또한 기차나 전차 같은 대체 교통수단도 장기적으로는 늘리는 것이 좋을 것이다. 우리나라도 자동차를 줄여나가야 한다. 그 방법밖에는 다른 묘책이 없을 것 같다.

〈124〉 나이 들수록 戀愛하라

전 세계적으로 노인인구가 늘어나고 있다. 가까운 일본은 아베총리가 나이나 성별을 따지기 전에 모든 사람이 활동하는 일억총활동사회를 만들어야 한다고 해서 크게 호응을 받고 있다. 싱가포르에서 방송하는 채널 뉴스 아시아(Channel News Asia)에서는 지난해부터 80대 이후의 노인문제를 다루는 프로가 생겨나 큰 인기를 끌고 있다. 예전에는 70세까지 살면 퍽 오래 살았다고 고희잔치를 했지만 이제는 대부분의 사람들이 80을 넘기고 있다. 이렇게 오래 살다보니 어느 나라나 노인의료비를 감당하기 어렵게 됐다. 오래 사는 것 보다는 건강하게 살다 생을 마치는 '건강연령'에 모두가 관심을 쏟고 있다.

근래 미국과 일본에서 조사한 바에 따르면 이렇게 오래 살면서도 건강하게 사는 사람들을 통계적으로 살펴보니 가장 중요한 것이 나이 들어도 배우자가 있다는 사실이었다. 미국이나 일본에선 독거노인들이 늘어나면 환자가 늘어나고 사회적으로 의료비 부담이 증가된다는 사실을 강조하고 있다.

이러한 노인들의 건강에 가장 좋은 처방은 무엇일까? 잘 먹고 열심히 운동하고 소일거리를 갖는 것도 중요하지만 혼자 외롭게 지내기보다는 같이 동고동락하는 반려자가 가장 중요하다. 일본에서 80세 이상 노인들을 조사해보니 남편이나 아내 등 반려자가 있으면 혼자 사는 노인보다 20~30% 오래 살고 건강하다는 사실이 밝혀졌다. 미국도 마찬가지다. 정신적으로나 정서적인 안정을 가지고 살아 나가려면 남편이나 아내가 있거나 좋아하는 이성과 교제를 하는 것이 좋다는 결론을 얻었다.

요새 신문이나 TV를 보면 남성들의 성폭력이나 성추행이 많은 나라에서 터져 나오고 있다. 우리나라도 마찬가지다. 그러나 이런 부정적인 측면보다는 긍정적인 면에서 본다면 나이 들어서 혼자 살기보다는 이성교제도 하고 좋아하는 사람이 있는 것이 훨씬 좋다고 한다. 듣는 사람에 따라 달리 반응을 일으키겠지만 나도 나이 들면서 이런 견해에 동의한다.

요양원이나 양로원에서 쓸쓸하게 여생을 지내는 사람보다는 노인회관이나 복지관에 가서 좋은 취미생활을 하고 곁들여 이성교제를 하는 것은 성폭력이나 성추행과는 전혀 차원이 다른 일이라 여긴다.

청량리에 있는 청국장집에 가끔 가는데 이곳에는 콜라텍이 가까이 있어서 나이 먹은 남녀 손님들이 많다. 모두 깔끔하게 차려입고 화장도 곱게 한 모습이었다. 나이 든 사람 특유의 지나친 행동도 없었다. 이런 모습을 보면서 나이 들수록 이성교제가 좋다는 사실을 깨달은 바 있다.

기존 가족관계나 사회적인 유대에서 크게 벗어나지 않는 한 이분들의 만남을 좋지 않은 시선으로 바라보기 보다는 긍정적으로 봐야할 것 같다. 노년기 건전한 이성교제는 병도 줄이고 건강하게 여생을 사는데도 도움이 되리라 여겨진다. 세상이 바뀌면 우리들도 그 변화에 발맞추어 나가야 한다. 그래야만 장수가 재앙이 아닌 축복이 될 것이다.

〈125〉 東日本대지진이 준 교훈

일본은 지진이 많은 나라이다. 근래 지진은 해일과 함께 바닷가에 세워진 원자력발전소 오염 때문에 여러 가지 부작용이 많이 생겨났다. 특히 동일본대지진이라고 불리는 후쿠시마(福島)를 중심으로 일어난 지진은 행방불명자를 포함해서 희생자가 2만 명이 넘는다. 아직도 많은 사람들이 원자력발전소에서 흘러나온 방사능 때문에 외지에 나가 피난살이를 하고 있다. 근래 일본정부에서 발표한 바에 따르면 이 지진 때문에 아직도 많은 사람들이 고통을 받고 치료를 받는다고 한다. 그 충격 때문에 240명이 넘는 사람들이 자살했고 아직도 통행제한구역이 많아서 언제나 이 사태가 해결될지 요원하다고 한다. 그런데 사람이 드나들 수 없는 오염지역을 가보니 밤에는 야생동물의 보금자리가 된 느낌을 받았다고 한다.

집에서 키우던 개들이 들개로 변하고 고양이는 물론 멧돼지들이 드나들고 원숭이까지 가세해 사람이 살던 곳 같지 않게 변했다는 것이다. 전문가에 따르면 이런 멧돼지, 오소리, 살쾡이들이 방사능에 노출되어 유전자의 변화가 일어나고 있다는 얘기도 있다. 먹이 사슬의 정점에 있는 사람들로서도 이런 오염에 궁극적으로 노출되지 않을까 걱정하고 있다.

그러나 이 지진과 해일을 겪으면서 가장 골치 아픈 건강상의 영향은 지진의 충격으로 생겨난 우울증환자가 아직도 많다는 얘기다. 치료를 받는 사람들만 따져 봐도 2만 명이 훨씬 넘는다고 한다. 지진이 일어난 지 7년이 넘었는데 이렇게 많은 사람들이 지진의 충격으로 마음고생을 한다니 남의 나라 일이지만 생각되는 바가 크다.

전쟁이나 지진 같은 재난이 닥쳐오면 많은 사람들이 목숨을 잃는다. 그러나 전쟁 때문에 죽는 사람보다는 이런 엄청난 재난 때문에 전염병이 돌아서 더 많이 희생됐다. 역사를 훑어보면 제2차 대전까지 전쟁 때문에 희생된 사람들의 과반수가 총이나 대포가 아닌 이런 재난에 수반되어 생겨난 질병 때문에 죽었다.

캐나다의 외과의사 노먼 배튠은 드물게도 중국에 가서 팔로군(八路軍) 부상병을 돌봐주다 파상풍에 걸려 죽었다. 아직도 심양에 가면 그를 기리는 의과대학이 있다. 그게 바로 노먼 배튠 기념 심양의과대학이다. 이렇게 재난과 전쟁으로 인한 전염병이나 파상풍 같은 질병 때문에 죽은 사람이 많았다. 그러나 세상은 바뀌었다. 전쟁과 재난 때문에 사람들이 겪는 가장 큰 병은 이제 이런 충격을 감당하지 못해서 생겨나는 우울증 같은 정신병이다.

체르노빌 사태도 실제로 방사능에 노출된 사람들의 피해보다는 이런 충격을 제대로 소화하지 못해 늘어가고 있는 정신병이 더 문제가 되고 있다. 우리나라에도 원자력발전소는 있고 앞으로도 있을 것이다. 동일본대지진을 거울삼아 큰 재해가 발생했을 때 겪는 정신적 충격에 대해서도 관심을 기울여야 한다. 남의 일 같지 않다.

〈126〉 肥滿은 후진국형 빈곤병이 됐다

우리나라의 역사를 보면 외세의 침입 때문에 많은 사람들이 희생된 기록이 나온다. 특히 병자호란과 임진왜란 때문에 많은 사람들이 죽었다. 아직도 민간에서 쓰이는 '화냥년'은 그 어원을 따져보면 병자호란 때 끌려간 부녀자들이 천신만고 끝에 고향에 돌아온 환향녀(還鄕女)에서 유래됐다는 얘기도 있다.

그러나 많은 사람들이 고통을 겪고 목숨을 잃은 것은 흉년이 들어 식량이 부족하고 전염병이 돌아 생겨난 사회적 요인 때문이었다. 그것을 기역(飢疫)이라고 한다. 20세기가 될 때까지 인구증가를 억제시킨 가장 큰 요인은 주기적으로 닥쳐왔던 바로 이 기역이었다.

흉년이 들면 기우제를 올리고 전염병이 극성을 부리면 나라에선 전염병을 일으키는 귀신을 달래는 여제(厲祭)를 지냈다는 기록이 실록에도 자주 나타난다.

외국의 경우도 마찬가지이다. 지금 미국의 주류사회를 이루는 아일랜드계 백인들 또한 날씨가 좋지 않아 감자흉년이 연거푸 계속되자 살길을 찾아 아일랜드에서 대거 이민해 온 데서 유래된다.

역사 이래 계속해서 먹거리가 넉넉하고 전염병이 돌지 않았던 시절은 없다. 삼년 내지 오년에 한 번씩 돌림병이 돌고 흉년이 들어서 인구의 자연증가가 억제됐다. 이러한 배경아래 생겨난 말이 풍요병과 빈곤병이다. 경제적으로 여유롭고 먹거리가 충분한 사람이나 고장에서 늘어나는 질병을 풍요병이라 하고 가난한 사람들이나 후진지역에서 많이 생겨나는 병을 빈곤병이라 불렀다. 내가 어렸을 때 기억을 더듬어 봐도 넉넉하게 사는 부자들은 배가 나오고 가난한 사람들은 야위고 말랐다.

그러나 세상은 변하고 있다. 과학문명의 발달과 함께 먹거리 걱정이 없어지고 주기적인 전염병의 위협으로부터 해방됐다. 지역적으로 이런 경향을 통틀어 선진국가와 후진국가로 부르기도 했다.

그러나 이제는 먹거리가 절대적으로 부족해서 생기는 콰시오커(kwashiorkor) 같은 단백질 결핍성 영양실조는 급격하게 줄어들고 필요이상으로 영양을 공급받아 배가 나오는 비만증 환자가 늘어나고 있다.

필자가 1960년대 초에 미국에 가서 처음으로 공부할 때만해도 우리나라에는 배가 나온 과체중인 사람은 거의 없었고 미국에서만 뚱뚱하고 배가 나온 사람을 볼 수 있었다. 그러나 세상은 바뀌고 있다. 필요한 에너지 공급을 받지 못하는 절대빈곤 환자는 줄어들고 부유한 사람들은 체중관리를 해서 오히려 비만증이 줄어들고 있다.

배가 나오고 비만한 사람들이 과거의 후진지역에서도 많이 늘어나고 있다. 인도나 방글라데시에 가도 중산층 이상 사람들은 거의 비만환자이다. 균형 잡힌 식사를 하기 어려운 후진국일수록 비만증 환자가 늘어나고 있다. 우리나라도 앞으로는 국가적인 사업으로 비만증 예방에 온힘을 쏟아야겠다. 과체중은 만병의 근원이다. 대사증후군이라 불리는 생활습관병도 모두 비만과 관계가 있다. 앞으로는 국가사업으로 비만증 예방에 힘써야겠다. 내 솔직한 심정이다.

〈127〉 따뜻한 노인의료만이 負動産을 만들지 않을 것이다

근래 일본의 NHK 방송에서 놀랄만한 뉴스를 보았다. 한 노인 요양시설 직원이 거동이 불편한 환자들을 지상으로 떨어뜨려 죽게 해 사형이 선고됐다는 것이다. 더욱 놀라운 것은 이 젊은 직원이 노인들을 떨어뜨려 죽이기 전에 환자의 보호자들에게 추락사를 암시하는 메시지를 보냈다고 한다.

미국에서도 노인요양원의 환자 학대나 고의적인 타살이 자주 보도돼 왔다. 우리나라에선 아직도 노인들을 공경해서 전철이나 버스에서 경로석을 두고 예우한다. 대학 앞에서 학생들을 대상으로 분식집을 오랫동안 운영해온 노부부가 근근이 모아온 전 재산을 그 대학의 학생들을 위한 장학금으로 내놓고 생을 끝마쳤다는 얘기도 들은 일이 있다.

우리나라도 65세 이상 노인들의 인구가 선진국의 버금가는 수준으로 늘어나 8백만에 육박하고 있다. 이들이 쓰는 의료비도 급격하게 늘어나서 전체인구의 13%인 노인들이 건강보험에서 40%가 넘는 의료급여를 받고 있다고 한다. 사회적으로 봤을 때 노인들의 복지나 의료는 소비지출에 해당돼서 되도록 줄이는 것이 바람직하다고 본다. 회생 가능성이 거의 없는 노인들의 수술이나 값비싼 의료는 사회적으로 봤을 때 그렇게 바람직하다고 보기는 어렵다. 나도 나이를 먹어가지만 이런 얘기에 공감한다.

일본은 물론 우리나라도 경제성장기 노인들의 기여도를 따져본다면 노인의료를 박절하게 끊는 것이 좋게는 보이지 않는다. 노인들을 쓸모없는 존재로 여기고 의료급여를 극도로 제한해서 이들의 정신건강에 좋지 않은 영향을 끼치는 것도 바람직하지 않다. 하지만 냉정하게 의학적으로 따진다면 회생 불가능한 노인들의 수술이나 집중치료는 하지 않는 것이 좋다. 얼마 남지 않은 여생을 행복하고 기분 좋게 살게 하는 것은 고가의 의료비를 지불해야만 하는 값비싼 의료에 있지 않다. 일본이나 미국은 물론 우리나라에서도 노인들의 의료는 의학적으로 질 높은 의료를 제공하기 보다는 노인들의 마음을 감싸주고 따뜻하게 대해주는 의료에 달려있다고 본다.

노부부가 생을 마감하기 전에 분식집으로 모은 전 재산을 대학 장학금으로 내놓듯이 따뜻한 인간관계가 있어야겠다. 노인

학대란 끔찍한 말이 우리나라에서는 생겨나지 말아야겠다. 요새 일본에선 노인들이 아무런 조치 없이 죽은 후 남겨진 빈 집을 처분하는데 골치를 썩이고 있다. 한참 경제 붐이 일어났을 때 일본에선 부동산만큼 좋은 것이 없었다. 그러나 이제는 늙어 죽는 사람들의 집과 땅 때문에 골치를 앓고 있는 것이다. 앞으로도 이런 경향은 더욱 늘어나 負動産이 될 날이 멀지 않았다고 한다. 우리나라에선 이런 얘기가 나오지 않도록 따뜻한 노인의료를 위해 다함께 힘썼으면 좋겠다.

〈128〉 우리 인류는 비만이란 도전에서 이겨야 한다.

근래 싱가포르에서 방영되는 '채널 뉴스 아시아'를 본 일이 있다. 세계 곳곳에서 일어나는 뉴스와 함께 아시아의 크고 작은 나라에서 벌어지고 있는 일들을 잘 소개한다. 그런데 사모아 특집이 나와 관심을 갖고 보았다. 사모아는 미국령인 아메리칸 사모아와 독립국가인 웨스턴 사모아로 나뉘어 있다. 1960년대에 원양 참치잡이에 나섰던 주식회사 동원의 전진기지가 있던 곳이기도 하다.

필자는 1980년대 초에 두 번에 걸쳐 WHO의 지원을 받아 사모아에 가본 적이 있다. 그때만 해도 바다에 나가 물고기를 잡고 우리나라의 감자 비슷한 '타로'를 많이 먹었으며 외국사람들이 드나들기 시작하면서 상류층은 통조림을 먹기도 했다. 선천적으로 체구가 크고 몸집이 좋은 사모아 사람들은 당시에도 뚱뚱한 사람들이 꽤 있었다. 그러나 원시생활을 하는 대부분의 원주민들은 그렇게 뚱뚱하지 않았다.

호텔도 많지 않아 WHO에서 주선해준 세끼 식사를 제공해주는 숙박시설에서 지냈다. 이런 추억을 가지고 있는 나에게 싱가포르 방송은 참으로 충격적이었다. 그 곳 원주민들을 대상으로 소개한 특집을 보면 어린이까지 포함해서 90% 이상의 사람들이 뚱뚱하고 겉으로 보기에도 비만이었다.

우리나라도 6.25 사변 전엔 드물게 부유한 상류층 사람들만이 배가 나온 '마카오 신사'였다. 당시에는 보릿고개를 넘기기 어려워서 실제로 산나물을 뜯고 소나무 껍질을 까서 먹는 사람들이 시골에는 흔했으니 뚱뚱한 사람들이 있을 수 없었다. 내가 어렸을 때 기억에는 고기를 먹기란 하늘의 별따기였다. 추석이나 설날이면 동네에서 잡은 돼지고기를 먹는 것이 전부였다.

이제는 보릿고개도 없어졌다. 통일벼가 들어오고 나서 맛은 없었지만 시골사람들도 쌀밥구경을 하게 됐다. 좋게 말해서 절대빈곤에서 해방됐다. 그 대신 밥을 배불리 먹기 시작하면서 농촌사람들도 모두 배가 나오기 시작했다. 부유한 사람들만이 배가 나오던 시절은 지났다. 그 대신 균형 잡힌 음식을 제대로 먹지 못해서 빈곤병의 형태로 비만환자가 늘어나고 있다.

우리나라만의 일이 아니다. 아프리카나 분쟁지역의 극히 제한된 지역을 뺀다면 우리 인류는 겪어보지 못한 새로운 형태의 질병에 직면하고 있다. 바로 비만이다. 대사증후군이라 일컫는 고혈압, 당뇨병, 암 같은 생활습관병은 남의 일이 아니다. 돈 많은 부자들만 걸리는 병이 아니라 이제는 모든 서민들이 걱정하는 것이 비만이 되었다.

역사 이래 지금처럼 먹거리가 넉넉했던 시절은 없었다. 전염병은 다루기도 쉬웠고 과학적인 의학의 힘을 빌려 없앨 수도 있었다. 하지만 비만은 쉽사리 극복하기 어렵다. 이제라도 배불리 먹는 습관을 버려야 한다. 식탐을 없애고 어려웠던 시절로 되돌아가 식사량을 줄여야 한다. 참 힘든 일이다. 국가나 개인 모두 가장 극복하기 어려운 비만에 대한 도전에 직면해 있다. 그러나 반드시 비만은 극복돼야 한다. 우리들의 가장 큰 숙제이다.

〈129〉 일본의 꽃가루 경보는 人災이다

한때는 바보들을 양산하는 원흉이라고 해서 '바보상자'라고 했지만 나이 들어 TV는 참으로 필요한 존재이다. 나이가 드니 운동도 많이 못해서 밤에 잠에서 깨는 경우도 흔하다. 이때 TV를 틀면 좋은 프로그램이 많다. 요새는 케이블 TV가 보편화돼서 영어방송이나 일본TV를 쉽게 볼 수 있다. 오늘은 좀 재미있는 얘기인데, 내가 잘 보는 미국의 CNN과 영국의 BBC 그리고 일본의 NHK 방송 얘기를 좀 하겠다. 방송사도 각기 중점적으로 다루는 것이 있고 이를 보도하는 입장도 다르다.

그중 일기예보를 예로 들어보자. 우리나라는 시간마다 일기예보를 내보내는데 요새는 미세먼지에 대한 얘기가 많다. 낮에는 좋다가 오후부터는 중국에서 들어오는 황사 때문에 미세먼지가 나쁜 수준에 이르러 외출할 때는 반드시 마스크를 착용하라는 얘기가 자주 나온다. 일본의 경우에는 '花粉정보'라고 해서 계절에 따라 좀 다르지만 초봄부터는 꽃가루 주의보를 내보내는 경우가 많다. 중국의 TV에서는 황토고원과 고비사막, 몽고에서 먼지바람이 일면 자동차를 운전하기도 힘들어서 외출을 자제하라는 얘기도 자주 나온다.

근래 중국 정부는 북경의 공기를 맑게 하기 위해 석탄 사용을 제한하고 먼지를 많이 뿜어내는 공장들도 지방으로 옮겼다는 얘기가 자주 나온다. 우리나라 미세먼지의 원인을 따지고 본다면 중국에서 불어오는 황사와 먼지 탓도 있지만 급격하게 늘어나고 있는 자동차 배기가스도 무시할 수는 없다.

일본에서 봄철이면 거의 매일 방송에 나오는 꽃가루 주의보도 엄격히 따져본다면 자연현상이라기보다 사람들이 만든 人災라 볼 수 있다. 일본은 오래 전부터 산에 전나무를 많이 심도록 정책적인 배려가 계속됐다. 그 결과 질 좋은 전나무 목재들이 생겨나 국가적으로도 많은 도움이 되고 있다. 전나무는 우리나라의 소나무보다도 목재로 이용하기 좋다. 그러나 이 전나무에도 문제가 생겨났다. 꽃가루가 심하게 날리게 된 것이다. 아무리 대도시라 해도 꽃가루 피해를 받지 않는 곳은 거의 없다. 그 결과 알레르기 환자가 늘어나고 천식은 물론 호흡기병을 유발해서 이제는 꽃가루가 없는 전나무를 개발해서 심고 있다고 한다.

근래 우리나라에선 자연의 복원을 위해 여러 가지 사업을 하고 있다. 사라진 황새를 시골에서 볼 수 있게 하고 앞으로는 저어새 복원에도 힘쓴다고 한다. 좋은 일이다. 그러나 이런 동물이나 식물의 자연복원은 여러 가지 문제를 유발할 수도 있다. 서울에서도 가로수를 버드나무로 바꾸었다가 꽃가루가 날려서 없애버린 일도 있다. 그 대신 은행나무를 심었지만 고약한 냄새를 풍기는 열매 때문에 아직도 골머리를 앓는 곳이 있다. 자연복원은 여러 가지 면에서 심사숙고해서 실행에 옮겨야 한다. 일본처럼 꽃가루 주의보가 발령되지 않도록 유의해야겠다. 나이 든 사람의 노파심이라고 치부하지 않았으면 좋겠다.

〈130〉 노인들의 영양실조에 신경을 쓰자

요즘은 식량사정이 좋아졌음에도 불구하고 노인들의 영양실조가 새로운 건강문제로 제기되고 있다. 우리나라뿐만 아니라 가까운 일본과 중국, 미국에서도 노인들의 영양실조가 부각되고 있다. 일본에서 65세 이상 노인들의 건강상태를 조사해보니 50~60%가 저영양 상태였다고 한다. 그 결과 골다공증과 골절이 늘어나고 노인들에게 잘 생기는 퇴행성 질병도 늘고 있다고 한다. 우리나라도 건강보험 요양조사에 따르면 골다공증이나 골절, 퇴행성관절염이 70세 이상 노인에게서 급격하게 늘어나고 있다. 또한 이들이 쓰는 보험급여도 젊은 사람들에 비해 월등히 많다.

이유는 간단하다. 나도 그렇지만 나이가 들면 활동량이 줄고 운동도 거의 하지 않는다. 입맛도 떨어지고 식사량 자체가 줄어든다. 배우자가 없는 독거노인들이 늘어나서 균형 있는 식사도 어렵다. 특히 나이 들면 줄어들기 쉬운 체력과 근력을 유지하려면 계속적인 단백질 섭취가 불가결한데 우리나라 전통식으로는 필요한 육류 섭취량을 유지하기 힘들다.

이런 얘기는 일본도 비슷하다. 20세기에 접어들 때까지 일본사람들의 육류 소비량은 퍽 적었다. 소고기는 거의 먹지 않고 닭이나 돼지 같은 극히 제한된 육류와 생선만을 먹었다. 그 결과 20세기 초까지도 각기병 환자가 많았다. 이런 폐단을 줄이기 위해 일본 정부는 정책적으로 소 돼지 닭 같은 육류소비를 계속 장려해왔다. 전통적으로 많이 먹는 생선 말고도 단백질 공급원으로 육식을 권장해서 이제는 하루 육류 소비량이 100~150g으로 우리나라를 앞지르고 있다.

이런 정부 시책에 발맞추어 일본 NHK에서는 근래 대표적인 육식 메뉴인 스테이크를 세계 여러 나라를 돌아다니며 취재해서 오랫동안 방영하기도 했다. 확실히 미국이나 칠레, 아르헨티나의 육식 습관은 놀라울 뿐이다. 특히 남미에서는 600~700g이 아니라 거의 두 근에 가까운 1000g을 한 끼에 먹는 것을 보았다. 노인들의 면역력은 물론 노인병에 대한 저항력을 높여주기 위해선 육식을 늘리는 길 밖에 없다고 일본 영양학자들도 강조하고 있다.

우리나라도 근래 단백질 공급량을 늘려야 한다는 얘기가 방송을 통해 가끔 보도되고 있다. 그러나 직설적으로 말해서 양질의 단백질은 고기를 먹지 않고는 섭취할 수 없다. 콩과 두부 같은 식물성 단백질만으로는 이런 수요를 충족하지 못한다. 솔직하게 말해서 우리나라는 전체적으로 육식이 부족한 상태이다. 지나친 비만으로 체중관리를 위해 일시적으로 육식을 제한할 필요가 있는 사람도 있겠지만 노인들의 경우에는 앞으로도 계속해서 육식을 늘려야 한다. 특히 노인들의 건강을 위해선 고기를 맛있게 많이 먹을 수 있도록 식단을 개선해나가는 것이 필요하다.

〈131〉 우리나라 일기예보 선진화 필요

시간이 날 때마다 TV를 보고 일기예보를 관심 있게 본다. 원래 날씨는 건강과 밀접한 관계가 있기 때문에 기후 위생학이라고 독립된 분야를 전공하는 분들이 있었다. 6.25 후에도 서울대학교 의과대학 예방의학교실에는 항온실(恒溫室)이 있었다. 온도와 습도를 조절해서 인체에 미치는 영향을 알아보기 위해 인공적으로 날씨를 만드는 장치이다. 731부대로 악명 높은 일본의 경도대학은 극한 환경에서 인체에 미치는 생리위생 분야에 대한 연구를 많이 했다. 그 주임교수가 도다(戶田) 교수이고 그 밑에서 공부한 사람들이 731부대에서 잔인한 인체실험을 했다.

건강과 밀접한 관계를 가진 기상정보는 나라에 따라 좀 다르다. 필리핀이나 대만에선 태풍경보가 큰 관심을 끈다. 중국에선 몽고와 황토고원에서 발생하는 황사와 먼지에 대한 기상정보에 관심을 쏟고 우리나라도 미세먼지 예보를 무게 있게 다루고 있다. 이에 따라 많은 사람들이 마스크를 쓰고 외출하기도 한다.

그러나 일본에선 미세먼지 예보는 거의 없고 그 대신 꽃가루 예보가 봄철이면 계속해서 방영된다. 우리나라도 미세먼지 예보가 나타난 것은 얼마 되지 않았다. 10여 년 전까지만 하더라도 매연을 뿜어대는 자동차의 진입을 서울시가 단속했지만 미세먼지 예보 때문에 많은 사람들이 마스크를 쓰게 된 것은 그만큼 우리나라도 기상 때문에 건강이 악화될 수 있다는 인식이 높아진 증거라 할 수 있다.

일본에선 봄철이면 꽃가루 정보를 아침저녁으로 반드시 내보낸다. 자연보호를 위해 가꿔놓은 각종 꽃가루가 늘어난 것도 하나의 원인이지만 가장 큰 요인은 정책적으로 20세기 들어 전국적으로 산과 공터에 심은 전나무에서 생긴 화분이 도회지로 날아오기 때문에 생겨난 현상이다. 자연복원을 위해 옛날에 있었던 식물과 야생동물을 되살릴 때는 여기에서 파생될 수 있는 부작용도 사전에 알아봐야 한다.

또한 우리나라 기상예보에 대한 나의 고언을 말한다면 너무 개괄적이고 구체적인 내용이 빠졌다는 점이다. 가까운 일본에선 지역마다 시간대 별로 구름이 끼고 비가 온다는 정보도 빠지지 않고 내보내고 있다. 예컨대 내일 오후에 흐리고 비가 온다면 어디서부터 구름이 끼기 시작하고 몇 시경에 어디에서부터 비가 내려 언제 그칠 거라는 예보를 하고 있는 일본과는 큰 차이가 있다.

나는 나이 든 사람이라 좀 듣기 거북한 고언을 다시 한 번 하고 싶다. 과거에 일본이 잘못해서 우리나라 사람들의 감정을 건드린 것은 사실이다. 그러나 우리나라가 진짜로 선진국가가 되려면 일본의 선진화된 기상정보 시스템을 받아들여야 한다. 일본의 기상예보 시스템은 세계 어느 나라에 비해도 뒤지지 않기 때문이다. 과거는 밉지만 앞선 과학과 기술은 받아들이는 것이 옳다.

〈132〉 나는 이후승 박사를 존경한다

나이 들어 치아가 튼튼하면 흔히 오복을 다 누린다고 한다. 내 친구들을 봐도 틀니를 한 사람들이 많다. 다행히도 나는 이를 빼고 보철을 하거나 틀니를 한 적이 없다. 물론 치아가 닳아서 치료도 받고 신경이 아파서 크라운도 했지만, 이렇게 내가 치아 건강을 유지하는 데는 내 치아를 돌봐주고 있는 이후승 박사의 공이 크다.

미국에서도 방어적인 의료를 해서 후일 의료과오의 누명을 쓰지 않기 위해 의료기관이 하고 있는 과잉의료에 대한 얘기가 끊이지 않는다. 우리나라도 건강보험이 실시된 후 가장 큰 변화는 X-ray나 MRI 같은 검사들이 급격하게 늘어난 점이다. 한편으로 보면 당연한 얘기겠지만 경비를 가지고 따진다면 쓸데없는 MRI나 각종 검사가 늘어나는 것은 심각한 문제다. 보존적인 치료보다는 수술을 원하는 환자들의 의사와 의료기관의 이익이 일치해서 값비싼 외과수술도 늘어만 가고 있고 그에 대한 의료비용도 지속적으로 증가하고 있다.

치과치료의 경우도 비슷하다. 발치를 권하고 값비싼 임플란트를 하는 사람들이 늘고 있다. 그러나 이후승 박사는 단 한 번도 발치를 권하거나 임플란트를 하자고 말한 적이 없다. 내 이를 가지고 평생 사는 것이 얼마나 행복하냐고 하면서 보존적인 치과치료를 권장한다. 이 박사는 충청도 부여에서 태어나 서울대학교 치과대학을 졸업한 후 서울시 치과의사회장도 하신 분이다. 제대로 치과치료를 받지 못하는 농촌의 노인들을 위해 무료진료를 하기도 하고 해외에도 몇 해씩 나가 봉사활동을 펼치고 있다.

솔직히 말해서 발치를 하거나 임플란트를 하면 수입이 늘어날 수도 있을 것이다. 어쩌다 그의 진료실을 가보면 이가 아픈 노인들의 경로당 같이 나이 많은 환자들이 많다.

요새는 의술도 산술이라고 한다. 건강보험이 보편화되면서 진료행위별로 치료비를 받는 우리나라나 일본 같은 곳에선 산술을 잘 해야 의료비를 더 받을 수 있다는 것이다. 이런 병폐 때문에 우리나라에서도 포괄수가제가 일부 시행되고 있지만 의료기관의 수익과 밀접한 관계가 있기 때문에 가까운 미래에 전면 실시되기는 힘들다고 본다.

의사는 옛날부터 의사가 되기 전에 히포크라테스 선서를 해왔다. 돈에 구애받지 말고 진짜로 병든 사람들에게 좋은 의료를 제공해주라는 얘기다. 그런 의미에서 봤을 때 훌륭한 의사요 사회봉사에 힘쓴 이후승 박사는 참 훌륭한 분이다. 얼마 전에 이가 좋지 않아 그의 진료실을 찾아 많은 얘기를 했다. 나이

들어 서울대학교 보건대학원에서 보건학을 공부한 적도 있어서 세상 돌아가는 얘기에 호흡이 잘 맞는다. 따님이 미국에 있어서 이주하려는 생각도 있는 것 같았지만 내가 강력히 말렸다. 한국의 가장 양심적인 치과의사로서 여생을 봉사하는데 힘을 쓰라고 권고했다. 실제로 그는 그렇게 하고 있다. 참으로 훌륭한 분이다. 나보다 나이는 적지만 항상 존경하는 마음을 가지고 있다.

〈133〉 의료사고와 醫療倫理를 생각한다

최근 이화대학교 의과대학병원 신생아실에서 신생아 4명이 잇달아 사망해 물의를 일으키고 있다. 수사 결과 주사제 분주 과정에서 감염이 있었다고 밝혀져 주치의와 간호사까지 구속됐으나 구속적부심사를 통해 풀려났다는 얘기도 전해진다. 이런 사고는 엄격하게 규정을 지킨다면 발생되지 않았을 의료사고이다. 병원은 물론 의료인 모두 책임을 져야 할 것이다.

일본 준텐도(順天堂) 의대 부속병원에선 이미 오래전에 신생아가 뒤바뀐 사건으로 파문을 일으키고 있다. 51세가 된, 당시 바뀐 신생아들이 친부모를 찾아달라고 나서 신생아관리실의 보다 엄격하고도 신중한 처리가 요구되고 있다.

그러나 이런 문제는 규정에 따라 매뉴얼대로 신생아관리실을 운영했다면 발생되지 않았을 사고이다. 그 책임소재를 묻기 전에 일본에서는 다른 사람들의 개인정보를 보호하기 위해 뒤바뀐 신생아의 친부모를 밝히는데 문제가 있다고 한다. 우리나라는 법의식이 일본과 달라 신생아관리실의 의사와 간호사를 구속해서 수사했다. 이런 차이는 나라에 따라 많다.

그러나 분명한 것은 의료인의 구속수사로 이런 일이 다시는 일어나지 않도록 하려는 우리나라와는 달리 일본이나 미국에선 좀처럼 의료인을 구속하지 않는다. 환자를 잘못 다룬 의료인의 과실을 따지는 재판도 구속 보다는 불구속으로 진행하는 경우가 많다.

물론 피해자가 사망에까지 이른 의료사고를 제대로 수사해서 재판에 넘기려면 구속할 필요가 있다고 보는 사람들도 있을 것이다. 그러나 일본이나 미국보다 우리나라의 의료인 인신구속이 많다는 것은 여러모로 느끼게 하는 바가 많다. 개인적인 의견을 말한다면 나는 솔직히 의료인의 인신구속은 의료사고에 관한한 줄여나가는 것이 바람직하다고 본다.

또한 의료인들도 전문직에 상응하는 의료윤리를 반드시 지켜야만 한다. 미국에서는 판사 목사와 함께 의사를 특수 전문직(profession)이라고 해서 특별한 대우를 한다. 내가 미국에서 공부할 때 의사들은 교통법규를 좀 어기더라도 처벌하지 않는 것을 보았다. 의사는 환자의 다급한 부름을 받아 일하는 사람들이기 때문에 사소한 교통법규 위반은 따지지 않는다는 것이다. 그러나 이를 악용해서 고의로 의사의 차를 사고내서 배상받으려는 사람들이 있기 때문에 골머리를 앓는다는 의사도 있었다.

만시지탄의 감이 있지만 의사를 적부심에서 석방시켜 자유로운 상태로 재판을 받게 한 것은 다행한 일이다. 법 앞에는 만인이 평등해야 한다. 그러나 지켜야 할 직업윤리를 지키는 의료인도 특별히 보호할 필요가 있다고 나는 믿는다.

〈134〉 좀 더럽게 살자

요새 우리나라는 개헌얘기가 많다. 5년 단임 대통령제보다는 4년 중임제가 많이 거론되고 있다. 러시아 푸틴 대통령이 3선이 끝난 후 또 다시 대통령이 돼야 한다는 러시아 여론도 전해지고 중국의 시진핑 주석도 아예 당헌을 고쳐 무기한 재임할 수 있도록 했다. 미국 플랭클린 루즈벨트 대통령도 오래 살았더라면 최소한 4선이나 5선은 했을 것이란 얘기도 있다.

　미국은 루즈벨트 대통령이 죽고 난 후 헌법을 고쳐 재선 이상을 금지하고 있다. 이렇게 막강한 권력을 휘둘렀던 루즈벨트 대통령도 젊어서 소아마비에 걸려 장애인이 됐고 죽을 때까지 휠체어를 타고 다녔다.

　내가 미국에서 보건학 석사 과정에 있을 때 '한 나라의 보건 수준은 소아마비와 정신과 환자 수로 평가한다'는 얘기를 들었다. 당시에는 간편한 소크 백신이 개발되지 않아 후진국에선 모두 어려서 소아마비에 걸렸으며, 나이 먹어 감염되는 경우는 없었기 때문에 오히려 후진국에선 소아마비 때문에 생기는 불구자는 없었다.

　먹고 살기 어려웠던 나라에선 정신병을 특별히 다루는 의사도 없었고 병원도 없었다. 실제로 우리나라에선 이미 작고한 최신해 박사의 청량리정신병원이 있을 정도였다.

　후진국이 점차 발전하기 시작하면 결핵이나 콜레라 같은 고전적인 전염병은 줄어들고 오히려 어렸을 때 잘 걸리지 않고 넘어간 소아마비나 A형간염 같은 질병이 나이 들어 늘어난다는 것이 정설이었다. 이런 선진화 과정에서 반드시 따지고 넘어갈 것이 깨끗하고 청결한 것을 주장하는 개인위생과 건강과의 문제로 이제는 재평가될 수밖에 없다.

유럽의 위생개혁운동은 19세기 후반에 꽃을 피운 세균설이 대두되기 이전엔 깨끗해야 병이 안 생긴다는 정설에서 출발했다. 일제시대에 우리나라는 위생경찰제도 아래 있었고 거의 한 달에 한 번씩 청소를 해서 집안을 청결하게 했는지 점검하는 위생검사제도도 실시됐다.

그러나 세균학이 발달하고 의학의 놀랄만한 발전은 이런 위생관념에 점차 수정을 요구해왔다. 화장실에 갔다 나올 때 손을 씻는 습관은 아직도 건강을 위해 권장하고 있지만 의학적 의미는 점차 퇴색하고 있다.

깨끗해야 건강에 좋다는 얘기도 점차 수정됐으며 앞으로도 수정이 필요하다. 현대인들은 위생관념에 투철해서 매일 목욕과 비누질을 하고 때를 미는 사람들이 아직도 많다. 나는 좀 이상한 얘기를 하는 것 같지만 목욕은 일주일에 한번 아니면 두 번쯤 하고 비누질도 온 몸에 하는 것 보다는 부분적으로 하고 때는 밀지 않는 것이 좋다고 권고하고 싶다. 비누질을 많이 하면 피부에 좋지 않은 자극을 주게 될뿐만 아니라 피부의 표피와 진피에 손상을 주며 의학적으로 볼 때 건강에 해롭다. 세상이 바뀌면 우리의 고정관념도 바꾸어야 한다.

〈135〉 강원랜드의 또 다른 얼굴

오늘은 강원랜드에 따른 부작용이라 할 수 있는 사행산업의 어두운 모습을 생각해보고자 한다.

강원랜드는 얼마 전 직원채용에 문제가 있었다고 해서 신문이나 TV를 떠들썩하게 했다. 나는 우연한 기회에 강원랜드가 있는 정선에 가본 적이 있다. 나이든 사람들은 수영이나 수중에서 걷는 운동이 좋다고 해서 강원랜드를 찾았다. 많은 사람들이 정선하면 탄광이 떠오를 정도로 강원도에서도 산골 속에 있는 오지이다.

그러나 내가 강원랜드에 갔을 때 그 곳에는 실내 수영장도 있었고 시설 또한 좋아서 놀란 적이 있다. 강원도 한우가 유명하다고 해서 진짜 한우로 만든 곰탕도 참 맛있게 먹었던 기억도 있다. 안내하신 분의 권고에 따라 이곳에 있는 작은 절에 들렸다가 시내에 들어오니 이 시골에 누가 드나드는 건지 전당포가 많았으며 중고자동차를 싸게 살 수 있다는 길거리 광고 또한 즐비했다.

음식점에 들러 이곳 사람들에게 물어보니 과장된 얘기인지 모르지만 좋은 자동차를 몰고 강원랜드에 들렸다가 며칠 사이에 빈털터리가 되어 자동차를 팔겠다는 사람들이 많다고 한다. 도박에 쓸 돈을 마련하기 위해 많은 사람들이 반지나 목걸이 같은 금붙이는 물론 여러 가지 값나가는 물건을 들고 전당포를 찾기 때문에 이 곳에선 전당포와 음식점이 유망업종으로 떠올랐다고 한다.

이곳에서 장사하는 사람들의 80% 이상이 외지인으로 카지노가 들어서면서부터 시가지도 변화해졌다는 것이다.

실제로 청량리에서 출발하는 강릉행 태백선엔 마치 정선이 종점인 것처럼 많은 사람들이 내리고 탔다. 아름다운 산속에 있는 정선은 보기에도 멋졌다. 스위스의 융 프라우 상행열차를 탄 것 같은 기분도 들었다. 강원랜드가 생겨나면서부터 이 시골에도 구획정리가 제대로 되지는 못했지만 멋진 도시가 탄생한 것이다.

그러나 이곳에서 한우 음식점을 한다는 주인의 설명에 따르면 강원랜드에서 도박을 하면서 멋진 호텔에서 머물다가 돈 떨어지면 전 재산을 전당포에 맡기고 마지막 기회를 엿보다 여의치 않으면 자살하는 사람들도 있다고 들었다.

서울에도 경마장이 있다. 홍콩 시내에서도 TV를 통해 중계되는 경마에서 마권을 사는 사람들을 본 적이 있다. 엄격하게 금지하면 돈 많은 사람들은 해외로 빠져나가 도박을 한다.

국가경제란 차원에서 볼 때 강원랜드가 차지하는 비중이 클

것이다. 그러나 이 때문에 생겨나는 가정파탄과 정신건강상의 문제는 우리에게 새로운 숙제를 안겨주고 있다. 마카오는 도박장 수입이 없으면 살아남기 힘들다고 한다. 나는 강원랜드의 밝은 경제적인 측면과 함께 여기에 빠져드는 사람들의 정신건강도 생각해야 될 때가 왔다고 생각한다. 참 어려운 문제이다.

〈136〉 건강보험과 여론

이제는 건강보험이 중요한 관심사가 됐다. 공식적으로 나라에 바치는 세금보다 더 많은 돈을 매달 누구나 지불하고 있는 것이 건강보험료다. 물론 법인세를 위시해서 돈을 많이 버는 사람들에게는 큰 문제가 되지 않겠지만 일반서민들이 느끼는 바로는 세금보다 더 관심을 쏟는 것이 국민건강보험료이다.

건강보험은 참 많은 변화를 우리에게 안겨주었다. 보증금이 없으면 병원에 입원하기도 힘들었던 시절에 비한다면 위급한 질병이나 응급환자의 경우 돈 없이도 병원에 입원하고 수술도 할 수 있는 시대가 왔다. 모든 사람들이 보험료를 내고 필요할 때 혜택을 받는다. 그 대신 보험료가 어떻게 책정되느냐에 따라 서민들의 가계에 미치는 영향도 커졌다. 의료기관에 대한 접근가능성이 좋아져서 외국에서도 우리나라 제도를 본받으려는 국가들이 늘어나고 있다. 이처럼 의료 접근가능성이 높아지자 의료급여의 범위를 확대시켜 혜택도 계속 늘어나고 있다.

노인성치매도 국가가 개입해서 관리하고 있다. 이러한 변화는 참 획기적인 일이다. 그러나 속사정을 따져보면 자기가 낸 돈으로 혜택을 받는다고도 할 수 있다. 소득이 적은 사람들에게는 많은 도움이 되겠지만 일반 국민들의 입장에서 본다면 얘기가 다르다. 따라서 이제는 많은 사람들이 더 많은 혜택을 받는 것도 좋지만 취사선택해서 꼭 필요한 것부터 건강보험에서 다루어나가야 하겠다.

우리나라에선 모든 질병이 건강보험의 대상이 된다. 그러나 적은 돈을 들여 관리할 수 있는 가벼운 병과 많은 돈이 들어가는 질병을 나누어 급여도 나뉘어야 한다는 목소리도 있다. 예방적인 차원에서 미연에 큰 병을 예방하기 위해선 이런 가벼운 병도 제대로 관리해야겠지만 밖에서 보면 많은 돈을 모아 보험재정을 운영한다는 입장에서 볼 때 우선순위와 급여의 내용을 조정할 필요는 있을 것이다.

그런 의미에서 볼 때 노인성치매의 완전한 국가관리는 한계가 있을 수 있고 막대한 재원이 필요한 분야이기 때문에 여러모로 검토할 필요가 있을 것이다. 2년에 한 번씩 실시하는 노인들의 건강검진도 그 질이 좋아졌다. 돈을 내지 않아도 대장내시경 검사도 받을 수 있게 됐다. 나도 2년에 한 번씩 혜택을 받고 있다.

이런 것들도 증상에 관계없이 모든 사람들이 받는 것이 좋은지 아니면 증상이 나타날 때 무료로 검사해주는 게 좋은지 재정 면에서 검토해봐야 하리라 믿는다.

이제는 백세시대에 접어들었다. 오래 살수록 병이 늘어나고 사전예방과 조기치료를 위해서는 이런 검사가 많은 사람들에게 혜택을 주겠지만 여기에 소요되는 자원이 앞으로 어떻게 될 것인지 보험료의 인상을 가져오지 않는 범위 내에서 면밀하게 검토해야 한다. 여론이나 소비자들의 로비에 좌우되지 말고 우선순위를 결정하고 자원도 슬기롭게 배정하기 바란다. 건강보험의 보다 나은 미래를 그려본다.

〈137〉 법과 無爲而化

요새 과거청산이라는 대과제를 풀어 가는데 가장 중요한 잣대가 과거의 잘못을 법대로 고쳐나가는 것이라고 한다. 정치에서도 과거의 잘못을 바로잡기 위해서는 법치를 강화해야 한다는 것이다. 민사 및 형사재판을 다루는 법관들의 비리도 파헤쳐 법대로 처리해야 한다고 한다. 모든 잣대는 법이 됐다.

옛날에도 한번 만든 법은 제대로 시행해야 하고 용두사미가 돼서는 안 된다는 얘기가 많았다. 옳은 얘기다. 중국의 왕도정치에서는 법보다는 순리대로 정치를 해나가는 것이 옳다고 해서 무이이화(無爲而化)를 강조해왔다. 주역의 원전을 설명할 때 원형이정(元亨利貞)대로 일을 해나가는 것이 바람직하고 그것이 순리라고 했다.

맹자는 양해왕에게 제후가 늘려야 할 수렵장을 두고 한 말이 있다. 왕도정치를 하면 백성들이 감읍해서 수렵장을 늘리기를 원하지만 당시의 패도정치로서는 그 폐단이 심하다고 대놓고 비난한 대목이 있다.

세상은 바뀌어 왕도정치를 얘기하기에는 정치가 너무 불신의 시대가 된 것 같다. 원래 논어에 보면 그 주석에서 政은 正해야 한다고 했지만 오늘날에는 그 안목으로는 평가하기 어려운 불신의 시대에 살고 있다.

보건의료계를 보더라도 의사와 약사 간호사는 물론 보건관계 종사자들의 이해관계가 서로 달라서 더 큰 몫을 차지하려고 한다. 의사와 환자간의 관계도 히포크라테스 정신에 따라 의술을 베푸는 차원의 의료가 아니라 서로 불신하고 자신의 영역을 늘려나가고자 힘쓰고 있다.

우리나라뿐만 아니라 외국에서도 모든 것을 실정법으로 다스리고 있다. 의약분업도 그렇고 의사와 보건관계 종사자간의 관계도 그렇다.

옛날에는 접골사가 있었다. 일본사람들이 유도를 좋아하기 때문에 생겨난 제도였다. 웬만한 관절의 질병은 접골시술소에서 치료를 받았다. 고명한 침구사는 원래 면허가 없었다. 일제시대 이들을 제도화시켜 침구사가 생겨났지만 한의사와의 갈등으로 없어졌다. 의사와 한의사간에 의료기기 사용도 참 말썽이 많다. 진짜로 환자와 국민 건강을 향상시키기 위해서는 다시 한 번 생각해봐야겠다.

내 생각으로는 앞으로 요구되는 의료수요를 제도권의 의료체계만으로 해결하려는 생각은 버려야 한다. 구당 김남수 옹 사건으로 불거진 일이 있었던 침구사도 풀어주는 방향으로 나가는 것이 좋다고 본다. 내가 WHO 관련 여행 중 베트남에서 정주영 회장의 동생인 정인영 씨가 중풍으로 걷지 못하게 됐을 때 침을 놓아 걷게 했다는 사람을 직접 만난 일이 있다.

미국에선 성인병 치료에 큰 도움을 주는 의료수단으로 침구를 합법화 시키고 있다. 물리치료도 그 중 하나이다. 제도권 의료체계의 저항과 반목이 있겠지만 앞으로는 이런 것도 고쳐나가는 것이 좋을 것이라 믿는다.

〈138〉 보건의료를 법에서 풀어주자

　의약과 의료의 역사를 훑어보면 병을 고치고 조섭양생을 하기 위해 자연발생적으로 생겨났다. 히포크라테스와 갈렌은 오늘날의 제도권 사고로는 상상할 수 없는 자연요법이나 약물치료를 중심으로 질병을 치료하고 예방하는데 힘써왔다.
　중국에선 '식약동원(食藥同源)'이란 개념으로 먹는 음식과 약석을 구별하지 않았고 자연적으로 생겨나 발전해 왔다.
　이런 의료시술이나 보건관리에 정부가 개입하기 시작한 역사는 그리 오래되지 않는다. 알케미(Alchemy)로 대표되는 서양의 화공약품이 늘어나자 점차 정부가 개입하기 시작해서 우리나라 의료법에 보면 옛날 생각을 뒤집을 수 있는 환자비밀의 보호 조항 등이 아직도 남아있다.
　제도권 의료체계가 강화되면서 전통의학이나 의료는 설 자리가 없어지는 것 같다. WHO 일로 여행을 자주 했다. 우리나라가 중국과 국교를 맺기 전 얘기이다. 모택동의 중의부흥정책에 힘입어 1949년 이후 공식적인 교육기관에서 양성된 중의가 많았지만 지방에 가보면 이름난 중의는 공식교육을 받지 않은 이른바 노의 들이었다.

베트남도 비슷했다. 우리나라와 같이 한자로 된 의약경전도 발견되고 호치민의 초본지역에서 크게 이름을 날린 사람들은 노의들이었다. 느끼는 바가 많았다. 보건의료에 관한 법규는 포괄적이고도 최소한에 그치는 것이 바람직하다. 김남수 옹 사건에서 비추어 보더라도 아직도 자연발생적으로 산골이나 지방에 남아있는 노의 같은 침구사가 없어졌다고 장담할 수 있겠는가. 앞으로도 이런 현상은 과거의 비방이나 비법이란 차원에서 한 발 더 나가 특효약 개발에도 큰 몫을 할 수 있으리라 여겨진다.

우리나라 헌법을 만드는데 큰 역할을 했던 고려대학교 총장이신 유진오 박사는 후일 이명래고약집 여의사와 재혼했다. 이고약도 따져보면 조고약과 함께 조선조가 낳은 중요한 의료 유산이다.

너무 야박하게 의료문제를 법의 차원에서 밝혀내는 것은 바람직하다고 보지 않는다. 앞으로도 이런 전통적인 제약이나 의료가 다시 일어나기 위해서는 이들의 싹을 잘라버리는 것은 바람직하지 않다.

일본의 아끼다는 두 가지로 유명하다. 북알프스라고 일컫는 일본 근대화 과정에서 발전과 석탄산업의 기초를 닦았던 경치좋은 관광지라는 면도 있지만 또 한편으로는 아직도 도야마(遠山)의 전통약을 판매하는 고장으로 알려져 있다. 약령시가 서울의 경동시장과 대구에서 이름을 남기고 있다. 욕심 같아서는 이름뿐만 아니라 전통의약품의 집산 및 판매에서 나아가 그런 발전을 기대할 수 있는 방향으로 나갔으면 좋겠다.

다시 한 번 주장하지만 보건의료에 대한 규제는 최소한에 그쳐야 한다. 다양화해서 병에 관련된 치료와 예방의 접근문호도 확대해 나가야겠다. 내 개인적인 사견이지만 의료를 제도권 법의 테두리에서 다루는 일이 적었으면 좋겠다. 나이 먹은 보건인의 생각이다.

〈139〉 건강보험 규제 필요

의료관광이 늘어나고 있다. 부산과 대구에 몰렸던 러시아 극동지방 환자들의 얘기는 어제 오늘이 아니다. 예쁘게 하려는 여자들의 원초적인 욕망을 채워주는 성형 내지 미용치료 환자들이 중국과 동남아에서 몰려오고 있다. 치과치료가 비싼 일본은 우리나라에서 치료 겸 관광을 하기 위해 몰려들고 이에 따라 환자들을 전문적으로 취급하던 치과의원들도 명동에 몰린 적이 있었다.

　LA나 뉴욕에 이주해서 성공한 한국계 교포들이 중병에 걸리면 말도 잘 통하고 치료비가 싸다고 해서 우리나라에 일시 귀국하는 사람도 있다. 의료가 국제화되면서 생겨난 현상이다. 태국과 싱가포르는 국가발전 산업으로 외국환자 유치에 주력해왔다. 우리나라도 이런 경향이 생겨나서 국가경제에 많은 도움을 주고 있다.

　의료품질과 가격에 대한 정부의 간섭 내지 규제도 강화되는 것 같다. 그러나 국가적인 차원에서 국민보건의료를 다룰 때는 건강보험을 빼놓을 수 없다. 건강보험이 보편화되고 의료공급을 더욱 향상시키기 위해서도 노력해야겠다. 건강보험은 보건의료의 경제학이지 보건의료의 본질은 아니다. 의료소비자의 입장에서 본다면 의료접근성을 높이고 의료공급을 확대시켜 혜택을 보다 많이 받겠지만 나라가 하는 일이 모든 문제를 다 다룰 수는 없다. 꼭 필요하고 모든 국민에게 혜택을 줄 수 있는 건강보험으로 발전돼야 한다.

　쉽게 말하면 건강보험은 돈의 문제이다. 국가체계가 다르더라도 자원은 한정돼 있다. 건강보험 재정에 국민의 호응을 끌어들여 더욱 내실 있는 발전이 이루어져야겠다.

미국에선 의사를 더 이상 늘리지 말아야 한다는 얘기가 줄기차게 제창돼 왔다. 다른 나라도 마찬가지이다. 다른 재화와 달리 의료는 수요자가 시장을 결정하는 것이 아니라 공급자가 결정적인 역할을 하는 특수한 분야이다. 대형병원보다는 중소병원을 특성화하고 규모 있게 발전시켜 일반 국민의 편의에 도움이 되도록 해야 한다.

그런 의미에서 건강보험에 관한한 여론도 중요하지만 돈을 적게 써야겠다는 대전제 아래 정책의 기틀을 바꾸고 발전시킬 필요가 있다고 본다.

의료급여를 늘려서 싫다는 사람이 있겠는가. 이에 들어가는 돈이 문제이다. 보험재정은 세금보다 무서운 건강보험료를 국민으로부터 거둬낸다. 소득의 투명성을 높이기 어려운 현실에서 세금처럼 거둔다는 것은 이치에 맞지 않는다.

영국도 '요람으로부터 무덤에 이르기까지'란 캐치프레이즈 아래 1946년 이후 국민개(皆)의료보장제도를 역사상 최초로 출발시켰지만 이제는 점차 돈 때문에 여러 가지 규제를 두어 후퇴하고 있다.

우리나라도 선진국병의 하나로 손꼽히고 있는 국민개(皆)의료보험제도를 근본적으로 바꾸지 않기 위해서는 정부의 입장이 강화돼야 한다. 결국 돈의 문제이다. 세금보다 무서운 제도가 되지 않기 위해 대오각성하기 바란다.

〈140〉 김수태 선배님을 존경한다

처음부터 말하거니와 나의 5년 선배이신 서울대학교 의과대학 외과학 교수셨던 김수태 선생님을 진심으로 좋아한다. 처음으로 깊이 사귄 것은 존스홉킨스대학이었다. 아마도 1967년으로 기억된다. 나는 당시 하버드대학에서 공부를 마치고 두 번째로 존스홉킨스대학의 국가보건기획과정에 석 달 동안 수학하던 때였다. 대학원 학생들이 많은 기숙사에 가니 마침 김수태 선생이 옆방에 있었다. 그동안 한국 사람들을 별로 만나지 못해서 같이 백화점도 가고 기숙사 근처에 있는 해산물식당에도 갔다. 이 기숙사는 첫 번째 미국에 가서 공부했던 미네소타대학과는 달리 밥은 식당에서 매 끼니마다 사먹어야 했다. 기숙사에 들어온 지 얼마 되지 않아 김 선생이 저녁을 먹자고 초대를 했다.

그의 방에 가니 대학교수로서 김 선생과 같이 연구하는 일본 유학생과 대만에서 온 의사도 와 있었다. 전기 곤로로 밥을 해서 일본 식료품가게에서 사온 장아찌로 저녁을 먹자는 것이었다. 이 기숙사에서는 공식적으로는 밥을 해먹는 것을 금지했지만 대부분의 동양 유학생들은 밥을 해서 먹었다. 참으로 꼼꼼하신 분이다. 밥을 맛있게 곤로 불에 지어서 여럿이 나누어 먹으니 오랜만에 진짜로 맛있는 저녁밥을 먹었다. 그 후에도 나를 후배라 해서 여러 번 그의 방으로 초대했고 밥도 얻어먹었다. 그 후 한국에 돌아와 얼마 되지 않아 보건관계전문지에서 김 선생님이 친상을 당했다는 작은 기사를 보고 때늦은 문상을 위해 연구실에 들렀다.

임상교수들의 연구실이 다 그렇지만 작은 방에서 나에게 굳이 점심을 먹고 가라고 붙들었다. 옛날 생각을 해서 밥을 곤로 불에 해주나 했더니 이번에는 사과 한 개와 카스테라를 사오게 해서 같이 먹었다.

어떻게 보면 김수태 선생은 참 고지식하고 소심하신 분이다. 그 후 담석증 진단을 받고 서울대학병원에서 수술을 받았다. 같은 외과지만 담석증 수술은 이제는 학교를 떠나 두산그룹에서 큰일을 하고 있는 박용현 부교수가 해주었다. 내가 특별히 부탁도 하지 않았는데 직접 수술실에 오셔서 마취 과정부터 돌봐주고 당시 외과과장 재량으로 수술비도 받지 않도록 배려해 주었다.

그 후 친해져서 전화도 자주하고 식사도 여러 번 했다. 그동안 대학병원에서 많은 환자들에게 수술 잘하는 교수로서 이름을 날렸지만 생활이 어려워서 고향인 전라도 광주에 가서 부친이 경영하던 외과병원에서 집도해주곤 거의 매달 생활비를 받았다는 얘기를 듣기도 했다.

간이식 수술을 우리나라에서 최초로 시도해서 성공하신 분이지만 너무 고지식해서 크게 각광을 받지는 못했다. 유명하고도 수술 잘하는 외과교수로 일생을 지냈지만 수술을 잘 해줘서 고맙다고 주는 와이셔츠만 많다는 얘기도 들었다.

요새는 수술 잘하는 대학의 외과교수는 이름도 나고 생활도 넉넉하다는 얘기를 듣는다. 그러나 김수태 선생은 일생 성실하고 정직하게 수술도 잘하고 인간성도 좋지만 청빈을 벗 삼아 살아오셨다. 요새 세상이 물질만능주의로 흐르는 느낌이 있지만 김수태 선생님은 참으로 훌륭한 선비요 의학자라고 생각한다.

〈141〉 나는 일본을 미워하지 않는다

내몽고에 WHO 관계로 두 번 가본 일이 있다. 그 곳 몽골족은 몽고라는 말을 좋아하지 않는다. 글자 그대로 풀이해보면 몽매하고 고루한 사람들이란 뜻이란다. 그 대신 몽골은 뜻이

다르다고 한다.

우리나라에서는 무턱대고 일본을 미워하는 사람들이 많다. 멀리 임진왜란을 들지 않더라도 가까운 일제침략과 식민지시대를 거쳤기 때문이다. 일본도 조선인이라면 비하하는 경향이 없지 않다. 아일랜드에 가면 영국을 좋아하지 않는 사람들이 많다. 북아일랜드의 뿌리 깊은 독립운동과도 관계가 있다.

북아일랜드에 가보면 영국에서 건너온 사람들은 대부분 프로테스탄트이지만 그곳 원주민들은 모두 천주교 신자이다. 2차 대전을 겪으면서 프랑스인의 뿌리 깊은 반독일 정서가 이제는 점차 줄어들고 있다고 한다. 반가운 얘기다. 일본이 우리나라를 강점하지 않았다면 어떻게 됐을까. 독립을 하고 근대화에 성공했을까. 분명히 말하지만 이에는 찬반이 있을 수 있다.

우리나라는 지정학적 견지에서 봤을 때 외국의 침략을 받을 소지가 많았고 일본은 그 기회를 이용해서 우리나라를 식민지로 만들었다. 봉건사회는 무너지고 식민지로 전락한 우리나라 사람으로서는 철천지 원한을 겪을 수밖에 없었고 독립운동이 자연발생적으로 생겨났다. 그 과정에서 일본은 강제적으로 우리나라를 근대화시키고자 했고 일본인들이 그 이익을 취득한 것도 사실이다. 역사는 부끄럽지만 이런 사실을 덮을 수는 없다.

내일의 우리나라를 위해서는 다시 한 번 생각해 봐야겠다. 이순신 장군의 노량해전만 있는 것은 아니다. 중국과의 관계도 청나라가 일어나면서 외교적인 실수 때문에 명나라편을 들어서 남한산성과 삼전도의 수모를 겪었다. 그것이 역사이다.

의리를 지키지만 정도를 가고 나라의 장래를 걱정해야겠다. 광화문 네거리를 자동차로 지나가면 훤칠하게 단장된 거리 모습에 기분이 좋다. 일제가 만들어놓은 조선총독부도 이제는 볼 수 없게 됐다. 참 속 시원한 얘기다. 그 대신 서울을 지키는 장수로 이순신 장군의 동상이 우뚝 서있다.

그러나 또 다른 면에서 생각해보면 그 아까운 조선총독부 건물을 허물지 않고 그대로 보존해서 활용했으면 어땠을까 생각해 보기도 한다. 당시로는 세계적으로 이름난 건축양식에 따라 만들어진 건물이었다. 대만은 타이페이의 상징으로 총통부가 있는데 그것은 대만총독부의 원래 건물이다. 뉴델리에 가면 대영제국의 잔재와 무굴제국의 수많은 건물들이 아직도 남아있다. 없애는 것 보다 보존해서 활용하는 것도 한 방법이다.

총독부 건물은 이미 헐었으니 더 말하지 않겠다. 앞으로는 일제가 만든 군산 같은 일본인 주택 같은 것만이라도 일본과 더 가까이 하기 위해서도 보존하기 바란다.

〈142〉 과거청산보다는 미래를 보자

내 어렸을 때 얘기다. 일제시대에 실시된 고등문관시험에 합격해서 새로 취임한 용인 군수가 있었다. 그분이 바로 임문항 군수였다. 20대의 젊은이가 40이 넘은 일본인 경찰서장에게 너라는 말을 써가며 해라를 하는 것이 조선 사람들에게는 흥분과 충격을 주었다. 물론 내선일체란 일본정책에 따라 조선인들도 고등문관시험에 합격하면 높은 관리가 될 수 있었다. 그 후 이승만 정권의 초대내각에서 임영순 여사가 일제시대 보육학교에서 시작한 중앙대학교를 떠나 초대 상공부장관이 되자 행정능력이 탁월한 임문항 씨를 차관으로 등용했다.

당시 친일행적을 보였던 사람들이 대한민국 정부가 생겨나자 고위직에 올라서 아직까지 심심치 않게 논란이 되고 있다. 물론 과거에 친일행적이 뚜렷하고 범죄에 가까운 행동을 했다면 대한민국에서 다시 일하지 말았어야 한다.

옛날 CBS기독교 방송국 옆에 본사를 지니고 있었던 경성방직까지 운영하던 삼양사와 후일 부통령을 지낸 김성수 선생도 겉으로는 친일행각을 했다고 아직까지도 많은 사람들이 비난하고 있다. 고려대학교에 남아있던 김성수 선생님 유품도 사라졌다고 한다.

대한민국 정부수립 이후 장관도 지내고 이화여자대학교를 세계적인 여성교육기관으로 키운 김활란 박사도 일본사람들의 말에 따라 이화전문학교 학생들을 데리고 신사참배까지 게을리 하지 않았다고 요새도 여러 사람들이 얘기하고 있다. 그러나 이들의 과거를 가지고 지금까지 탓하는 것은 지나치지 않을까.

인도를 보자. 오랫동안 영국의 지배에서 벗어나 독립을 쟁취했지만 대부분의 정부관리와 일하는 사람들은 식민지 정부에서 일한 사람들이었다. 심지어 독립운동을 탄압하고 정보활동에 참여했던 사람들도 그들의 기술과 능력을 인정받아 일할 수 있게 기회를 주었다.

물론 짧은 기간이지만 독일의 나치가 프랑스를 점령했을 때 독일에 협조했던 사람들을 말끔히 숙청했던 것과는 대조가 된다.

과거에 집착하다보면 앞으로 나가는데 지장을 줄 수도 있다. 미국의 역사를 보면 백인들이 유색인종을 얼마나 차별하고 학대해왔던가. 좋지 않은 역사에서 과거에 대한 청산도 중요하지만 혹여 이것이 미래 발전을 저해할까 우려되기도 한다.

근래 우리나라에서도 과거청산이 여러모로 이루어지고 있다. 잘못한 것은 잘못한 것이고 과거를 바꾸어 좋은 미래를 건설하면 된다.

나는 지금까지 살아온 인생보다 훨씬 짧은 미래가 남아있다. 그러나 우리나라가 세계사에서 빛나는 업적을 남기고 팍스 코리아나(PAX KOREANA)가 되기 위해선 관용의 자세가 필요하다고 본다.

〈143〉 미래의 세계 의료구조를 생각해보자

참 여러 나라를 돌아보았다. 그중 다시 한 번 가고 싶은 나라도 있다. 인도다. 못살기로 따지면 비참할 정도였다. 캘커타에선 길거리에서 태어나 길거리에서 죽어가는 수많은 사람들이 있다고 해서 도시빈민의 영어표현으로 '캘커타이제이션'이란 말도 있었다. 그러나 제대로 교육받고 영국에 유학해서 성공한 사람들도 많이 보았다. 천당과 지옥이 함께 있는 곳이라는 말도 있었다. 이 인도에서 눈에 띄는 것은 대부분의 사람들이 따르는 힌두교 관련 사적이 아니다.

물론 초기 인도의 불교화에 공이 컸던 아쇼카왕의 유적들이 아직 곳곳에 있지만 무굴제국의 역사적 유적이 대부분이다. 타지마할도 그 중 하나라 할 수 있다. 뉴델리의 인디안게이트는 대영제국을 위해 싸우고 죽어간 인도인 병사들을 기리는 고장이다.

어떻게 보면 인도의 정체성을 자랑하고 홍보할 만한 사적은 거의 없다. 그러면서도 인도를 다른 문명에 예속되어 있다고 보는 사람은 없을 것이다. 생각하기에 따라 달라질 수 있다.

중국의 역사를 봐도 당나라 송나라 그리고 명과 같은 한족에 의한 정권보다는 원나라 청나라 같이 한족과는 다른 몽고족이나 만주족 정권이 많았다. 그렇다고 중국의 역사를 중국 고유의 문명권에서 벗어났다고 보지는 않는다. 역사는 세상을 보는 사람들에 따라 달라지고 과거를 보는 입장도 달라진다.

편협한 생각은 없애는 것이 좋으리라 생각한다. 중국의 동북공정에 지나치게 반응을 일으키는 것도 바람직하지 않다. 백의민족이 처음부터 생겨난 것은 아니다. 편협한 입장에서 민족사관이라는 틀에 막혀 세상을 보는 시각도 우리나라의 장래를 위해서는 바꾸어 나가는 것이 좋을 것이다.

한국사를 공부하는 것도 좋지만 주변의 중국 만주 그리고 일본과 동남아를 아울러서 공부하는 자세가 필요하다. 세상이 바뀌면 사람도 이에 따라 바뀌어야 한다. 같은 말과 풍습을 지켜온 민족의 정통성도 중요하지만 세계화의 흐름 속에서 모든 게 국제화 되어가고 있다.

공산주의는 모두 나쁘고 자본주의가 다 좋다는 얘기도 아니다. 단지 자본주의를 고쳐가며 민주주의 원칙에 따라 나라가 발전돼야 한다는 것이다.

구소련이 해체되기 전에 우즈베키스탄이나 카자흐스탄을 가보았다. 그곳에서 보니 의사들도 1급부터 5급까지 나뉘어져 있었다. 중앙에 있던 병원에선 국제 수준의 의사가 양성됐지만 다양한 의료종사자가 생산돼 의료수요를 충족시키고 있었다. 시골에 가면 맨발의 의사란 개념으로 불리어진 일차 의료담당 보건의원이 있었다. 이들은 고등학교도 제대로 나오지 않았다. 일리가 있는 제도였다.

보건의료가 다양화하고 복잡해지고 있지만 의료기술의 높고 낮음과 난이도는 다르다. 획일적으로 미국식 고급의료 종사자인 국제수준의 의사만을 양성하는 것은 바람직하지 않다고 보았다. 지금도 그런 생각은 거의 변하지 않았다.

〈144〉 김덕기 학형과 용문회의 추억

나는 어렸을 때 용인에서 자랐다. 부산 피난시절에는 막사 건물인 서울대학교에서 공부했다. 그리고 용인 출신 유학생 모임인 용문회가 생겨나자 주요 멤버로 활동했다. 겨울과 여름에 고향에 돌아와 여러 가지 모임도 해서 학생활동도 했다.

김덕기 형은 용인군에서도 군청소재지인 용인면 김양장리에서 수원 쪽으로 가면 중간지점이라 할 수 있는 신갈에 살았다. 집안이 좋아서 그 고장에서 알아주는 양조장도 운영했다. 지방유지의 동생으로 중앙대학교에 다닌 일년 선배였다. 여러 사람과 어울려 놀이나 모임을 할때마다 사재를 털어서 행사를 진행하는 경우가 많았다. 그 후 가업을 정리해서 서울로 올라와 사업을 하고 출판사도 경영한 적이 있다.

요새는 한물갔지만 한 때 인기를 끌었던 전집도 펴냈다. 아직도 기억에 남는 책은 일본소설인 대망(德川家康)의 전기를 출판해서 큰 재미를 보기도 했다. 그 후 세월이 지나 나이가 들어 따님 결혼식에 축하를 하러 간 적이 있다. 그 곳에서 당시 내가 한참 열을 올리고 있었던 조선일보의 연재기획물 '상식의 허실' 얘기가 화제에 오르기도 했다.

또한 이름이 알려져 정계로 나갈 것이라는 소문까지 듣고 정부에 들어가면 잘 하라고 당부하기도 했다. 세월이 지나 60대에 그 당시 같이 활동하던 사람들과 모임을 갖고 싶다고 해서 참석했다. 정치를 하지 않은 것이 참 좋았다고 했다.

유복한 가정에서 자라나 사업도 성공했다. 사람이 후덕하고 돈도 잘 썼다. 옛말대로 적이능산(積而能散)하는 사업가였다. 대과 없이 훌륭하게 사업가로 일생을 살았지만 농담을 섞어 말할 때면 부인에 대한 불만을 말했다.

우리세대의 통폐라 할 수 있겠지만 부인의 비위를 맞추는 게 참 힘들다고 했다. 차라리 유흥가에서 세상살이를 많이 겪은 여자와 결혼하는 것이 좋지 않았을까, 피력하기도 했다. 요새 세상에선 통할 수 없겠지만 남자는 밖에 나가서 돈을 벌고 여자는 가정을 꾸려 나가는 게 통념 같은 세대의 푸념으로 받아들이기 바란다.

80을 넘겨 다시 만나자는 약속이 이루어지기 바란다. 신작로에 먼지가 많이 나고 자동차 정거장에는 사람들이 웅성거리던 추억이 감돈다. 신갈에 들러 양조장을 하고 있던 그의 집에서 술을 함께 마신 기억이 새롭다.

또한 신갈에 살았던 이재구 학형 생각도 난다. 아버지가 요새 말하면 부군수로 있어서 집안이 유복하지만 강직하고 정직한 사람이었다. 신갈에 들르면 김덕기 형의 집에서 식사를 하고 자리를 옮겨 이재구 형의 집에 가서 저녁을 대접받은 기억이 새로워진다.

그는 서울대학교 상과대학을 나와 증권회사 지점장으로 있다 작고했다. 참 좋은 사람이다. 나이를 먹을수록 김덕기 형 생각이 많이 나고 이재구 학형의 모습이 어른거린다. 사람의 우정은 그런 것이다. 죽은 후에도 아름다운 추억을 간직하고 싶다.

〈145〉 훌륭했던 천재창 학우를 기린다

용문회에 다니며 모임을 할 때면 자주 만났던 천재창 학우에 대한 얘기를 하지 않을 수 없다. 그는 용인초등학교를 나보다 일 년 늦게 나와 서울에서 공부하고 학업을 마쳤다. 집안은 옛날 마루보시 후신으로 트럭을 많이 갖고 운수업에 종사했다. 용인운수라는 회사의 사장이었다. 집안이 부유해서 읍내에 나가면 들러 점심을 얻어먹는 경우가 흔했다. 공부보다는 스포츠에 관심이 많아서 당시 별로 발달하지 못했던 스키에도 많은 관심을 보였다.

겨울방학이면 고향에 내려와 눈 덮인 야산 위에서 스키를 타는 모습을 보기도 했다. 당시에는 스키가 스포츠 종목으로 발전하지 못했고 기구도 좋지 않아서 앞으로 발전시켜야 할 스키에 대한 얘기를 많이 했다. 단지 군대에서는 군사용으로 스키부대를 운영해서 대관령에 여러 번 갔다 온 것으로 알고 있다.

그의 설명에 따르면 강원도 산간지역에서 널리 쓰이고 있었던 전통 스키장비에 대한 얘기도 많이 들었다. 그 후 같은 용인에 살던 서울대 법과대학을 나온 오덕환 학우의 주선으로 결혼이 이루어졌다.

세상이 바뀌어 트럭 운수사업이 사양길에 접어들고 집안이 기울어 서울에 옮겨와서도 여러 번 만난 일이 있다.

금슬도 좋지 않아서 부인과 헤어져서 혼자 산다는 얘기를 들었을 때 마음이 아팠다. 원래 세상살이가 착한 사람들이 살아가기에는 어려운 것 같다.

그 후 강의청탁을 받아 서대문 밖에 있는 국립보건원훈련부에 갔을 때, 그 근처 길거리에서 그의 동생을 만났다. 만나자마자 안부를 물으니 시골에서 혼자 살다가 자동차 사고로 작고했다고 했다. 지금 생각해봐도 정직하고 착하며 가진 것이 있으면 남에게 베푸는 성격이었다. 내 이종사촌인 유재영 선생이 몇 해 전에 작고했다. 그도 일제시대 그렇게 어려운 시험을 통과해서 철도학교 업무과에 들어간 수재였다.

당시 병역을 필하기 위해 병참장교로 근무한 후 철도청에 돌아가지 않고 사업을 했지만 하는 것 마다 안 돼서 내가 봉직하고 있는 서울대학교 보건대학원 춘천시범사업소 사무직원으로 살다 죽었다. 그도 선량하고 살면서 나쁜 일을 한 일이 없다. 그의 일생은 세속적인 기준으로 볼 때 참 행복하지 못했다.

천재창 학형도 유재영 선생과 함께 내 머릿속에서 떠나지 않는다. 사람은 착하다고 잘살고 행복한 것은 아닌 것 같다. 그럴 때마다 사람이 죽은 후 받게 된다는 하나님의 심판 생각이 난다. 기독교 얘기다.

내가 죽기 전에 무슨 종교를 확실하게 가진다고 예측하기는 어렵다. 그러나 아마도 특별한 종교에 귀의하지는 않으리라 생각된다. 그렇지만 천재창 학우를 생각할 때마다 그렇게 착하고 나쁜 일을 하지 않은 사람이 한평생 뜻을 펴지 못하고 이 세상을 등진 것이 아쉽다. 나의 솔직한 회고이다.

〈146〉 고려도경

옛날 얘기다. 문화적으로 발전했던 송나라가 기운이 쇠하여서 양쯔강 남쪽으로 내려가 남송이라는 이름으로 있었던 시절이다. 우리나라는 옛날부터 의리를 지켜 송나라와 외교관계가 유지되어 왔다. 이런 환경 속에서 송나라 사신들이 배를 타고 고려에 와서 머물다 간 기록이 「고려도경」이다. 실제로는 그림까지 그려가며 도송과 사람들의 생활상을 기록했다.

그 기록에 따르면 당시 사람들의 생활상이 퍽 자세하게 기록되어 있다. 그때도 우리나라 사람은 흰 옷을 좋아하며 가무를 즐기고 놀이를 하는 모습이 기록에 나온다. 또한 질병에 관련된 기록도 있다. 송나라와는 달리 병이 생기면 고명한 의원을 찾아 약석을 쓰는 것보다는 산천에 기도하고 무격(巫覡)을 찾아보는 우리나라를 비하하는 경향이 있었다.

넓게 보면 오늘날 우리가 쓰는 醫는 동서양에서 널리 쓰이기 시작하면서부터 생긴 말이다. 원래는 동서양을 막론하고 의(毉)적인 분야가 많았다. 그렇다고 보더라도 너무 표현이 심했다고 느껴지는 경향이 있다.

송나라는 대단한 나라였다. 오늘날 우리가 공맹의 사상을 얘기하고 공자를 말하려면 주희(朱熹)를 빼놓을 수 없다. 그가 바로 송나라 때 살았던 주자다. 자존심도 강하고 많은 업적을 남겼지만 결국 송나라는 멸망하고 융성했던 문화는 이후 원나라에 의해 부분 계승됐다. 오늘날에 와서도 문화적으로나 국가적인 차원에서 이런 비슷한 현상은 아직도 있다.

유럽이나 미국은 후진 국가를 아직도 미개한 지역으로 여기는 사람들이 있다. 우리나라도 6.25 전란을 겪으면서 미국의 원조를 받아 오늘날에 이르렀다.

1950년대 후반 얘기이다. 미국에서 공부하던 시절 저녁초대를 받아 후하게 식사대접을 받던 중 그곳에서 꽤 크게 개업하던 의사가 나에게 "너희 나라에 자동차가 있냐"고 물어보기도 했다. 길거리에서는 동양인 여자노인에게 침을 뱉는 사람도 있었다. 일반인 사이에서도 후진국을 멸시하고 후진국 사람들을 싫어하는 사람들이 많았다. 하물며 송나라와 같은 소문대가를 배출했던 중국의학사에서도 뚜렷한 업적을 남긴 사람들의 입장에서 봤을 때 이런 얘기는 당연하다고 봐야하지 않겠는가.

이제는 많은 외국인들이 우리나라 의료기술이나 수준에 놀라고 있다. 물론 다는 그렇다고 볼 수 없겠지만 일부 분야에선 두각을 나타내고 있다. 중국과 동남아에서 관광객이 몰려온다. 그중 많은 사람들이 이른바 의료관광이란 명목으로 미용의료나 다른 치료를 받기 원한다. 그 수입도 꽤 되는 것 같다. 나라가 잘 살아야 된다. 그래야 다른 나라사람들이 우리나라를 평가하고 대하는 태도가 달라질 것이다. 앞으로는 더욱 발전해서 존경하게 되기 바란다. 고려도경을 다시 보고 생각한다.

〈147회〉 박남희 학형을 기린다

이미 서술한 바와 같이 나는 용인에서 초등학교를 나와 이천농업학교를 거쳐 서울에 올라와 한 학년 월반해서 서울상업학교에 다녔다. 그 후 대학진학에 지장이 있을까봐 일반 고등학교인 용산고등학교를 한 학년 낮추어 전학했다. 그 당시에는 중고등학교가 합쳐져 있어서 엄격하게 말하면 중학교 4학년부터 6.25사변이 날 때까지 공부했다. 이제는 세상이 바뀌어 고등학교를 평가하는데 다른 기준이 적용될 수도 있겠지만 그 당시에는 서울대학교와 연희 및 고려대학에 들어가는 졸업생으로 첫 째 가는 학교가 경기고등학교이고 두 번째는 서울고등학교이고 세 번째는 용산고등학교였다. 다른 학교와 달리 제대로 교육을 시켜서 많은 졸업생을 명문대학에 입학시키고자 힘썼다.

이 과정에서 가장 힘들었던 것이 운동을 잘못해서 체육시간이 힘들고 미술과 음악이 어려웠다. 하지만 글쓰기는 좋아해서 문예반에 들어가 학생잡지 편집에도 관여했다. 책을 많이 읽고 최소한 일본어로 된 세계문학전집을 졸업 전에 독파하려는 목표를 가지고 있었다.

이런 분위기 속에서 한학을 공부한 집안 출신인 박남희 학우를 만나게 되었다. 취미나 생각이 나와 비슷해서 자주 어울리고 의기투합해서 내가 기거하고 있던 형님 댁에도 오고 영천에 있는 그의 집에도 자주 들렸다. 생각도 고매하고 보는 눈이 높아서 배울 점이 많았다. 그러나 그는 유명한 충청도의 한

학자인 아버지의 서출 소생이었다. 세상이 바뀌어 6.25가 났다. 여건이 되었다면 공산치하라도 학교에 가고 싶었지만 여의치 못해서 갈 수가 없었다.

그때 감언이설에 빠져 의용군에 갔다가 결국 돌아와 뛰어난 영어실력 덕분에 통역장교로 들어가 복무했다. 내가 서울대학교 의과대학에서 공부할 때에도 휴가를 받으면 소위와 중위 계급장을 단 박남희 통역장교가 나를 찾아왔다. 그 후 제대해서 체신부에 들어간 후 서울중앙우체국장이 되었다. 그 후에도 나의 여자 친구와 함께 셋이서 만나기도 하고 여자 친구에 관련된 의견을 듣기도 했다. 후일에는 중부체신청장으로 자리를 옮겨 일을 많이 했다. 그동안에도 자주 만나서 회포를 풀었다. 만날 때마다 그의 높은 의견과 문화적인 취미를 듣는 기회가 많았다.

만날 때마다 내가 다니던 대학과 가까운 간송미술관에 가서 고서들과 골동품을 감상하고 그 내용을 나에게 설명해 주기도 한 것이 기억난다.

내가 보건대학원에서 교수가 되어 영어논문을 작성하게 되자 그의 특출한 영어실력으로 나를 도와주기도 했다. 내가 일생동안 만난 수많은 사람 중에서 그렇게 머리가 명석하고 수려하며 문화적인 감각이 뛰어난 사람은 거의 없었다. 80세를 넘기면서부터 소식이 끊어졌지만 아마 작고했으리라 생각된다. 참 아까운 인재이다. 시운을 잘 만났더라면 더 큰 일을 했을 것이라 생각된다. 그와의 우정과 성실한 인간관계에 다시 한 번 깊은 감사를 표하고 싶다.

〈148회〉 한두식 대령을 좋아한다

사람은 한평생을 공적인 관계 속에서 생겨나는 인간관계와 사적인 관계에서 생겨나는 대인관계를 맺으며 살아간다. 한두식 대령은 후자에 속하며 내가 개인적으로 가장 좋아하는 사람이다. 머리도 좋고 판단력도 빠르며 추진력도 뛰어난 사람이다. 개인적으로는 아내의 이종사촌동생이며 내가 다녔던 용산고등학교 후배이다.

서울대학교 법과대학을 지원했지만 학교 운이 없어서 낙방하고 육군 갑종 간부후보생으로 소위로 임관해서 여러 부대에서 근무했다. 명석한 두뇌와 판단 그리고 추진력에 따라 군 요직에서 일한 것으로 알고 있다. 주로 한미합동운용부대에서 일했다. 의정부에 있던 한미연합사단에 근무할 때는 내가 미국에 가서 익힌 양식을 제대로 먹고 싶다고 했더니 그곳에 초청해서 제대로 된 양식도 여러 번 대접받았다. 아마 그때 계급이 소령이나 중령이었다고 기억된다.

뒤늦게 보건학을 공부하겠다고 했지만 극구 만류해서 그대로 군에서 복무했다. 제대 후에는 도로공사에서 요직을 맡아 일했다. 참 성실하고 업무에 투철한 사람이다. 지금도 생각나지만 진수성찬이 아니면 굶는 것이 낫다고 했던 얘기가 기억난다.

어렸을 때 얘기지만 맞는 말이다. 기개가 높아서 기회가 주어졌다면 대단히 큰일을 할 수 있는 인물이라고 지금도 생각한다. 이제는 그도 말년에 접어들어 녹내장 같은 안질도 생기고 파킨슨병을 앓고 있다. 안타까운 얘기다.

내가 가벼운 뇌경색 때문에 재활치료를 받기 위해 병원에 입원했을 때는 만사를 제치고 문병 왔다. 고맙게 생각한다. 부담스러워서 오고 싶다고 전화가 오는 사람들도 오지 못하게 한 사람들이 있는가 하면 바쁜 중에도 병원에서 만나고 싶었던 사람 중 한사람이다.

이미 장성한 아들은 경찰대학을 나와 경찰청에서 고위 간부로 일하고 있다. 취미도 다양해서 음악도 잘하고 아직도 아코디온 연주로 봉사활동을 한다는 얘기를 사람들을 통해 전해 들었다. 노익장을 과시하며 더욱 멋있는 인생을 살기 바란다. 사람은 태어나 열심히 일해야 한다. 그 본보기가 한두식 대령이라 생각한다. 참 자랑스럽게 생각하며 앞으로도 그런 활동이 계속되기를 진심으로 바라는 바다. 내가 좋아하는 사람이 잘 된다는 얘기를 들으면 누구나 좋다. 특히 한두식 대령 같이 재주 있고 추진력이 있는 사람이 끝까지 활동하기 바란다. 이제는 세상이 바뀌어 60~70까지 활동한다는 것은 옛말이다. 타고난 재주를 더욱 발전시켜 두드러진 업적을 남겼으면 좋겠다. 가까운 인척이며 고등학교 후배로서 아끼는 마음이다. 그가 보낸 과일도 병원에서 아껴 먹었다. 고마운 심정을 가지고 이 글을 쓴다. 다시 한 번 한두식 대령을 좋아한다고 말하고 싶다.

〈149회〉 유재영 선생, 유재인 세관장, 그리고 윤한구 형 이야기

세상을 살다보면 여러 가지 인연 속에서 산다. 형제나 자매 그리고 친구들과 맺은 인연이 많다. 그중에서도 꼭 남기고 싶은 얘기는 우선 유재영 선생이다. 유 선생은 내 이종사촌동생으로 나보다 20일이 어리다. 그 누구하고도 견줄 수 없을 정도로 깊은 인연을 맺고 살아왔지만 몇 해 전 불행하게 작고했다.

그는 어려서 공부를 잘해서 용인국민학교를 나와 철도청이 운영하는 국비생으로 철도학교 운영과에 합격해서 철도청에 근무했지만 병역을 필하기 위해서 군에 입대해서 병참장교로 있다가 제대했다. 말년에는 내가 보건대학원에 근무하던 보건시범사업소 직원으로 근무했다. 사람이 정직하고 솔직하며 의협심이 강해서 본인도 살기 어려웠지만 불우한 사람들을 보면 그냥 넘기지 못했다. 그렇게 머리가 좋고 명석한 사람이 잘 풀리지 않아 불우하게 지낸 걸 보면 안타까운 생각이 든다.

유재인 세관장은 유재영 선생의 동생으로 일생동안 재무부에서 근무했으며 지방의 세관장으로 일하다 정년을 맞았다. 내가 병석에 있으니 여러 번 찾아와서 고마운 생각이 크다.

안성 사람인 윤한구 형은 나의 외사촌으로 대동상업학교를 졸업했지만 병역을 다하기 위해 국민방위군에 들어갔다가 몹쓸 결핵에 걸려 일찍 세상을 떠났다.

아직도 살아있는 사람은 나와 유재인 전 세관장이다. 그러나 둘 다 80을 넘어 인생의 황혼기에 접어들었다. 옛날 얘기를 꽃피우면 한이 없다. 나는 운명론자는 아니지만 사람이 타고난 팔자도 있다고 가끔 생각한다. 그렇게 착하고 성실하고 의협심이 강했던 사람들이 큰 빛을 보지 못하고 세상을 뜬 것을 보면 참 안타까운 마음이 든다.

나는 다행히 천수를 다해서 80을 넘겨 90이 가깝다. 오래 산 다는 것이 반드시 좋은 것은 아니겠지만 옛날 사람들의 기준에 의하면 5복의 첫 째 가는 덕목이 장수라고 했다. 이제 세상을 되돌아보니 많은 사람들이 태어나서 큰 빛도 못보고 애쓰다 세상을 뜨는 것을 보면 안쓰러운 마음이 든다.

얼마 전에 병석에 누워있는 나를 찾아온 유재인 전 세관장에게 말했다. 그렇게 성실하고 남에게 나쁜 짓 하지 않고 살아온 유재영 선생이 나보다 먼저 간 것을 생각하면 나는 참 복이 많은 사람이라고 했다. 이제는 세상이 바뀌어서 사람이 사는 기준이 달라지고 있다. 입신양명을 크게 바랬던 시절은 지났다. 성실하게 주어진 여건에 순응하며 사는 사람이 훌륭한 사람이다.

뒤늦은 얘기지만 남은 여생도 좋은 일을 하고 남을 도와주는 일에 앞장서야겠다. 어찌 보면 덧없는 삶에서 왜 그렇게 욕심을 부리는가. 지나간 세월 속에서 이름 없이 살다간 착하고 훌륭한 사람들을 찾아서 기리는 마음을 가져야겠다. 특히 유재영 선생을 생각하며 명복을 빈다.

〈150회〉 최천송 선생과 최환영 박사

요새는 누구나 오래 살다 보니 건강보험이 참 중요해졌다. 그리고 세금보다 건강보험료를 더 많이 내면서도 불평하는 사람이 많지 않다. 이 건강보험은 공적보험제도로서 우리나라의 근대화에 중요한 역할을 했다.

우리나라에서 민간의료보험운동을 시작했던 고 채규철 선생과 장기려 박사의 공도 크지만 공적인 사회보험으로서의 건강보험은 5.16혁명 이후 사회보장심의위원회 최천송 위원에 의해 시범사업으로 시작됐다. 아직도 살아있겠지만 강남희 선생과 최천송 위원이 동분서주하며 장성 탄광에서 시범사업을 실시하던 시절에 출장 다니던 모습이 눈에 선하다

그 후 세월이 지나 최천송 위원이 돌아가시고 그의 아들 최환영 박사가 경희대학교 한의과대학을 나와 서울대학에 와서 나와 함께 보건학을 공부한 기억이 생생하다. 수재였던 그는 한의과대학을 졸업하고 서울대학교에서 보건학 석사를 받은 후 다시 박사과정을 거쳐 보건학 박사가 된 드문 인재이다. 세상의 인연은 대를 이어 지속되기도 한다. 최환영 박사를 생각할 때마다 최천송 선생이 생각난다.

나는 이른바 양의사이다. 그러나 보건학을 공부하고 의학사

와 보건사를 공부한 사람의 입장에서 볼 때 한의학의 역할은 전 세계적으로 중요하다고 여겨진다. 아무리 현대의학이 발전하더라도 그 뿌리는 전통의학에 있고 새로운 돌파구도 전통의학이나 한의학에서 찾을 수밖에 없을 것이다. 그런 의미에서 한의학을 공부하고 보건학 박사가 된 최환영 선생 같은 분이 앞으로 크게 빛을 보게 될 것이라고 생각된다. 불행하게도 최환영 박사가 학위를 받은 것을 나는 보지 못했다. 나이가 차서 내가 정년을 한 이후에 보건학 박사가 됐다. 그는 여러 가지 면에서 탁월하다. 대한한의사회 회장도 했고 아버지의 대를 이어 건강보험에도 관심이 깊었다. 앞으로 기회가 된다면 큰일을 맡아서 우리나라를 위해 공헌했으면 좋겠다.

아직도 의사와 한의사 간에는 거리감이 있고 한의학을 받아들이지 않으려는 경향이 있는 것도 사실이다. 그릇된 경향이다. 우리나라 의료가 잘 발전하려면 현대의학과 한의학이 서로 손을 맞잡아야 한다. 그런 일을 해낼 수 있는 인재로서 나는 최환영 박사를 손꼽고 싶다.

한의사제도가 없는 일본에서도 한약 이용률이 자꾸 늘어나고 신약개발에는 반드시 한약을 이용한 여러 가지 연구가 진행되고 있다. 한의제도가 있는 중국에서는 더욱 그렇다.

닉슨을 따라갔던 제임스 레스턴 기자의 맹장수술은 침술마

취로 하지 않았던가. 배타적인 입장에서 벗어나 공생하는 미래를 찾아야 한다. 그런 의미에서도 최환영 박사 같은 인물이 중용돼야 하리라 생각한다.

허정 교수의
**인생 90년
보건학 60년**

발 행 2019년 1월 3일
지은이 허 정
펴낸이 유태우
펴낸곳 (주)보건신문사

등 록 제아-0054 (88. 10. 27)
주 소 서울시 용산구 효창원로 158 아람빌딩 2층
전 화 (02)714-1656~7 · (02)718-7321~4
팩 스 (02)715-5709

정 가 20,000원

잘못된 책은 구입처에서 바꿔드립니다.